新版

あなたこそあなたの主治医

【自然治癒力の応用】

橋本行生

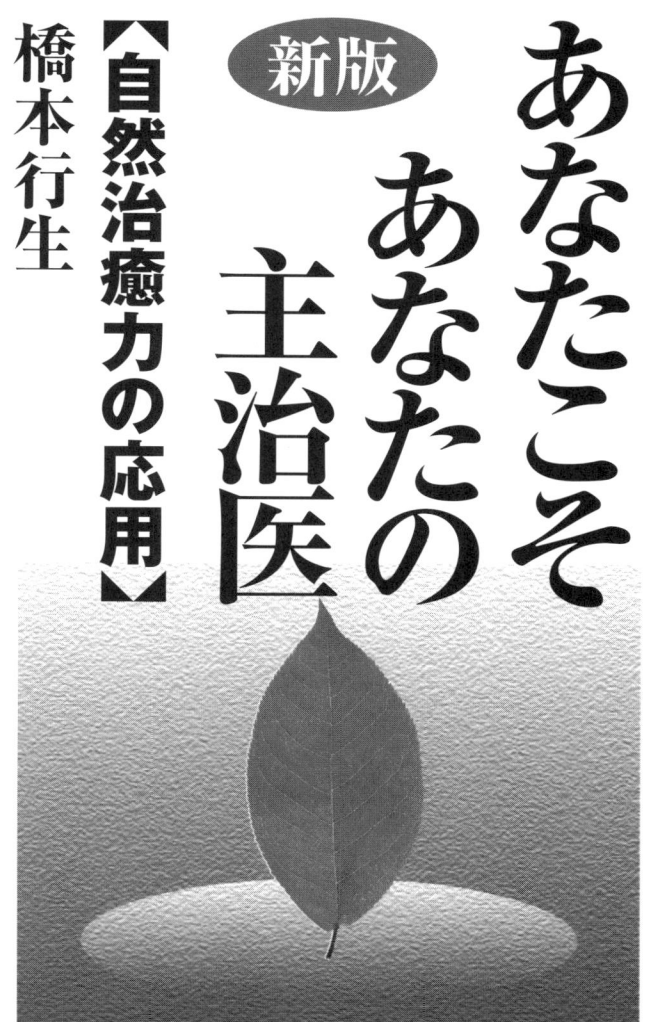

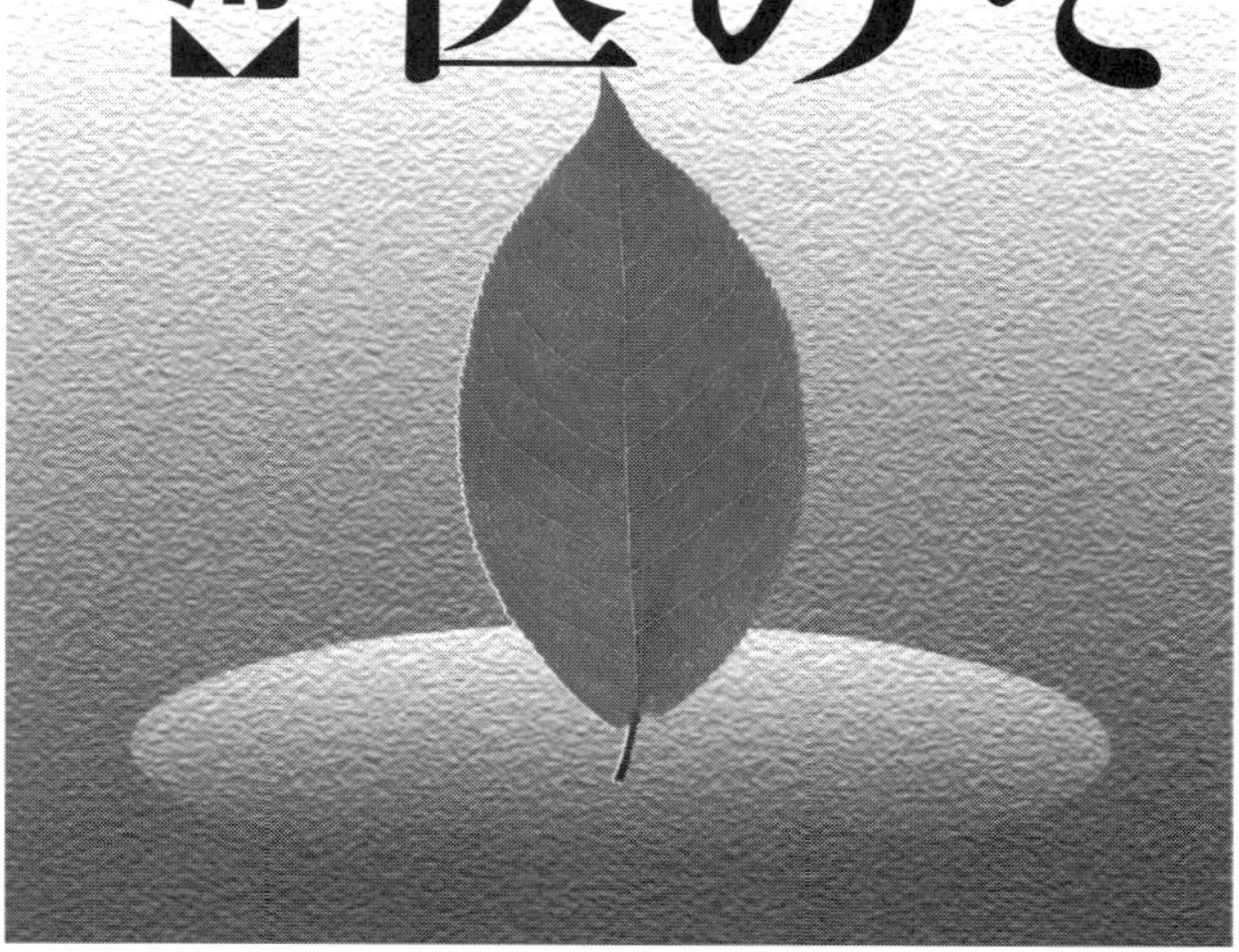

農文協

まえがき（長寿への強い意志）

先日、伯父を説得して我々の例会に引っ張り出し「百歳の現役からのメッセージ」と題して講演をしてもらった。次のような手書きの講演要旨がコピーして配布された。

一、私こそ私の主治医。一、毎日の生活態度を健康につなぐ。食生活を大事にし、身体をよく動かす。一、朝の体操、よく歩く。皮膚の摩擦。野菜つくり、軽作業をする。一、ぼけ防止。読書をする。一、貴重な毎日。生きることを楽しむ。人事を尽くし、心豊かに安らかに天寿を全《まっと》うしよう。

冒頭の「私こそ私の主治医」は、本書の題名である「あなたこそあなたの主治医」と同じ意味のことである。しかしこれを六十七の青二才の私が言うのと、数えの百歳となっていまなお現役で日常生活を送り、人々の前で講演すらすることができる伯父が言うのとでは値打ちが全く違う。伯父は単なる医者嫌いではなく、少々の身体の故障は自分で治すのである。血圧は130／60mmHg程度である。薬は私が出す漢方薬：加味帰脾湯《かみきひとう》エキス・桂枝茯苓丸料《けいしぶくりょうがん》エキス及びサフラン0.35グラムと、複数の天然型ビタミン剤以外の薬物は飲んでいない。

この伯父も無傷《むきず》でここまでくることができたのではない。八十七歳で、回盲部のポリープを内視鏡で切除したら上皮内がんであった。九十三歳でその切除した所に発生した盲腸がんの開腹手術を受けている。以来再発防止のため、免疫療法のワクチン注射をし続けている。この皮下注は伯父が自分自身でする。

身の回りのことも他者に依頼することなく、自分のことはすべて自分でする。その延長線上に、自分の体の手入れや健康管理も自分でするということがあるに過ぎない。伯父にとってそれはごく自然な行為であろう。自分はもう歳《とし》だからだめだ、という老人特有の投げ遣《や》りなところがいささかもない。日常生活及び生き方が極めて真面目《まじめ》である。生きることへの緊張感が間断なく維持されているように見える。伯父が愚痴をこぼすのを私は聞いたことがない。表面は実に穏やかであるがそれは、外柔《がいじゅう》内剛《ないごう》である。

足関節を捻挫して動けなくなり、しばらく寝たきりとなったことがあった。周囲の者が整形外科を受診するようにいくら言っても聞かず、温灸などの民間療法でとうとう自分で治してしまった。骨折ではないことを確認するために一度だけ私が見に行っただけであった。

講演会の当日、伯父は二階にある会場に杖もつかず独りで上がってきた。伯父は眼鏡もかけず補聴器もつけず、椅子に腰掛けよく通る声でゆっくりと語った。老人の戯言《たわごと》であると謙遜しながら、会場からの質問にも答え約二時間の講演をこなした。伯父ほどに健康法の努力をしている人は、情けないことに、私も含めて参会者の中には一人もいなかったと思われる。

伯父が実施している個々の行為を取り上げれば、平凡な事柄ばかりである。ただそれらが数十年の間継続されていることがものをいっている。それは尋常ならざる努力であるが、それが楽しみであり、生き甲斐ともなっているところに伯父の今日《こんにち》がある。あえて健康法ということもない。健康法が生活そのものであり、そこに長寿への強い意思が存在しているのであった。

人の健康な長寿のための要件として、今日では次のような事柄が考えられる。

適量の動物性蛋白質と十分な抗酸化物質（フリーラジカル・スカベンジャー）の摂取、よく噛む、減塩食。大気汚染の程度の少なさ。全身的な体操・運動の継続。孤立せずに社会的な存在であり、精神的に満たされ安定していること、等々。それらは、がんと病的な動脈硬化を予防し、免疫力の維持増進をはかるものでなければならない。伯父の生活はこれらの諸要件を満たしているようである。そうして伯父には、強烈な意思と自立心がある。

いまこの国の社会福祉は強引に急速に解体されている。実践に裏打ちされた「あなたこそあなたの主治医」という思想は、これからの厳しい社会情勢のなかでますますその真価を発揮するものと信じられる。心身ともに自立した生き方を求めるすべての人々のためにお役に立つべく、最新の医学的知見をも取り入れたこの増補改訂新版を上梓できることは、著者にとって無上の喜びである。

平成十五年二月三日

橋本行生

目次

第三章　物理療法の素晴らしさ――体の歪《ひず》みと歪み直し――……163

序章　医学への開眼（故 小川糺先生を悼む）

故　小川糺先生の御霊前に、橋本行生伊　謹んで誄詞《しぬび》を奏上させて戴きます。（誄詞《しぬびごと》：故人の徳を重ねて讃える言葉）

御家族方の手厚い御看護の甲斐もなく、先生は帰らぬ旅に立たれました。誠に痛恨に耐えない次第でございます。米寿のお祝いをさせて頂きましたのはつい昨日のようなことのように思い出されます。しかし先生は卒寿をはるかに超え、白寿に至らんとするところまで天寿を全うされ、その御自らの健康医学の正しさを実証されたものと思わされます。

小川糺先生におかせられましては、明治三十八年二月八日、熊本にお生まれになられました。御先祖代々、眼科医であられたと承ります。先生も医業を継がれるべく、熊本医科大学を御卒業になられました。

しばらく皮膚科学教室に御在席の後、海軍軍医学校に入られ、日本海軍の軍医になられたのであります。戦後は昭和二十年に横須賀連合特別陸戦隊軍医長、最後に海軍軍医大佐になられました。

戦後は、旧海軍病院であった国立佐世保病院、国立川棚病院等の病院長を歴任されましたが、昭和二十一年には、郷里熊本で小川医院を開設され、平成八年まで五十年間、半世紀にわたり、その御身を挺して、先生の医学・医術を慕って集まる多くの患者をお救い下されたのでありました。そして私も、かつて先生から救われ前途に光明を見出《みいだ》した者の一人であります。

時流に阿《おもね》ず、患者に迎合《げいごう》せず、吾が道を歩まれるその毅然たる医師としての御態度には、傷ついた千軍万馬の将兵たちを叱咤激励し看取《みと》られた武士《もののふ》のお姿があったと拝察されます。

拝察致しまするに先生の医学は、先生の青春を費やされた海軍の軍医生活に根差していたものではないかと思わされます。通称赤本、『家庭に於ける実際的看護の秘訣』という有名な大冊の本がございます。著者の築田多吉《つくだたきち》氏は唯一《ゆいいつ》の海軍衛生大尉であり、初版の大正十四年から終戦まで海軍省はこの本を一冊漏れなく、全海軍の戦死者遺族並びに傷病除籍者に贈与し続けたのでありました。

そしてこの通称赤本は、日本全国に広がっていったのであります。戦局が緊迫するにつれ戦病死者数は多くなり、最後は一年に三万冊以上が納付され配布された由でありました。このようにして海軍省が多年にわたり、莫大な国費を投じてこの本を配り続けたのには、はっきりした理由がなければなりません。

それはその本が、病名がつけられても病気が治り難い場合、また、たとえ病名がつけられない場合であっても、病人の体にある自然治癒力を重視し、その自然治癒力を促進させれば病気は治せる、という方法を実例を交え具体的に詳述した極めて有益な本であるからでありました。かつての日本海軍には、そういう世界が広がっておりました。

この本の初版後八十年が経過した現在でも、自然治癒力を重視するという基本的な考え方は、現在の主な重病であるがんや脳卒中の治療に対しても、いまもなお通用する基本的な理念であり、自然治癒力促進法の価値は万古不易《ばんこふえき》のものであります。そしてそれが、元海軍大佐、吾が小川鼎先生の医学の真髄でもありました。

私事で恐縮でありますが、私が小川鼎先生の御謦咳に接することが出来ましたのは、昭和三十九年でありました。当時私は、自分の慢性肝炎を治すことが出来ず、十カ月近く入院しておりました病院から見離され、退院してきたところでありました。すでに医師免許証は持っておりましたが、日本の肝臓病治療の標準であった高蛋白・高カロリー食と肝臓庇護安静療法で効果がなく、むしろ悪化するという壁を打破するための、正しいものの考え方は何も知らなかったのであります。しかし、通り一遍の治療法では治らない病気でも、それを治せる人類の叡知《えいち》というものがどこかにあるのではないか、それを探せばよいのだと漠然と思ったのであります。

先生の御長男様を私は学生時代から存じ上げておりまして、そのお父上様は漢方薬をお使いになられる医師であられることを漏れ承っておりました。漢方薬は未だ飲んだことがありませんでしたからこの際ぜひ飲んでみたいと思いまして、私は小川糺先生の門を潜ったのであります。

栄養を摂り安静にしていたためにぶくぶくと肥っていた私の体を御覧になられた先生は、玄米と野菜食だけで生活するようにと指示されました。漢方薬は頂けませんでした。安静の必要はないと仰せられました。

御指示は、私のそれまでの生活とは正反対のものであり、私にとっては革命的な事柄ではありました。今にして思えば先生の御指示は至極ごもっともなことであり、自然治癒力促進のための正しい方向づけでございました。しかし長い大学の医学教育の課程において、生命力すなわち自然治癒力についての何らの知識をも授けられてこなかった人間にとっては、驚天動地《きょうてんどうち》の御示唆であったのであります。

低カロリー、極端に言うと何も食べずに絶食でもいい、それがこの場合、体に本来備わる自然治癒力を目覚めさせ促進させる方法となる、と仰せられるのでありました。もちろん患者さんによっては、栄養を摂ることが自然治癒力を促進させる場合もございます。

病気が治り難いのは体に本来備わる自然治癒力の発揮が妨げられているからであって、如何にしたら自然治癒力を促進させることが出来るかということに苦心しなければならないのが医学の使命である、私は先駆者小川糺先生からこのような本来あるべき基本的な医学の理念を叩きこまれたのであります。

行き詰まっていた私の肝臓病は、先生の御教示に従いましてより程なく、見事に全治したのでありました。そうしてこの劇的な体験が、その後の私の人生を決定致したのであります。自然治癒力の促進を旨とする所謂東洋医学の研究を生涯の仕事とするようになり、また現代医学の進歩にも遅れを取らぬように励むにしても、自然治癒力を活かすという考え方の原点は変わらずに把持し、今日に至っております。

顧みれば二十九歳という若き日に、医学の原点は何であるかということを教えられ身をもって体得させられたことは、私の一生の幸せでありました。人は良き指導者にめぐり会うことなく、自分の一力だけで、正しい人生の方向付けを見出すことは出来ません。正師、正しい師匠に目見《まみ》えることが人生では最も重大なことであると言われる所以《ゆえん》であります。

かつて初めて先生にお目にかかりました当時の先生のお歳を、いま越えてしまった私であります。浅学非才この三十六年、先生に教えて頂きました医学の原点を見失うことなく生きてきたとは思うのでありますが、残された人生においても初心を貫徹したいものと切に願うものでございます。社会情勢と相まって、いま日本の医療界は混沌の最中《さなか》にあり、医学の原点は見失われているやに思われます。しかし先生の示されました医学の原点は、やがて必ずその重要性が認識されるようになるものと信じて止みません。

御生前の先生に御恩顧をうけたものを代表し、ここに、先生の御生涯を讃え、御霊前にてその大いなる師恩を感謝申し上げ、御冥福をお祈りし、謹んで弔詞を捧げ奉る次第でございます。

平成十二年八月二十九日

橋本行生《はしもとゆきのり》

第一章　病気を治す基《もと》になるもの

一、自然治癒力に基づく

(一)　医学をはかる正しい物差し

郵便局へ行って順番を待っていたら、立ち話が耳に入った。なんでもそのおばさんは、かかりつけの整形外科の医師の診療のやり方に不満があるらしい。郵便局の窓口で出会った知人にそれを愚痴っぽく話しているのである。

くびが痛くて肩が凝《こ》る。先生はレントゲン写真を撮ってくれた。くびの骨に少々異常な出っぱりがあるがこれ自体どうしようもない。治療はくびつり牽引と注射と飲み薬による。気のせいでちょっとぐらい良くなったように思うがぱっとしない。先生は毎日通えというけれど、忙しくて毎日通えはしないし、治らないからばからしい。こういう事例は今の日本のどこにでもみられる。

私の友人たちの家庭だったら、このおばさんの苦痛を少しでも和らげることができるだろうにと思った。我々はいろいろな治療手段をもっているのである。灸、温灸、指圧、マッサージ、操体法等々。それらを順々に試みれば必ず苦痛は軽快される。しかも我々のやり方の特徴は、患者さんを毎日治療に通わせるというやり方とは逆であるところにある。治し方を患者自身に覚えさせ自ら治させる方法へもっていくのである。それはむずかしくない。要するに、やる気にさえなればよいのだ。

それは、患者というものは医師が調べて管理し治してやるものだという発想とは正反対である。病気治療の基本は、人体の自然治癒力を尊重し促進させるところにあり、その主役は病人その人なのである。主役たちよ、その技術を学べ！　医学に素人であろうとかまわない。主役こそがやるべきだ。

ある新聞に、「保健婦の役割は何か」という対談記事があった。サブタイトルの「悲しい現実を告発せよ」に似てその内容を悲しいと私は思った。

過疎地、無医村では国民健康保険に加入していても診《み》てくれる医師がいない。老人や子供たちが病気のままほうりだされている例がたくさんある。人口が少ない地方は、これからますます医療上も過疎化する。

私に言わせれば、そういう現実があれば即座に具体的な治療技術を展開していこう。中国、ソ連、イランとかの外国の例をひきあいに出して外国を羨《うらや》み、日本を悲しがることはやめよう。政府が悪い、制度が悪いと批評だけするのもやめよう。われわれの祖国日本には、多くの優秀な治療技術が民間に埋蔵されているのだ。

この対談の中で、保健士や看護士のなかから医師をつくることが話題になっている。私の注意を惹《ひ》いたのは、出席者たちがそろって、そうしてできる格の低い医師の質をも低いものだと決めてかかっていることであった。

(二)　科学的であることと医学の質

医学の質が高いか低いかを正しく判断する方法にはいくつかあろう。

たとえば、医学にたずさわっている人の社会的地位の高低（学歴）による。一流大学を出た医師のやる医学は一流であり、三流大学出の医師のそれは三流である。また、看護士の行なう医療行為は医師のそれより低級である。劣るどころかそれは低級な看護という行為にしかすぎない。たくさんの電子機器を使用し、コンピューター方式により客観的に判断される診断が高級であり、視診、触診による判断は幼稚である。民間療法は幼稚だ、云々と。

しかし、果たしてそうであろうか。いったい、医学の質の優劣を比較する「物差し」は何であろうか。現代医学および医療体制の混迷は、この「物差し」の誤りが原因ではないか。

どんなに複雑な検査をしようとも、医学の最終目標は治療を成功させることである。医学の質をはかる最も正しい「物差し」は、人体を単なる物理化学的な機械と考えず、人体という自然の中に存在する自然治癒力を、如何に最大限に働かせ、かつ促進させているか否かということだ、と私は信じる。科学はあくまでも技術であり手段にしかすぎない。科学が思想としてすべてに君臨し、科学的であることが最も正しい「物差し」であった時代は去った。それは慢性病の増加によって、すでに裁定済みである。病人というのは身も心も病んでいる。心はどうして癒《いや》すのか。くじけた病者の心をふるいたたせるものは何か。

科学という錦の御旗と資本主義が結びついて物質文明が成長してきた。それは必然的に自然を破壊していった。だが、公害の増加によってもはや、批難囂々《ごうごう》である。

医学という最も生身の人間にかかわる仕事においてはどうであろう。他のどのような文明の弊害に対する指摘より、医学の領域における問題点の指摘ははるかに立ち遅れている。いまだに科学的という錦の御旗が資本主義とともに大手を振ってまかり通っている。その間にも人体という自然はじりじりと破壊される一方なのだ。科学的という錦の御旗を見せられても卑屈になってはいけない。正しい医学をはかる「物差し」をはっきりさせよう。

＊

若い主婦であった。強陽性の尿蛋白が認められる慢性腎炎であった。入院したT大学病院で、いわゆる科学的検査がいたましいほどくり返された。しかし、腎炎の型をいくら精密検査しようとも必ずしも治癒への展望がひらかれるものではない。彼女へは副腎皮質ホルモン剤が投与されていた。しかし、副腎皮質ホルモンのような、自然治癒力を抑制する薬剤の服用に危惧《きぐ》を感じるのは、患者本人ならではのことである。副腎皮質ホルモン剤の服用は中止してもらった。その副作用は重大である。(注)

(注)　橋本行生「副腎皮質ホルモン剤の副作用の本質について」『症例による現代医学の中の漢方診療』医歯薬出版、二〇〇三年

彼女はやがて腎炎が進行し、尿毒症で倒れるのではないかという恐れにおののいていた。幼い子を抱えた彼女の顔には笑いがなく、青白く暗かった。その彼女に私は二カ月ぶりに会った。彼女の表情はがらりと変わっていた。血色が良く、終始微笑みながら彼女は私に語ってくれた。起床時に蛋白尿は±であり、日中は陰性という。完全な玄米菜食の食事を実行したのである。一日に二食ないし一食という減食でもあった。早く起床し、運動する。薬はのまない。

彼女はかつてわれわれのところにわずか一週間の入院をしたばかりであった。自らの病を彼女は自ら治してきたのだ。われわれはその手ほどきを当初したにすぎない。

（三）　薬の本質と治療の本質

抗生物質によって病気が治るという場合は、抗生物質の作用で細菌の攻撃力が衰え、細菌の跋扈《ばっこ》によって抑圧されていた体の自然治癒力が盛り上がり体全体が元気になってきたことをいう。細菌の攻撃力と、体の抵抗力（自然治癒力）との力関係のバランスが、体の抵抗力の側が優勢になるように変化させるのが治療の本質である。

従って、理論的には治療法は二通りある。①細菌を直接攻撃して減殺する。②生体の抵抗力（自然治癒力）を盛んにさせる。ふつう一般には、前者だけが行なわれていて、後者はほったらかしで成り行きにまかされているのが実状である。ブドウ糖の点滴静注ぐらいでは、体の抵抗力（自然治癒力）を盛んにさせているうちには入らない。もし、自然治癒力があまりにも弱々しくなってしまっていれば、どんなに抗生物質を用いてもその副作用が生じこそすれ、その疾患を治すことはできない。通常ならば発病の原因にならないような弱毒菌による感染症がそれである。そういう場合でも、さらに新たなる抗生物質が登用されるのが現代医学のやり方である。しかし正しくは必ず後者、②の方法が併用されなければならない。

一般に、副作用というものは自然治癒力すなわち生体側の条件に、ある欠陥が存在している場合におきやすい。副作用のなかでも最も重篤なショック死がおきた場合の素因が調べられている。(注)

（注）松倉豊治『一般医家のための医療過誤の諸問題』改訂二版、金原出版、昭和五十二年

それによれば薬物事故死の半数近くが、解剖の結果から胸腺リンパ体質または同傾向のものであったことが注目される（表1－1）。ふつう胸腺は出生時にすでによく発育し、二、三歳で最大となり十五、六歳から次第に小さくなっていき脂肪化するものである。ところが胸腺リンパ体質の人は、胸腺が異常に肥大しており、さらに全身のリンパ節が肥大しており、副腎皮質が発育不全である。また外見上、扁桃腺や頸《くび》や喉のリンパ節が腫れて大きい。脾臓《ひぞう》が肥大していることもある。

表1-1　薬物事故死と素因

内　容	%
胸腺リンパ体質，同傾向	49
心臓固有の疾患	15
心肝腎の退行変性	14
とくに素因として記載のないもの	23

こういう体質の人は、一般に外からのいろいろな刺激に対して抵抗力が極めて弱い。みかけは体格が良くて健康そうであっても、抵抗力は弱い。とくに薬に対して異常反応をおこしやすいのである。そのあげくが、薬物によるショック死である。なお、この薬物は抗生物質であった場合が最多であり、国内医薬品生産高の筆頭が抗生物質であった時代のデータである。

こういう事実からひるがえって体の抵抗力、自然治癒力とは何かと考えてみればリンパ系組織の働きすなわち免疫力および、副腎皮質ホルモンの分泌などが正常であることが大切なことであると考えられる。前記の②の方法は、これ等の働きを賦活させるものとなる。

病気というものは、その病者に衰えている生命力をのびのびとさせ、自然治

癒力を盛んにすれば治る方向へ進む。医学はそういう自然の力を最も尊重すべきことを反省しなければならない。しかしそういう治療法は、現行の出来高払いの健康保険制度では、たいへん低く評価されているか無視されているというのは不幸なことである。それ等が薬という物質ではなく、食生活や運動を含む生活指導や物理療法だからである。

二、自然治癒力とは何か

自然治癒力というはたらきが生物の体には備わっているからこそ、生物は生き延びることができる。怪我をしても、ひとりで止血し、痂皮が一定期間傷口を保護した後、傷口は新しい表皮で修復されてしまっている。風邪をひいても、軽ければほったらかしておいても治る。腐った物を食べても、吐くか、下痢するかして体の外に出そうとする。

この自然治癒力というものが、どういう仕組みなのかは現代の医学生物学では完全に説明しつくすことができない。できるのはその一部分であろう。生物学という科学は、自然という精巧無比な仕組みを調べて説明する学問である。説明するだけのことであるといってしまえば、身も蓋もないことになるが、ことほど左様に造物主は生命を精巧につくっておられる。

生物学の立場と異なる臨床医学の立場からすれば、自然治癒力の仕組みが科学的に解明されなければ病気が治せないということでは決してない。ここは大事なところである。科学的に仕事をすすめていくのは必要であるけれども、科学的に分析された路線でなければ、治療はすすめられないというのは誤りですらある。

病気治療上、大切な事柄は次のとおりである。

一、自然治癒力全体のはたらきを少なくとも妨げないこと。

二、自然治癒力全体のはたらきを促進してやること。

この自然治癒力を全体として、科学的にとらえることは不可能である。科学という学問は分析することは得意であるが、総合力がたいへん劣ったものである。ものごとを、大きく全体的に大局的にとらえるのが本領では決してない。ほじくり、ばらし、分析するのが本領なのである。理屈からいうと、**治療という本来は統合的な仕事**の前提が、**診断という分析する仕事**なのであるから、診断と治療は分析と統合であり、両者の本質が異なっている。両者は断絶しがちなところにあるのが現代医学の特に内科系の悲劇である。(注)

(注) 橋本行生「治療学について」『いっしょに治るいくつもの病気』農文協、一九九六年

人間を含めて、動物が健康を維持できていること、および病気になってもそれぞれの段階や程度に応じて病気が治っていくことの本態は、自然治癒力が盛んに働くことにある。

自然治癒力とひと口にいっても、まことに漠然としていてつかみどころがない。しかし、実際は

極めて精緻《せいち》な機構が音もなく刻々と働いているのである。人間がいろいろな理屈をつけて説明してもなかなか〝群盲象を評す〟の域を出ないものがある。

ここまでが自然治癒力であるというようなはっきりした線が引けるものではないが、いかにも自然治癒らしき具体例を、私自身が直接体験したことを中心にして述べてみよう。いずれも、自然治癒をおこさせた具体的なきっかけが明らかな例である。

(一) 心のはたらき

乳腺炎

私は生後二十一日にして父を喪《うしな》った。私が生まれてからすぐ、私の母は急性の乳腺炎になっていたという。乳汁は分泌される。しかし授乳させられない。乳房は大きく腫れて痛んだ。やむなく切開手術をするかどうかの瀬戸際であったという。その日の朝、いつものように元気で行ってくるよと家を出た父は、お昼前に空中戦の演習中に即死した。思いもかけぬ父(夫)の死の衝撃により、母の乳房からの乳汁の分泌がぴたりと止まった。乳が出なくなったので、急性の乳腺炎はそのまま何もせずに治ってしまった(精神的に強い衝撃を受けて交感神経が過度に緊張したため、それに拮抗する副交感神経の支配下にある乳汁分泌が停止した)。

湿疹

元来、私はアレルギー性体質である。漆にかぶれやすかった。湿疹ができやすかった。二十四歳のころ、私は陰部の湿疹に悩まされていた。今の私なら種々の民間療法を試みるところである。もちろん肉食をやめる。しかし、当時医学生であった私はそういう方法を知らなかった。

五月であったかその日は、とくに苛立つように痒かった。かけば悪化する。それを我慢してほったらかしていた。そしてその夜あることに、私は強い衝撃をうけた。あくる日、驚いたことには、あの頑固な痒い湿疹はあともなく治っていた。その治り方も、決して一時的なものではなかった。

いぼ（疣）

昭和三十八年ごろから、私の右手にいぼが生じていた。親指背側の指節間関節の中枢寄りのところに一カ所、右尺骨上で尺骨茎状突起寄りのところに一カ所、計二カ所に大豆大のものがあった。初めは削っていたが、すぐ生えてくる。皮膚科では尋常性疣贅《ゆうぜい》という。親指のものは皮膚科で切除してもらった。しかし、すぐ親指のつめの生え際のところに新たに生じてきた。

昭和四十七年に再び外科で切除してもらった。二カ所とも局所麻酔をかけた後、電気メスでえぐり取ってもらった。しかし傷口が治ったら、同じ所から再び同じものができてきた。

昭和五十一年の六月上旬であったか、私は心の底である決定的な反省をして、それを直ちに実行した。別にいぼなどを治すつもりは毛頭なく、ただ純粋なひとつの廻心《かいしん》であった。指のことであるから、いぼは毎日気にはなっていた。もう十三年間も親指に力を入れると痛かったのである。だから、毎日親指のつめの生え際のいぼを見つめてはいた。さわったり、削ったりしていた。と、そのいぼが何だか小さくなっていくのである。おかしいぞと、気がついたのはその六月の中旬であった。おやおやと思っているうちに、十三年ものながい間私の親指にへばりついていたいぼはまったく消え去ってしまった。右前腕部のものも、つめの生え際のものと一緒になくなってしまった。六月の下旬であった。

いぼが消え去った直接のきっかけは自分の心の底の、秘《ひそ》かな心の転換以外にはなかったと私は思っている。その後、平成十四年現在、二度と再発はしていない。

(二) 食物と鍛練と精神力

私の慢性肝炎

昭和三十八年の秋、私は慢性肝炎になっていた。入院して治療するのが最善の方法であると信じ、ためらわずにすぐ大学病院へ入れてもらった。すでに医師免許証はもっていたが、私は臨床には従事しておらず、肝炎の患者さんの治療にたずさわった経験もなかった。だから、教授や先輩の診療をただ単純に信じていた。無知であった。現代医学の肝臓病に対する診療の仕方に根本的な誤りがあることなど、知る由もなかった。

昭和三十九年の春、治らぬままに私は退院せざるを得なかった。支えを失い、病気のまま振り出しに戻った私は苦しんだ。何のための学問か、何のための研究か、虚しきことよ。

小川糺先生によるただ単に、玄米食と生野菜と生水だけを摂るようにという御指導で血液化学検査の成績は次第に改善されてきた。

当時の私は、入院中の研究生活の空白がもたらした遅れをめぐって、劣等感にさいなまれていた。表面何食わぬ顔をしていても、心の中ではおどおどしていたのであった。自分は自分、他人は他人、吾が道を行けばよい、などといくら己れにいい聞かせても、肚がすわっていない限りちっとも心の平安はこなかった。私が肝臓病になった真の原因もどうやら奈辺にあったように思う。「心の底の平安」の有無が決定的に大切なのである。

私は合気道の道場に入門した。そこの師範は非常な精神主義のお方であった。稽古は非常に重労働であった。私は連日くたくたに疲れた。しかも食事は玄米菜食である。しかし驚くなかれ、一カ月後に私の肝機能検査成績ＧＯＴ・ＧＰＴ値は完全に正常域になってしまったのである。仕事上の劣等感はなくなっていた。一切の薬をのまずに自らの生活改善により病気を治したことは、自分自身に対して強烈な迫力があった。そのあと私が、西洋医学の専門医ないしは漢方医学の専門家になる方向をえらばなかったのは、この時の体験に根ざしている。

滞《とどこお》っている自然治癒力を盛んにするためには、食べ物を改め、全身を柔軟にし、鍛練し、もって心が安定してくれば良い、という一定の法則があるのを身をもって知った私の初体験であった。入院治療の無駄は決して無駄ではなく、私の一生を決定した貴重な基礎的体験となった。人生上の自分に対する真実というものは、苦労・苦しみという代価を支払って贖《あがな》わなければならない。

(三) 筋骨格系の歪み直し

腰痛・坐骨神経痛・上腕痛

(一)

実さんのお宅へ行ったのは、もう夜の十一時前であった。

先月のことだったが、ただ挨拶だけのつもりで、ちょっと寄った。なんでも腰が痛いといわれる。前かがみが苦しいという。それじゃ治療しましょうというわけで、野良着のまま床に寝てもらった。私はさっと、脚の体操と腰椎のカイロプラクティックをしてあげた。腰痛はその場で嘘のように治ってしまった。これだけやるのにものの五分もかかりはしない。外に、エンジンをかけたタクシーを待たせたままであった。

今度はその実さん宅に、痛いところを治してもらおうと隣人たちが六人集まっていた。ちょうど稲刈りから脱穀が終わった頃であった。体は酷使されて、あちこち痛いのが気になり始めたころであった。しかし、実さん自身は先月来ちっとも腰は痛くないということであった。その夜の患者六人は他所の人であり、腰や腿《もも》が痛くてひきつれるという訴えであった。六人のうち五人は、どの人も嘘のようにその場で治っていった。手品のようだと一人がいった。しかし、手品とちがう点がある。手品は、観《み》ている人が種を知らずに感心している。ところがこの場合、種は公開され一同まわりをとりかこんで全部見ている。そして誰でもやれるのだ。

初めの二人だけは、手のうちを説明しながら私がやってみせた。両膝窩《しっか》の膕《ひかがみ》の部分にある圧痛から ほぐしていく。股関節、仙腸関節の歪みを順次ほぐしていく。操体法による。次の三人は私が横でみているだけで、彼らに互いにやってもらった。そうして、私がやったのと同じようにちゃんと痛みはとれた。

最後の一人は難物であった。坐骨神経痛であり、立居振舞にも誰かが手を貸してやらねば支障がある。動かなくても疼《うず》いて痛いという。こちらのいうとおりに腰や脚が動かせない。椎間板軟骨や脊椎に異常があるのであろう。この人にだけは鍼《はり》をした。灸頭鍼《きゅうとうしん》（刺した鍼《はり》の頭にもぐさをつけて熱くする）をした。それで、静止時の疼きはとれた。毎日、米ぬか風呂に入った後で奥さんに操体と灸をしてもらい、かつ玄米食にすれば軽快するでしょうと申し上げた。その後その通りうまくいったそうであった。

（昭和五十年八月）

（二）

五十八歳の主婦。昭和五十二年七月十九日初診。

先月中ごろ、ギックラ腰になった。痛くて立てず、這いずりまわるありさまであった。近くの整形外科、はり灸師のところへ行って、何とか治った。この方とはかねがねお付きあいがあり、操体法により、痛くない方向——楽な方向へだけ体をゆっくり動かして歪みを取り除くことはよく知っている方であった。それで、知っているだけの操体は自らやっていた。

腰痛は治ったが、今度は左上肢が痛くて寝ちがえたのではあるまいかといわれる。「腕のどこが変なのですか」と聞くと、「左上腕の三角筋の末端あたりがつれる」という。その日は枚方家庭療法研究会の例会であった。彼女の左側に私がすわった。私は自分の右手を彼女の右肩に軽くのせた。板のようにそこが凝《こ》っていたからである。手掌《しゅしょう》をぴたっと当てたまま五分もすると、しっとり掌《てのひら》は汗ばんできた。

会の話し合いが始まった。聞きながらなおも私は掌をのせたままであった。十分間で一応やめた。話し合いがひととおり終わったところで体操をしてもらった。この方の場合、立位で前屈すると左上肢が痛み、右へ側屈すると左の腰背部がつれ、腰を左へひねるのが右へひねるより苦しいのであった。したがって、治療点となる歪みは左の腰背部にもあるらしいということになる。治療になる体操は楽な方向つまり、背屈、左側屈、右ひねりとなる。

それが終わったところで左上腕の痛みがどうなっているかを確かめてもらったら、軽くはなっていたがまだ少しつれるという。今度は腹這いに寝てもらった。そして、さきほど見当をつけていた左の腰（仙腸関節）のところをさわってみると、仙腸関節の下方のところにしこりがあった。そこに手掌を当てて温めた。すると誰かが温灸に火をつけて準備をしてくれた。掌でも良い、温灸でも良い。温めれば凝っている筋肉がほぐれる。私は左の仙腸関節のしこりの部分を温灸で温めた。ほんの一、二分間であった。

そこでまた立ってもらって背屈・左側屈・右ひねりをやってもらい、最後には、すわって股《また》を広げて前屈してもらった。それで彼女の訴えは全部解消した。頸《くび》が右へ回りにくかったのも治った。

その日の会員の体験談には、左肩から上腕へかけて針金が入ったように痛いのを治したという例があった。まるで拷問にあっているように痛んだ。鍼《はり》をやってもらったが効かないのでやめたという。知りあいの整形外科へ行った。X線写真をとり、頸椎《けいつい》のうち軟骨が減って椎骨同士がくっついているところがあるので、そこから出る神経を圧迫して痛むのだという説明を受けた。局所麻酔の注射をしてもらい、鎮痛剤の坐薬をもらった。そうして頸椎の牽引（首つり）療法をした。自宅ではせっせと温灸療法をした。それやこれやできれいに治ってしまったというのであった。

私に対してはこの体験をどう解釈したらよいかという質問であった。

頸から腰へかけての背骨に異常が生じるのは骨が悪いのではない、ましてや軟骨が悪いのではない。骨を動かすのは筋肉であり靭帯《じんたい》である。片側だけの筋肉の縮みが背骨を曲げる。筋肉の縮みは、凝りであり「しこり」である。そういうふうに歪みを考える。骨格の歪みは筋肉の縮みの結果にすぎない。椎間板軟骨ヘルニアや、椎骨のひび割れなども筋肉や靭帯がひきつった結果と考える。したがって治療は、問題の筋肉・靭帯系をゆるめて柔らかく伸ばすことになる。

ひきつった筋肉を伸ばすのに牽引する方法がある。首つりで頸椎をひっぱる。こういう乱暴なやり方で治ることもあろう。しかし、盲滅法なやり方である。ていねいな方法は、あらかじめ患部を温めてほぐしておくのである。ひっぱるならばその後のことである。しかも、患側をひっぱり伸ばすのではなく逆に縮めておいてぽんと緩める方がもっと確実な伸ばし方である。**逆モーション瞬間脱力法**（本書第三章一、操体法、190頁参照）といわれる。

しかし、理屈はともかく、患者として不快な動作はせず、気持ちが良い方へばかり動かしておけば、それで正しい治療法の動かし方になるから、そんなにむずかしいことではない。快適運動のすすめである。

（四）　免疫力

バンチ症候群（現在の特発性門脈圧亢進症といわれるものに相当する）

昭和二十一年生まれの主婦。昭和五十三年七月四日初診。

八年前のお産の後から体が弱くなったように思うという。熱が出やすくなった。

昭和四十五年には、40度の高熱が十日間もつづいたことがあった。K医大に入院。謬原病《こうげん》の疑いで色々な検査を実施されたが、確定診断には至らなかった。

昭和四十六年に再入院をしている。ホジキン病（悪性リンパ腫の一種）ではないかと疑われたが、これもうやむやのままに終わっている。蕁麻疹《じんましん》が出やすくなってきた。本人は薬疹だろうという。一年のうち、春と秋の二回かそれ以上、高熱が出るようになった。いちど出ると、なかなか下がらない。微熱はしょっちゅう出る。疲れやすくなった。

昭和四十九年には、黄疸が出て入院している。

昭和五十三年四月に再び発熱とともに黄疸が出た。そこでまた入院。熱は、ずうっと出没していた。その度に抗生物質を投与されてきたが効かない。蕁麻疹は出る。鼠径《そけい》部を初めとして、あちこちのリンパ節が腫れてきた。朝に手が腫れぼったい。両手首および指の関節が腫れて痛む。そこが熱っぽい。感染がくり返し起こる。免疫力が低下している。

その病院を退院してまもなく、彼女は私のところを受診している。紹介状によれば、バンチ症候群として、手術（摘脾）に踏み切りたいということであった。患者にとっては事態は切迫していた。

診ると、肝臓と脾臓が腫大している。右脚が左脚よりも2センチも長く見える。第二腰椎の右側と、右側上腿の背面中央部のやや内側寄りが異常に痛いという訴えがあった。骨盤の歪みを操体法で矯正し、鼠径《そけい》部・頸部・腋下などの全身のリンパ節および全身の体表を温灸で温めてマッサージした。処方は、帰脾湯《きひとう》加牛蒡子《ごぼうし》・荊芥《けいがい》・黄連《おうれん》・連翹《れんぎょう》を出した。

食べものは、玄米食に十分な野菜というごくありふれた自然食にしてもらった。

彼女は暇さえあれば温灸を用いて治療に精を出した。その体調の回復は速かった。あんなに悩まされていたのに、その後ぱったり熱は出なくなってしまった。手の関節痛も消えていった。6センチも腫大していた脾臓は次第に縮小し、肝臓は季肋下《きろくか》に触れなくなってしまった。けだるくて寝てばかりいたその人は、人並みかそれ以上に立ち働くようになった。疲れなくなったのであった。

○

人間の体で、血液の流れの系統を上水道とすれば、リンパ管とリンパ節をリンパ液が流れるという系統は、浄化装置の下水道――排水路である。この排水路は、全身至るところにそれこそ水も漏らさぬように網の目のようにはりめぐらされている（図1－1～図1－9）。

人間が集団をつくり社会生活を営むにあたって、下水道を整備し環境汚染を極力しないようにすることが、ながい目でみて都市生活の存続を支える基となる。しかし、その場しのぎ、自分のところさえ良ければ良いというたれ流しが、環境汚染のかたちで我々の生命を間接的に徐々に縮めていく。

人間の体の下水道は直接的に健康のために働いている。すなわち、細菌やウイルスなどの微生物・異物などの抗原が体の中へ侵入してくると、これらの外敵に対してマクロファージ（大食細胞）や白血球（顆粒白血球・リンパ球）、リンパ球がつくる抗体などが外敵を攻撃する。

体表に温灸とマッサージを兼ねたような効用のある物理療法を行なうと、リンパ系組織で展開さ

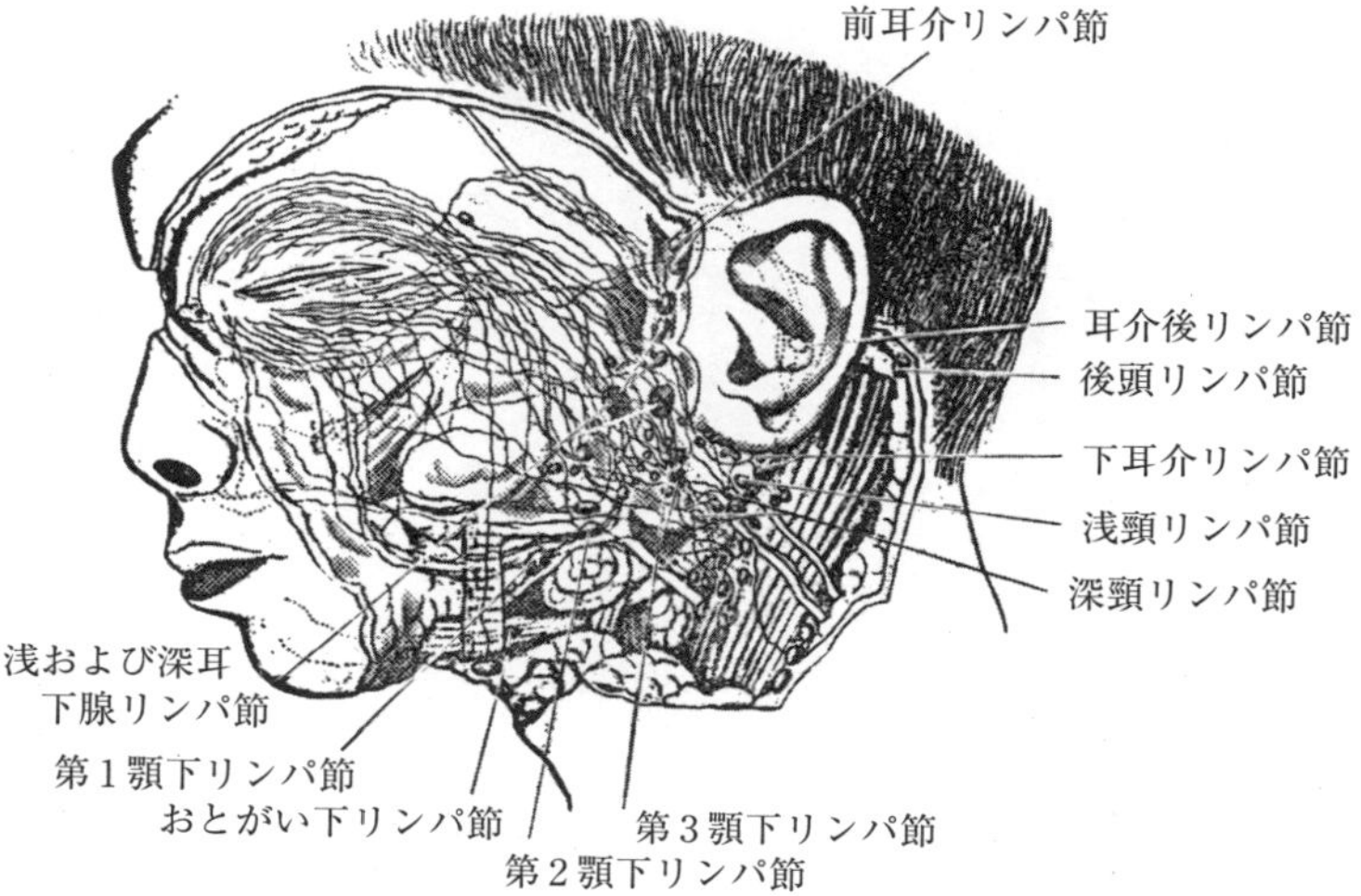

左　側

図1-1　眼瞼，耳介および頸部のリンパ管および局所のリンパ節（成熟胎児）

（注）以下リンパ管図はすべて，金子丑之助『日本人体解剖学』第3巻，南山堂，1976年，第17版による。

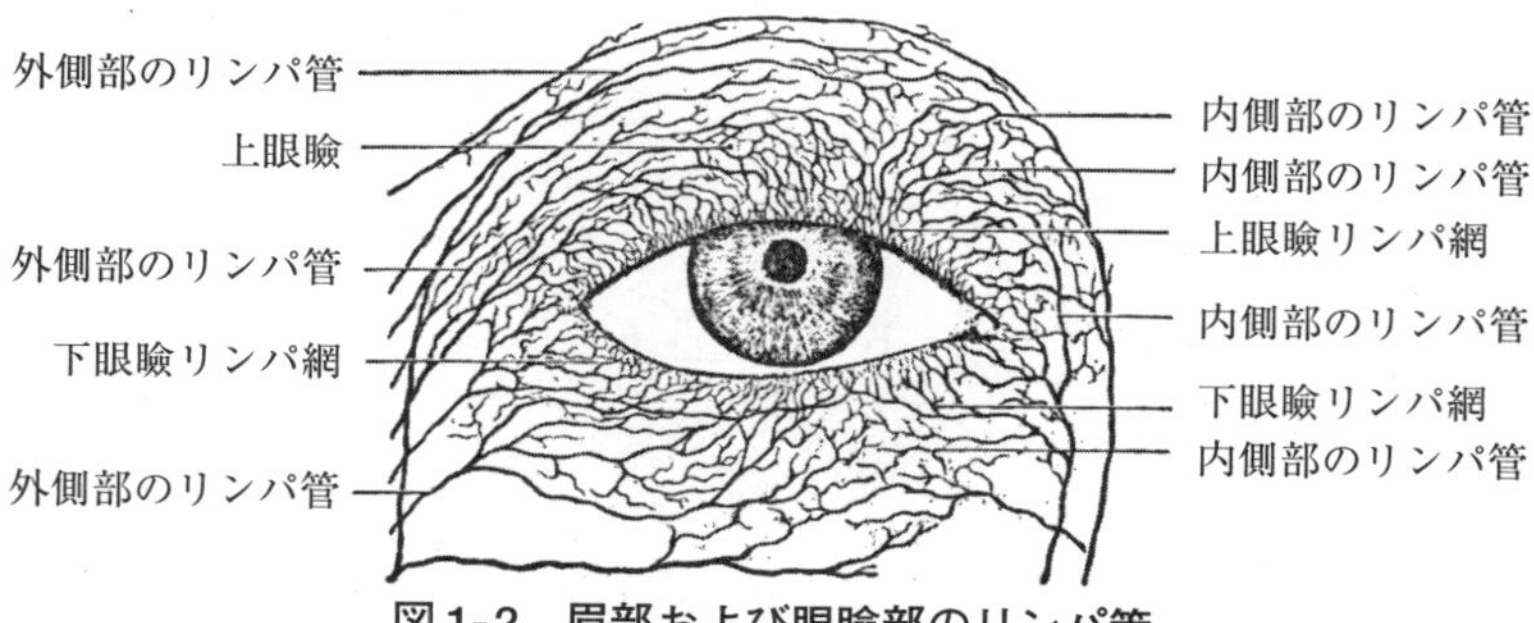

図1-2　眉部および眼瞼部のリンパ管

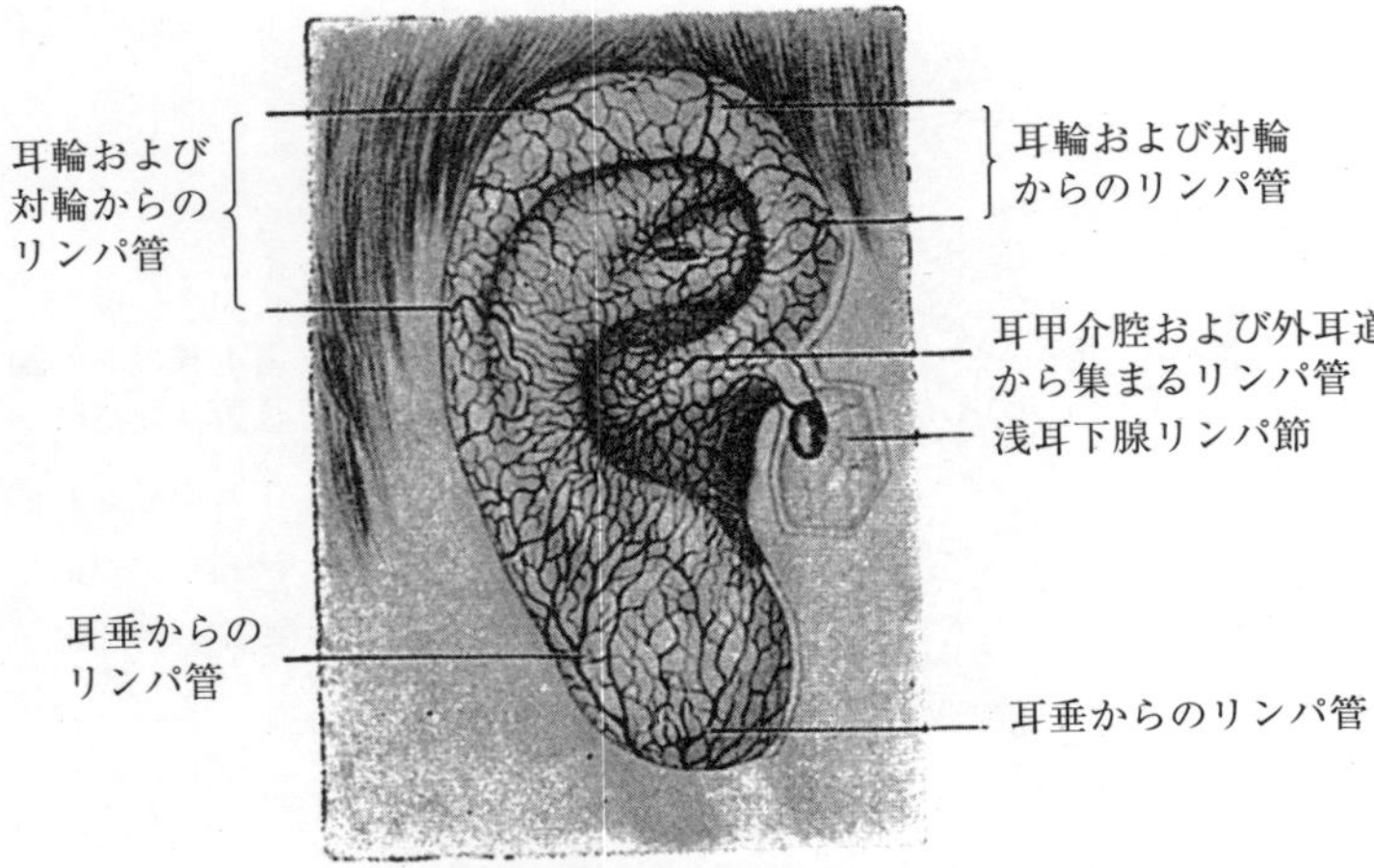

図1-3　耳介前面のリンパ管およびリンパ節

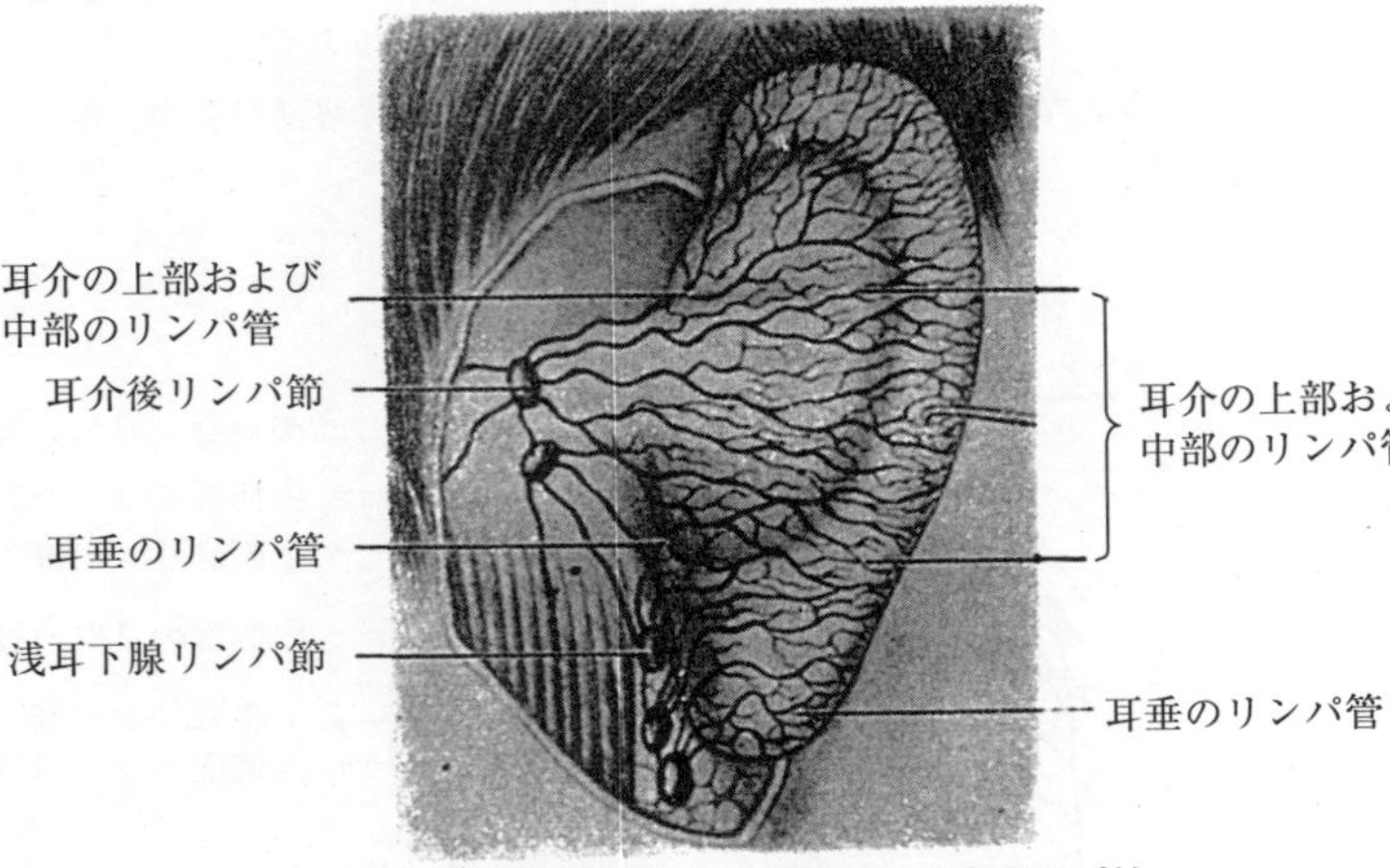
耳介の上部および
中部のリンパ管
耳介後リンパ節
耳垂のリンパ管
浅耳下腺リンパ節
耳介の上部および
中部のリンパ管
耳垂のリンパ管

図1-4　耳介後面のリンパ節およびリンパ管

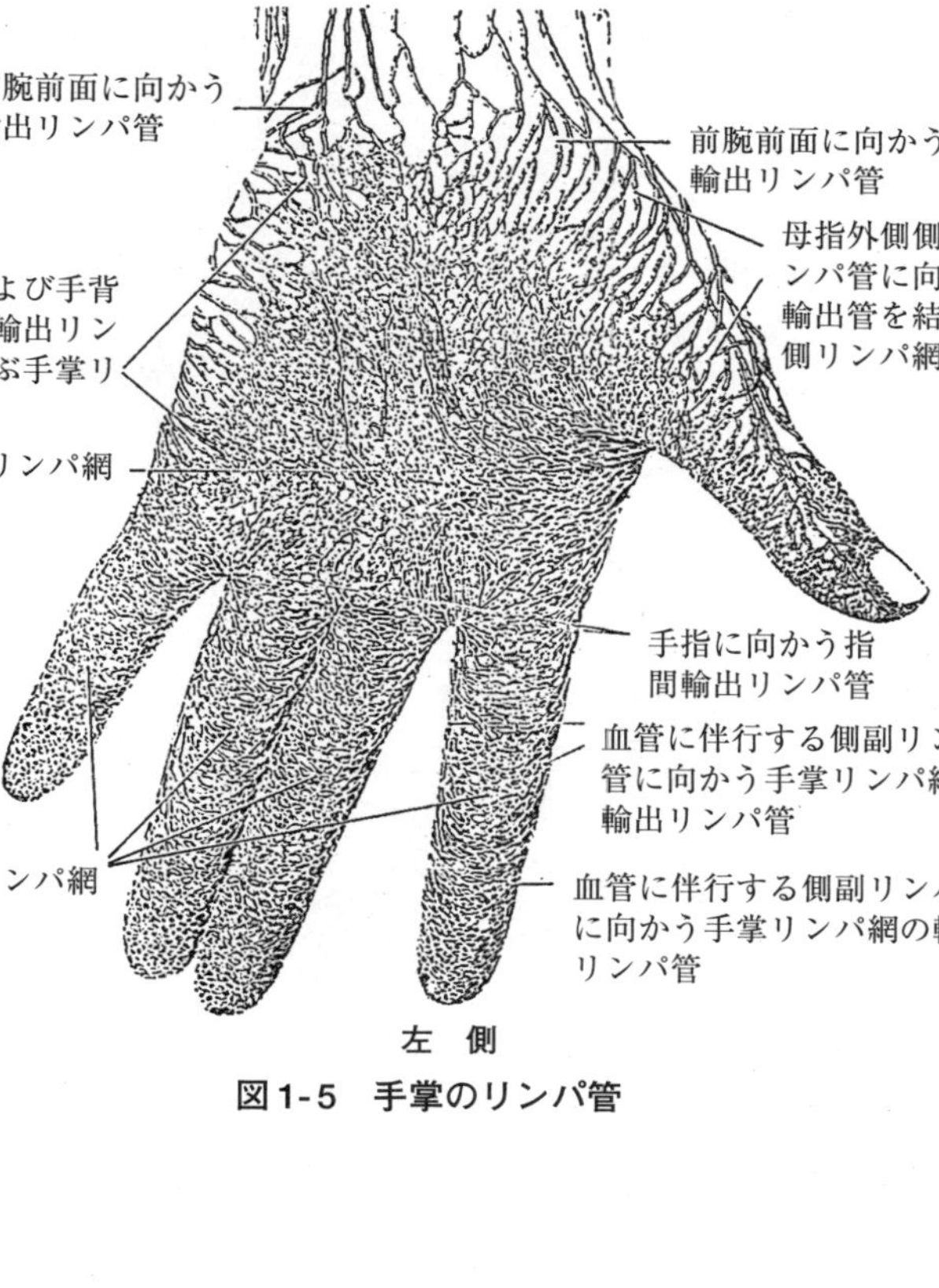
前腕前面に向かう
輸出リンパ管
前腕前面に向かう
輸出リンパ管
母指外側側副リンパ管に向かう輸出管を結ぶ掌側リンパ網
内側縁および手背に向かう輸出リンパ管を結ぶ手掌リンパ網
手掌リンパ網
手指に向かう指間輸出リンパ管
血管に伴行する側副リンパ管に向かう手掌リンパ網の輸出リンパ管
指掌側リンパ網
血管に伴行する側副リンパ管に向かう手掌リンパ網の輸出リンパ管
左　側

図1-5　手掌のリンパ管

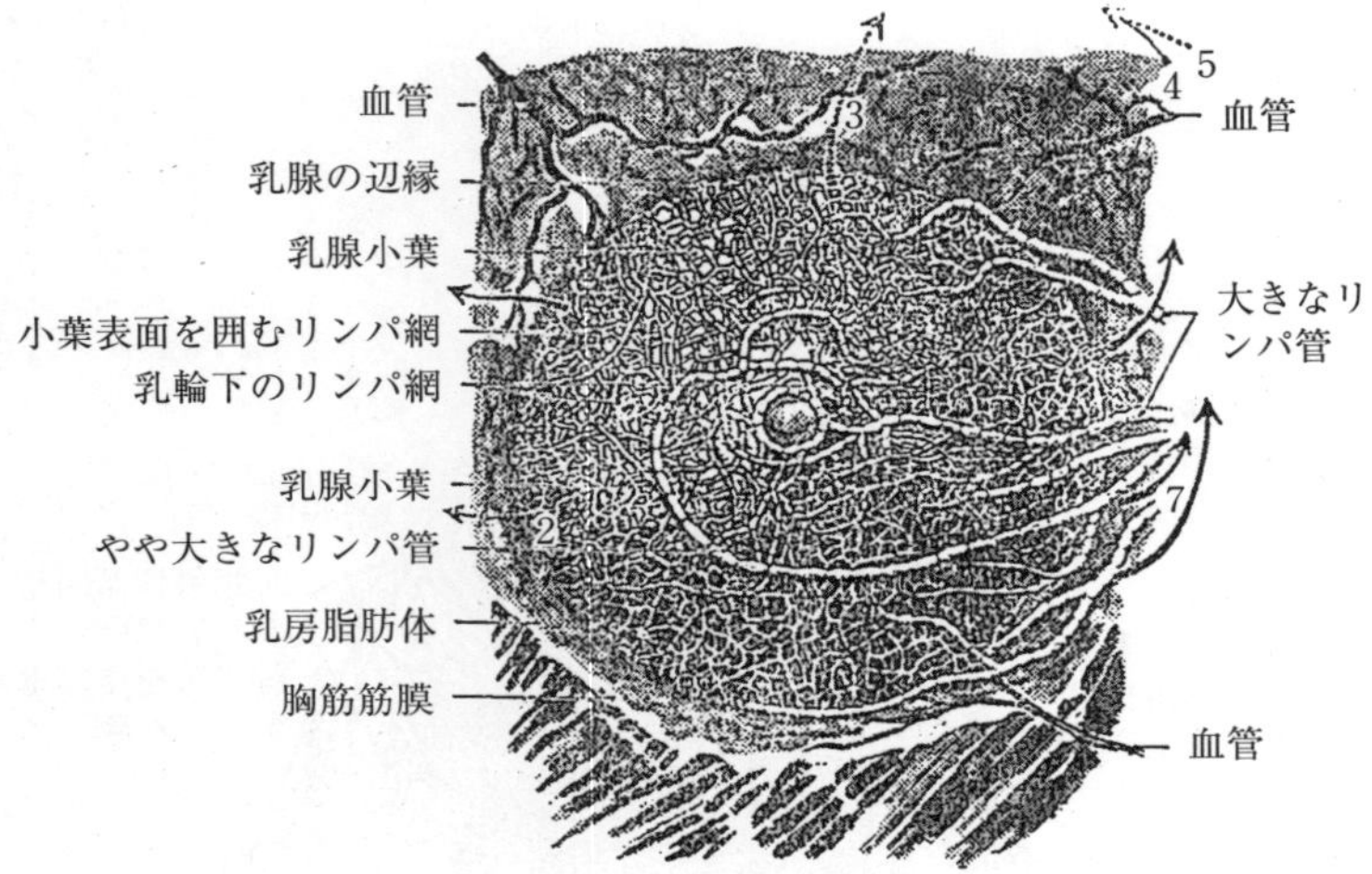

左　側

図 1-6　乳腺のリンパ管

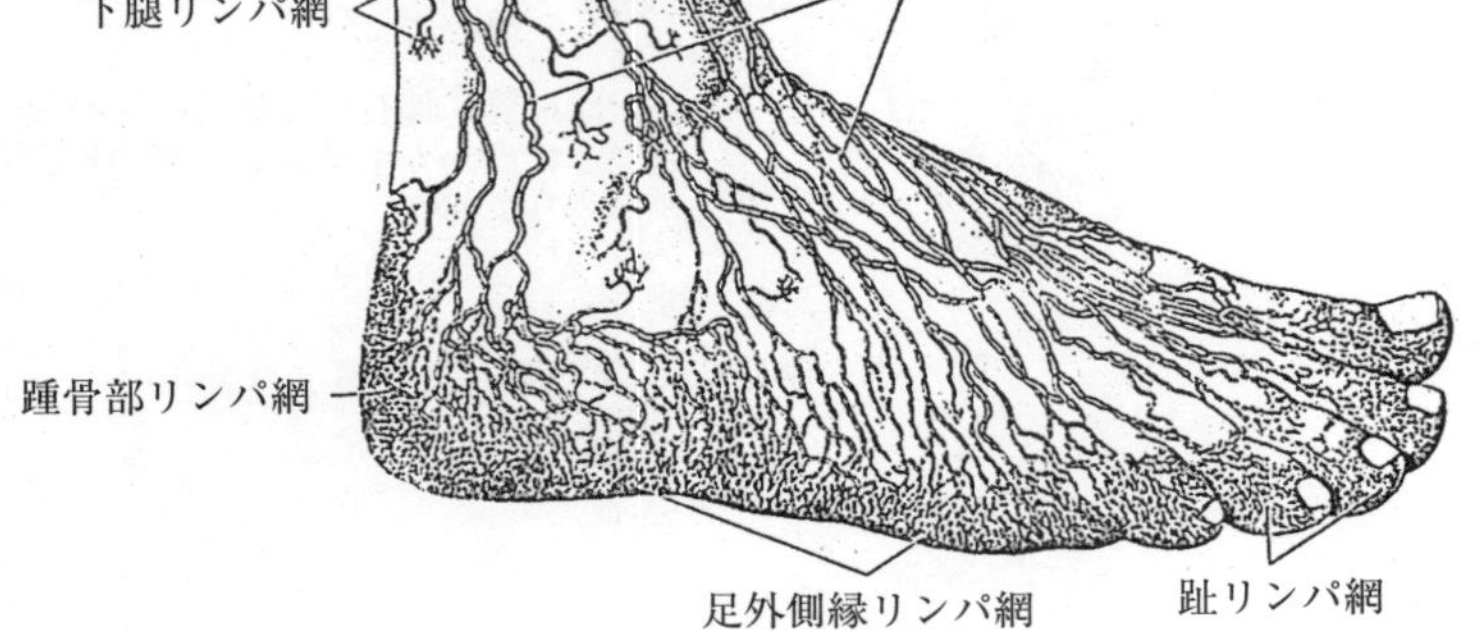

右　側

図 1-7　足背のリンパ管

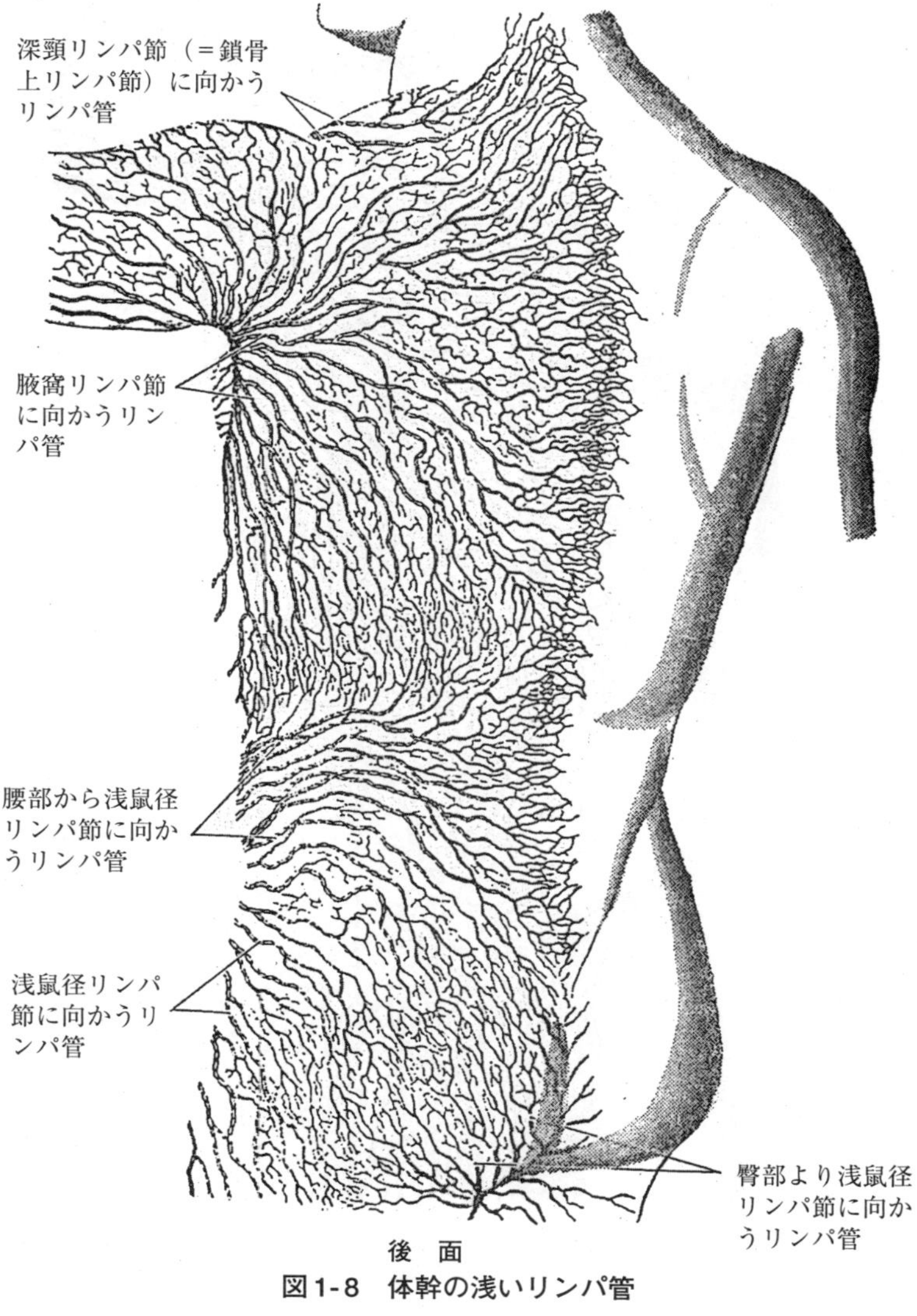

図1-8　体幹の浅いリンパ管

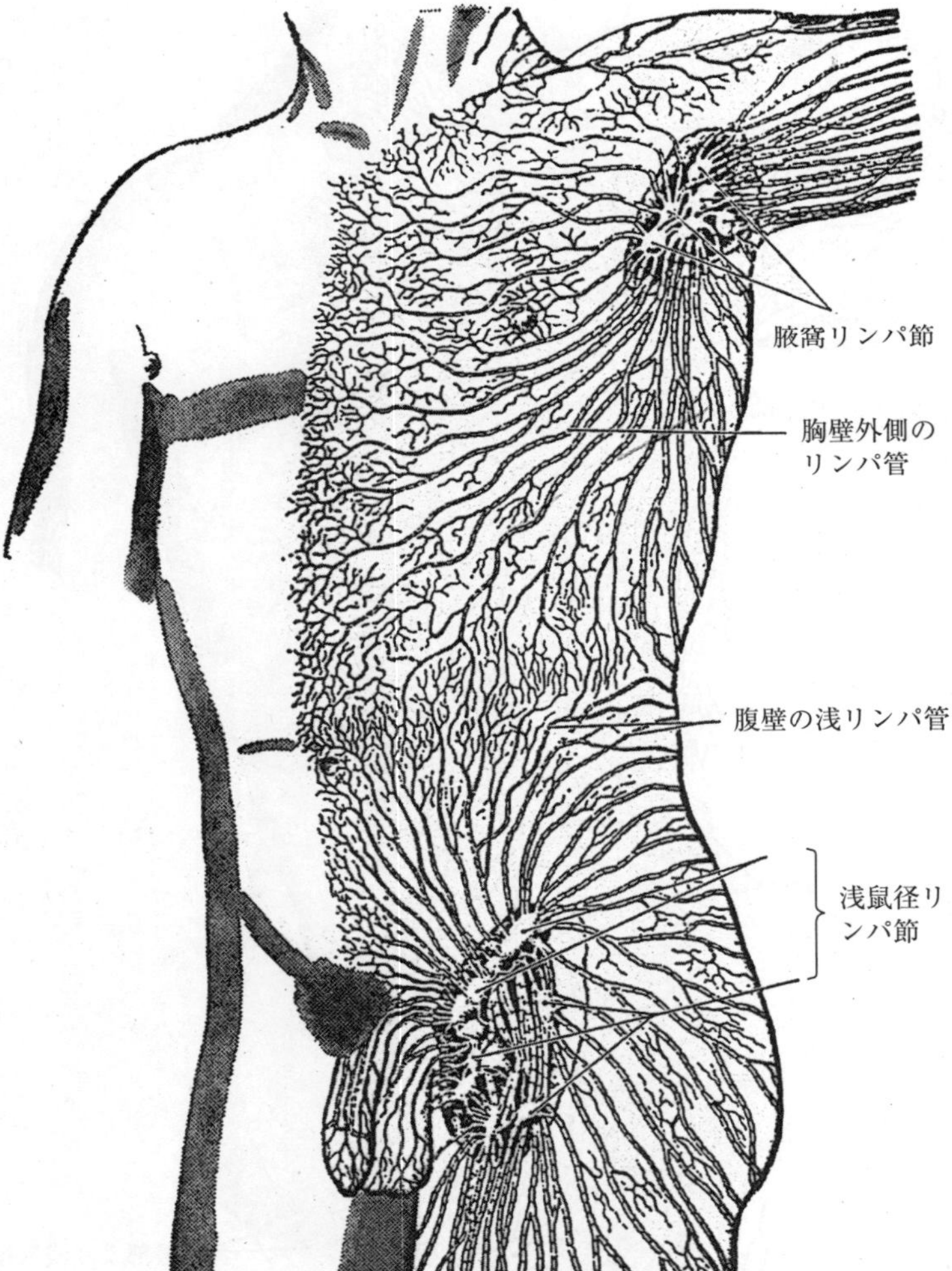

図1-9　体幹壁のリンパ節およびリンパ管

れている自然治癒力が刺激され促進される。タオルによる冷水摩擦でもよい。この際、リンパ液がリンパ管を流れる方向に沿って、末端から中枢に向かって摩擦すると合理的であろう。そうこうするうちに、自然と病気は軽くなっていく。体のもつ自然治癒力のひとつの中心は、リンパ系組織にこそある。

（五）　がんの自然治癒

今世紀は、がんに対する生体の自然治癒力、すなわち免疫力を促進させる免疫療法の時代となるであろう。それは、がんを全身の病気としてとらえる立場であり、全身に広がったがん、手術不能のがんが治療の対象とされるはずであるから、治療成績を上げるのがまことに厳しくむずかしいものとなる宿命をもっている。

一方稀なことではあるが、がんが自然治癒した症例の報告はそこここでなされてはいる。たとえば、古いけれども次のような論説がある。

① EVERSON T. C. &COLE, W. H., Spontaneous Regression of Cancer, Saunders Co, Philadelphia, 1966
② BOYD, W., Spontaneous Regression of Cancer, C. C. Thomas, Springfield, 1966
③ 細田岐「人体がんの自然退縮」『日本医事新報』二三一九号、二三頁、昭和四十三年十月五日

④　陣内伝之助・森武貞「がんの治癒と再発―外科の立場から―」『がんの臨床』第一九巻第四号、二七五頁、一九七三年四月

がんと自然治癒力との関係はどのようになっているのだろうか。

元々、生体には自分の体の中へ入ってきた異物を、すばやくそれと見分けて排除する能力をもっている。がんは生体にとっては身から出た錆であって、異物ではない。しかし、免疫反応が弱い次のような場合にがんが発生しやすいことからも、がんに対する生体の免疫力の存在は明らかである。

一、免疫不全症候群（無ガンマグロブリン血症、慢性リンパ性白血病など）

二、副腎皮質ホルモン剤他の免疫抑制剤を用いて治療された患者

三、免疫能力が低下している老人や小児、等々

私たちの体内では、自分の知らないうちに刻々とがん細胞が発生し、がん細胞が排除されたりしている。がん細胞発生の発端は正常細胞の突然変異である。人間の体の無数の細胞が絶えず分裂、再生をくり返していく過程で何らかの原因によって、一部性質が異なる異常細胞が突然に生じる。この突然変異によって変異した細胞が免疫機構の監視網をくぐって、無制限に分裂増殖していくのが、がんの姿である。

正常な生体であればこういうがん化した細胞の発生を、絶えず体の中をパトロールしながら発見

してこれを免疫学的監視機構に伝え、知らせを受けた免疫監視機構はすぐにがん細胞せん滅のために、がん細胞攻撃用のリンパ球を送り出してこれをやっつけてしまうシステムが働いている。こうして、できたてのがん細胞をすぐやっつける機構が正常に働いている限り、がん細胞が増殖しついには手遅れになるような状態にならずに済む。音もなく刻々と、そういう自然治癒力が働いているからこそ、大部分の人々はがんにならずに済んでいる。

この免疫担当細胞にはまず、がん細胞を抗原という異物として食べその抗原性を提示するマクロファージ（大食細胞）と、がん細胞と融合してその抗原性をヘルパーT細胞に提示する樹状細胞がある。樹状細胞は、がん細胞を直接攻撃する細胞傷害性Tリンパ球を活性化させる。樹状細胞からがん細胞の情報を提供（抗原性の提示）されたヘルパーT細胞も細胞傷害性Tリンパ球を活性化させ、またBリンパ球を活性化させてがん細胞を攻撃する抗体をつくらせる。それ等は脾臓をはじめとするリンパ系組織を中心にして展開しており、それに骨髄の一部が関係している。

前述のバンチ症候群の症例のようにリンパ節・リンパ管を温めたりマッサージすることは、このリンパ系組織の働きを刺激し賦活していることになると考えられる。リンパ系組織、とくに体の表面からさわることのできる頸部・腋下・鼠径《そけい》部等のリンパ節、および全身の皮下に浅く網の目のようにはりめぐらされているリンパ管すなわち体の表面・皮膚は、がんや全身の抵抗力が衰えた患者の治療には重要な目の付け所である。現代医学にはこの着眼点が全く欠如している。

三、自然治癒力の促進法

(一) 朝の早起き

夜明け前の自浄

五月二十七日、午前三時半に起床する。前夜の就寝は二十一時半であったから、睡眠時間は六時間である。決して短い方ではない。むしろ長いといえよう。睡眠時間を一般的に短くする方法は分かっている。肉体労働は職業上必要な最小限にとどめ、飲食と過食を慎み、筋骨格の歪みの直しを就寝前に十分やっておくとよい。貧血などの病気があれば、その治療はちゃんとしておかなければならない。

三時半では外は真っ暗であったが、すぐ薄明るくなり、四時を過ぎると夜が明けてしまった。私は自分の生活経験により、東の岩手県の夜明けは早く、西の熊本県のそれは遅いことから、地球上の経度の差というものを肌で感じる。また、縄紋時代以来一万年、いや、長い人類の歴史において、このようにして規則正しく夜明けがくりかえされて歳月が経ってきたことを思うとき、時の流れの厳粛さを感じる。

今朝はまた雲ひとつない朝であった。鳥がとぶ。真っ暗な世界が薄暗くなり、東の空が少しずつ茜色になり、ゆっくりと夜が明けていく。ゆっくりではあるが、確かにこの大地が太陽に面して回転しているのだと思う。

それは毎朝くりかえされている平凡な現象だといわれよう。しかし実際にその場にいれば、それは感動的なひとときである。暗やみからゆっくりと夜が明けて、あたり一面が輝きわたるまでの劇的な時間帯を、私は歩きながら味わっていた。地球は、いま音もなく回転している。

太陽がついに東の山の端から姿を現したのは、夜明けが始まってから一時間あまりたった後であった。私はその間じゅう歩いていた。感動的な夜明けの一部始終を見ていた。一人でである。

このように朝の早起きが気持ちよいといえば、朝寝の方が気持ちがよいという人がいる。気持ちがよいという感じ方は主観的なものである。怠惰なとき、地獄のような雰囲気のところが楽だという人がおり、清々《すがすが》しくて爽《さわ》やかなところが固苦しいという人がいる。

人間は気持ちのよい状態を求めながら生きている。気持ちのよい状態というのは主観的で個人差があるけれども、体験し追究していくうちにその内容は変わってくる。はじめは取りつきにくい、固苦しいものと思っていた朝起きが、やっているうちに素晴らしく爽快なものであることが分かってくる。

操体法という体の動かし方には、主に気持ちのよい方向へのみ動かすという前提がある。どちらが気持ちよいのかが、はじめは分からない。気持ちがよい方向へ動かすのは怠惰なやり方だとさえ思われる。しかしそうではない。気持ちがよい方向へ動いていくのは、レベルの高い行き方なのである。

操体法でいう体の感覚での爽快さは、体操だけやっていては分からない。

操体でいう気持ちのよい方への運動を学ぶためにも、まず朝の早起きをすることによって爽やかな気持ちのよさを体験されることをおすすめする。

人の生きがいというものは、身心の爽やかな気持ちよさを体験することでもあろう。

私には何の道楽もないが、朝の早起きが趣味のようなものである。日曜も祝日もない。一年中、年がら年中の朝の早起きである。

なぜかといわれたら、早起きは気持ちがよいからである。寝床のなかでまどろむのは後悔をもたらすが、早く起きて朝の爽やかな霊気に浸ると非常に気持ちがよくて爽やかである。

早起きをするには意思が強くなければならない、という。しかし、これは一種の習慣である。毎日、一年中、自分を鞭打ちながら早起きをするものではない。早起きをしなかったら、失うものが多く、損をする。それで体調さえ悪くなければ、自然に早く起きる。そういうものである。

早朝の雰囲気は爽快である。厳冬期は寒いなりに、夏は夏なりに清々しい。自然の持つ自浄作用により、人為的につくられた前日前夜の汚濁が浄化されている。夜明けの前の真っ暗な静寂は必要なのである。

早朝は、一日のうちでもっとも勘が鋭く働き、判断力が発揮される黄金の時間帯である。もちろん何か気がかりなことでもあると、インスピレーションというものは湧いてこない。気がかりな問題の解決に集中した方がよい。そのコツは、執着の離脱にある。

人間の内面が清められていなければ、創意・判断・決断などの人間の重要な精神作用は正しく力強く発揮されない。創意・判断・決断が正しく力強くできるような条件が設定されなければならない。無作為にそのような条件は備えられない。そのような条件の第一が、早起きであるといえよう。

自分は一人の人間として何のためにこの世に生まれてきたのか。現在の自分がやっていることはそれで良いのか。日本の未来をどのように見、それに対して自分は十分な備えをしているか。自分の臨終、死を設定し、一生の相場を見て、悔いのない一日一日を過ごさなければならない。しかし、個人の場合における人生の政策決定・修正・確認という作業を、あえてしない人が多い。それでは、いかにも忙しく働いているように見えても、その内面は哲学も政策もない漫然たるものとなりがちであり、厖大な努力が徒労に終わることをおそれるものである。

早起きによって与えられる黄金の時間帯に、人はその人生における重大事項を深く考慮するとよい。しかも毎日である。

早起き自体を他人から指示され、その後の行動も拘束されるようなことは好ましくない。自発的に早起きをする自主性が尊い。人間のなかに深く内在する精神活動を生き生きと活潑にさせるためには、自発性が尊重され自由が与えられなければならない。

インスピレーションが湧き、よく判断ができるときは、心が純化された状態である。人間の内面を清めることがいかに大切なことであるかは、それが一生の幸不幸を左右するからである。

われわれはいま、半導体や光ファイバー等の発達による高度な情報化社会に生きている。しかし一人の人間としての内面的な感性は、むしろ退化している。物事の善悪高卑の判断、正しい直観力など、機械に頼らぬ人間の人間たる能力は、その内面を浄化し、内面の純度を高めることによって鋭くなっていくことが、もっと知られなければならない。

爽快感の追求

病気のほんとうの早期発見というものは、専門家である医師や精密な検査の結果がしてくれるものではない。検診での早期発見も、ある程度すすんだ病気のものである。ほんとうの早期発見、できたてのほやほやの病気の早期発見は、その肉体の管理人その者でしかやれないものである。

自分で自分の肉体の微細な変化を日々つかんで生きていくのには、かなりの修練が必要である。そのためには、自分自身に対する勘の鋭さが要求される。この感覚が鈍ければ、がんでも手遅れの段階に至るまで放置される。相当に進行したがんが、それとわからずに放置されること自体が、本人の知覚の鈍さ以上に異常に麻痺した生活様式の存在を示している。

自分の身心の状態を把握していく感覚の鋭さをみがくには、日常生活をそれなりにすっきりさせていく必要がある。それは日課の設計にほかならない。そして少しでも爽快な一日を送れるよう工夫し努力することである。

一年を通して、自分の体のコンディションというものをよく見ていく習慣がいつのまにかついた。これは朝早起きをするようになってからのことだろうと思う。それに、腎炎をわずらってからは、その日その日の自分の体の調子が気になるようになった。病気したことのある人なら誰にでもわかる患者心理というものである。

自分の体のコンディションを、いつも注意する習慣は、家族の体のそれについても、気がつくようにさせる。

私自身の体の場合、最高にコンディションのよい日はそんなにない。その日によって、自分の体のコンディションが変わることに気がつかなかったころは、最高に良いコンディションの日が一年を通してそうざらにないということも知らなかった。

最高に良いコンディションとはどんな状態なのか、体験しないとわからない。最近、よく「健康になりたい」とか「健康になる」とか健康という言葉がやたらに使われる。しかしそれではいったい健康とはどういう状態なのか、言葉で定義づけてもぴんとくるとは限らない。

要するに健康とは、なるべく体が「清々《すがすが》しい」状態をいうのであって、必ずしも「病気」の反対語としての「病気ではない状態を健康という」ものではない。現在病名がつけられておらず、医者通いをしておらず、どこもどうもないといいはられても、その方が決して健康であるとは限らない。体も叩けばほこりが出るというものだ。

健康であるというコンディションを知るにも物差しが要る。ああ、こんなに爽快な、力あふるる素晴らしいひとときがあるのだ、と体験していなければ健康という状態はわからない。それは、朝最もわかりやすい。

十月十二日、今朝は午前三時に起床した。睡眠時間は五時間足らず。調子がよくないと早朝起床はできない。三時にもうとにかく起きねばしようがないような気持ちになる。眠たくなくてじっと寝ておれない。これに反して調子が悪いといつまでも寝ていたい。起きるにしても意思の力で頑張ってしぶしぶ起きる。

今朝も早起きしてみると外はまっ暗だ。約一時間仕事をした。

朝はいわば黄金の時間である。新聞などは読まない。新聞は通勤途上とか、仕事の合間の一服の時間とかに読めばよいと私は思う。この朝の黄金の時間は、最も貴重なものとして大切に使いたい。とっておきの時間である。そして、何かをするのにその時間を使うというよりもむしろ、結果として身心が清々しくなるようにその時間を使う。必ずしも知識の獲得に用いるのではない。

この黄金の時間に、読書をして何事かを記憶しようとされる方もいるだろうし、それが良くないとはいわない。たしかによく頭には入りやすいだろう。しかし私などは、物事を覚え知識を獲得し、何か世間に対して業績を残したりすることが自分の人生の生甲斐《いきがい》とは思っていないので、朝の読書は精神的な座右の書だけである。要するに、少しでも身心が清々しくなるように朝の時間を費やす。少しでも爽快になりたい、それが最大の希《ねが》いである。

今朝も起きたらすぐ尿と多量のお茶をのんだ。しばらくしてたくさんの小便が出はじめ、快便があった。

水分というものは、空腹時にのむと排泄されやすく、体にたまってむくむ心配がない。よく吸収されて循環血液中にとりこまれる。それで漢方薬は原則的に空腹時にのむ。薬もよく効かせようと思ったら空腹時にのむ。反対に、副作用のきつい薬はそれを弱めるために、食後に服用して食餌と混合させてゆっくり吸収させるねらいがある。

したがって、空腹時に菓子を食べるとたいへんだ。白砂糖が腹によくしみわたり、白砂糖の害がもろに出てくる。だから菓子は食後か、たくさんの緑茶をのみながら食べるのが無難である。

ひるがえれば空腹時に食べるものほど、体に効いて良い結果を生じるものを選びたいものだ。血となり肉となるものを空腹時に食べるべきである。つまり間食、おやつなしの生活、空腹で食事を始めるという習慣を身につけることが大切なのだ。

それから、今朝は午前五時前に、神床の掃除をして神前に水とお洗米を供えて、柏手《かしわで》を打ち、日課の祝詞をあげた。

五時半過ぎにシャツ一枚になって戸外へ出た。まだ薄暗く明《あけ》の明星《みょうじょう》が見える。野道を走った。ゆっくりゆっくりマイペースで走る。空を仰ぎながら、遠い彼方の生駒山を見ながら、道ばたの草花を見ながら。六時過ぎて東の山からやっと太陽が出た。今日も秋晴れの素晴らしい一日が旭日昇天とともに始まった。のぼる朝日に向かってどんどん走る。

大声で呼びかけもする。人間は誰も私の声を聞いていない。たくさんの野の小鳥たちはいるが、私が誰に対して呼びかけをしているのかわからないだろう。

日の出を拝むのは一月一日だけという方が多いと思うが、私はこうやって晴れてさえおれば毎朝のことである。少々調子が悪くても中止したりはしないが、やらなかった日は一日中すっきりしない。この早朝の日課は自分の体の調子の診断のためでもあるし、そのこと自体が道楽でもある。

居間に朝の陽光が差しこんでくる。もう陽なたが恋しい季節だ。これが私にとって最も爽やかな、清々しいひとときである。一日のうちに、このような素晴らしい数時間がもてるということを、どんなに幸せに思っていることか。このほかとくにぜいたくはしたくない。

こういう清々しい、爽やかな時間を一日のうちにたとい三十分でももてたらよい。どんよりと曇った気持ちで朝を迎え、惰性のままに一日をおくり、疲れ果てて夕《ゆうべ》となる。代償を支払って、そういう生活と縁を切ってからもう永くなる。

農家の方が言っていた。「朝四時に起きて田んぼに行く。あぜを走るのがとても気持ちがよい」と。とにかく、朝の早起きをいちばん奨める。この爽快な時間を少しでも長くもてるようでありたい。毎日毎日のその積み重ねが私たちの身心の健康の度合を高め、人間としての雰囲気を明るくさせ、人生観も改めさせていくと思う。

爽快感の追求。よりレベルの高い爽快さ、清々しさをいつも追求すること。健康という決まったものがあるわけではなく、むしろ健康とは幻《まぼろし》のようなものですらある。

体の調子の良し悪しにより、こういう主観的な爽快感は左右される。前夜の疲れが残っており、体の調子が悪ければ、日の出を見ていてもたいして感激もしない。

体の調子が良いから爽快になるのか、爽快感が積み重ねられて体の調子が良くなるのか、どちらが先というものではなく、悪循環ならぬ良循環として健康というものは生まれてくるのであろう。

生活の単純化

だから、むずかしい病気の患者さんを相手にする時は、日課の設計からさせてもらう。就寝時間から相談して決める。これが非常に大切である。日課設計をぬきにしての、慢性病の治療があってはならないと思う。

一日じゅうゴロゴロして、ただ薬だけに頼っているような生活では慢性病はほんとうには治らない。たとい検査成績が改善されたとしても、それで治ったと早合点してはいけない。そのような程度の検査成績の改善はすぐまた悪化する。それが度重なると、おっかなびっくりでもう自信がなくなる。何を頼りにどうして療養していったらよいのか、よりどころを失うのだ。

慢性病を克服しようと思ったら、まず日課の設計から入る。朝早く起きるためには夜何時に寝たらよいかと逆算する。調子が良くなるにつれ、睡眠時間は短縮されていくから、人によって、病気の時期によって、床に入る時間はちがう。朝は夜明け前に起きるのを前提にする。無理に起きる必要はない。夜早く寝さえすればそれに応じて朝早く目が覚める。

それから先ほど述べたように、朝の大切なひとときを爽快感の追求に使う。

私は、けさの朝食はワカメの味噌汁一杯だけで済ませてきた。昼食は習慣によってまったく摂らない。夕食だけである。これを食べすぎなければ申し分ないのだ。したがって今は腹ペコである。それで頭のほうもわりにすっきりしている。体も軽い。

難病の治療法に断食がある。食べすぎの人が多いからである。そして、必ずしも太っている人だけが食べすぎであるとは限らない。減食や少食が体に良いというのは最近の常識となっている。ただし、少食であれば、未精白雑穀食、海草、各種の野菜などのいわゆる自然食の献立であることが前提である。白い菓子パンとコーヒー、野菜サラダなんかでは体はもたない。次に朝食をするか否かという問題も出てくる。できれば食べないほうがよいと思う。食べてもよいが軽くしておく。

二食なら、朝食の廃止か昼食の廃止か夕食の廃止か、いろいろ説がある。これを一律に決めておしつけるとおかしくなる。

たとえば、朝食の廃止というやり方がある。しかし朝の四時に早起きをして、十分に運動すれば、七時にはもう腹ペコだ。かといって十時ごろの昼食は、普通の生活形態では摂れない。夕食も午後四時に摂り、寝る前に腹ペコにしておくのは、たしかに体の調子には良いが、夕方四時に夕食することは、ふつうの人の場合、仕事の最中《さなか》とあっては無理。また、一日一食を夕方摂ると食べすぎる傾向がある。

あまり腹ペコにすると、口が卑《いや》しくなり根性まで卑しくなってしまう。これでは何のための健康法かわからない。だから、一日三食でも結構である。一日合計量として少なめ、少なめであれば、ウサギとカメの競争で最後は成功するカメの行き方となろうか。五十歳を過ぎれば、一日の摂取カロリーは一〇〇〇カロリー以内でもやっていけるという人もある。ここに年齢が問題となるが、こだわる必要はない。

食べすぎたかどうかは体の爽快感の増減がすぐ教えてくれる。少なめであればあるほど体は軽い。調子が良いと心底、幸せ感がわきおこってくる。物質的幸せ、刹那《せつな》的肉体の快楽、のほかにもこういう幸せがある。透明な感じの淡々とした幸せ感である。感情を濃厚にこめた幸せ感ではなく、あっさりした感じのものである。このほかにも、もっともっとレベルの高い幸せもある。しかし、体の調子が良いということも、ほんとうにかけがえのない幸せである。

この爽快感というのは、体験がなければわからない。最高に調子が良いというのはあのころのことだという体験が物差しとなり、現在の自分の体の調子がどのくらいのものかをはかることができる。その物差しは体得されたベストコンディションそのものである。だから、ベストコンディションになったことのない人は、自分の体調についての正確な判断はできない。

病気の自覚症状の質と程度が患者さんによってまちまちで、個人差が大きいわけは各自の物差しがまちまちなことによる。ベストコンディションという正確な物差しから大きくへだたっている物差しをもっている人ほど鈍感であり、病気の早期発見が遅れる。

昨日は調子がよかった。ピチピチとして活気にあふれていた。そういう時は明朗になれるし、ひとさまの世話もはずむ。ひとの悩みにも喜んで耳を傾けられる。自分自身が分け与えられるほどの活気にあふれていないと、なかなか良い世話もできない。「気がゆるんで、つい夜遅くまでお酒をのみ食べすぎた。てきめん、朝起きたのはもう日が高く昇ってしまったあと。何となくけだるい。大便もスカーッと出ない」となる。こんなことではいけない。

調子が良くなってはまたくずすという失敗をくり返していると、ほんとうに健康というものは幻のようなものだと思う。何とかこの幻をしっかりと把握《はあく》して自分のものにしていきたい。そういう想いが強ければ、またいつも願いつづけておれば、いつの日か今よりはましに、よりしっかりと、この幻は自分の生活のなかに定着してくるのではないだろうか。

肝臓病、腎臓病、高血圧症、どんな病人さんでも結構だが、薬をのんでもパッとしない。そんな方がいたら、前述したように日課を変えて、食べ方を変えて、生活を単純化してみることを奨める。のんでも効き目がパッとしなかった薬がよく効くようになるだろうし、第一、薬をのまなくても結構楽になると思う。

私どもはこのように、きわめて単純な生活を送るようにしている。子どもとともに一日じゅう全然テレビを見ない。たまによそのテレビを見るようなことがあっても、なんだかうるさく感じるのも、テレビを見るという習慣がないからであろう。初めのうちは子どもが可哀そうじゃないかといわれたりしたが、もう本人たちもあまり関心がないらしい。

早寝早起きに始まる生活の単純化という行き方に反対される方も多いだろうし、猛烈社員ならばとてもできるものではない。しかし、ぜいたくかもしれないが、私たちは他の諸々の条件を投げうって、この生活の単純化の方向を選びとったようなものである。

好みのようなものだといえばそれまでである。とくに病気もせず、生活の軌道修正の必要がない方には関心がないかもしれない。しかし、いったん、むずかしくややこしい病気にかかったならば、まず物質的にも精神的にも、日課において生活内容全般を単純化する必要があるだろう。物資的欲望や地位や業績などに対する野心なども捨てねばならないだろう。

ぬぎすてて身も軽々と更衣《ころもがえ》　（竹の家《や》）

そうこうするうちに、病気のけがれも抜けていく。誰にもできることだ。自分で自分の体の調子をよく観察しながら、自分の体を訓練していくことを、焦《あせ》らずに時間をかけてやっていただきたい。

少食にすればたしかに体が軽くなって調子がよい。食べすぎるとはたらくのにおっくうとなる。甘いもの、とくに白砂糖製品を食べたあとは、何だかぼーっとなる、等々。よくよく気をつけていると分かることである。体験することだ。

少食も急にやれといわれても無理。年季をいれてゆっくり達成していけばよいと思う。早起きもその味をしめたら忘れられるものではない。そのつもりでさえいれば、必ずいつの日かは達成できるものだと私は思う。一般に、希《ねが》いごとというものは、もちつづけていくものである。いつの日から希い始めたのか忘れてしまうくらい、ずうっとずうっともちつづけていくものである。するといつの日か必ずかなえられる。そんなものだと私は信じる。

（昭和五十二年十月十二日）

百舌《もず》は鳴く山越え走り天地を見、地楡《ぢゆ》（ツリガネニンジン）咲き乱る暁の野よ

今朝もまた野菊の群れの美しき路傍の花の生命《いのち》永きよ

(二)　呼吸法

過剰換気症候群

昭和五年生まれの男性、私の所の初診は昭和五十九年四月である。

主訴は舌がピリピリとしびれるということであった。風邪をひいたりすると、舌のつけ根が痛くなる。これは口腔外科を受診した結果、とくに異常はなく、治療の必要はないということであった。かなり神経質な人なのであった。舌の違和感が治ってしばらくすると、今度は物の匂いが感じられないという訴えがあった。また、ふらふらするということもあった。

つかみどころがない感じであるが、頬に細絡があるので瘀血《おけつ》(漢方では血液循環の滞《とどこお》りのこと)として桂枝茯苓丸《けいしぶくりようがん》および甘草瀉心湯《かんぞうしやしんとう》などを処方していた。

昭和六十一年十二月十三日の来診の際、息が吐けない感じで苦しいことがある、と訴えられた。管理職である。最近、会社内で異動があり新しい職場で働くようになっている。そこでのストレスに耐えかねるものがあるらしい。本人は多くを語らず、その日はそれで終わった。

翌々日の十五日の朝、急に電話がかかってきた。空気が肺に入っていかない、苦しい、立ってられない、冷や汗が出る、意識がかすれそう、等々の訴えである。彼の家から程遠くないところにある高槻市の大阪府三島救命救急センターへ私の方から電話で診療を依頼し、救急車に乗せた。

その日の午後、入院した彼の容態を担当医から電話で私は聞いた。過剰換気症候群という診断であった。他の疾患ではないということを、広範囲のルーチン検査を行なって確かめる。決め手は、動脈血の酸素分圧が高く、炭酸ガス分圧が低いというデータであった（表1−2）。いわば酸素の吸い過ぎであり、その結果として水素イオン濃度指数（pH・ペーハー）が増え、血液がアルカリ性側に傾く。呼吸性アルカロージスという。

表1-2　動脈血のガス分析

項　目	正　常　域	結　果
水素イオン濃液	7.35 〜 7.45	7.577
炭酸ガス分圧	35 〜 45mmHg	22.1
酸素分圧	96 ± 3mmHg	119.3
重炭酸イオン	22 〜 28mEq ／ℓ	20.6
予備アルカリ	− 2.2 ± 1.2mEq ／ℓ	2.1

血中の炭酸ガスの量が増えればよい。口と鼻に紙袋をあてて呼吸させる。吐く息の中には炭酸ガスの量が多く含まれるから、それを吸うことによって、血中の炭酸ガスの量も増える。酸素は減る。それで、過剰換気症候群の症状が治る。彼の場合、それで確かに楽になったということであった。

彼はその日のうちに退院させられた。翌日さらに、寝ていて目まいがするという。過剰換気症候群についてよく説明し、二度とこの発作を経験しなくてよいように、息は常に吸うよりも吐くことにつとめること、弱気ではなく強気で生きることを私は説いた。丹田《たんでん》呼吸法を覚えて毎日行なえばよいのである。丹田呼吸法を紹介した。

過（剰）換気症候群（過呼吸症候群）は、感情に基づく不安症候群がもとになって交感神経の機能が亢進し、精神的・身体的ストレスを誘因として起こる発作性の吸気性呼吸困難である。息を吐かずに吸おうとばかりして焦《あせ》るから、息が吸えないということになる。不安感があり、それで過換気から多彩かつ激烈な症状が起こる（図1－10）。この激しい症状はさらに不安感を増大させ、過換気をさらに強めて悪循環に陥《おちい》る。

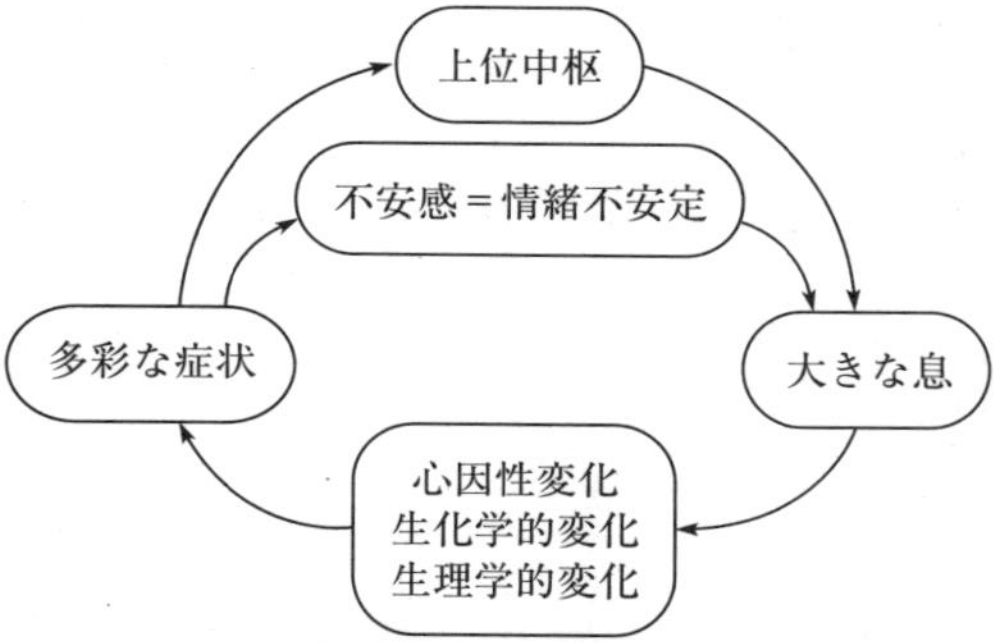

図1-10　過剰換気症候群発生のメカニズム

この場合、上位中枢である脳には「息苦しいときには大きく息を吸うとよい」という先入観がある。これが誤っているのである。この誤った先入観がはたらかない幼児やぼけ老人には、過剰換気症候群は起こらない。後述するように、息は吸うことに意を注ぐべきものではなく、よく吐くことに努力すべきものである。

過剰換気症候群の呼吸困難は、窒息感とはまた異なるようである。この呼吸困難の発作は、ほうっておいても一時間以内には自然におさまる。

呼吸困難以外の症状には次のようなものがある。動悸、胸部圧迫感、胸痛、強直性けいれん、四肢末端や口唇のしびれ感、頭痛、めまい、意識障害。意識障害は完全な意識喪失ではなく、まわりのことは分かっているが、夢心地で自分ではどうにもならない感じだという。ヒステリーとはちがい、けがをするような倒れ方をする。

過剰換気症候群であれば、息をこらえさせたり、紙袋による反復呼吸ですぐ症状は軽快する。確定診断は発作時の動脈血検査により、血液がアルカリ性に傾き過ぎているのをみる。動脈血の炭酸ガス分圧が減少し、酸素分圧が増加することによってアルカロージスになる。意識障害は脳血流の減少による。

いずれにしろ症状が派手で激烈でありながら、生命の危険はない病気である。精神神経の病気である。たとえ発作が再発しても、息こらえや紙袋による反復呼吸をすればすぐ治る。このことを患者自身がよく知っておく必要がある。

本症のもっとも深い原因は不安の存在である。精神科医による治療が必要といわれている。しかし、私は日常的に丹田式腹式呼吸法（以下略して丹田呼吸法という）をするのがよいと思う。この呼吸法には患者さんにとって三つの利点がある。

①息を深く吸うことよりも、徹底的に吐くことに専念する。
②交感神経が鎮静化し、副交感神経の働きがさかんになる。
③丹田呼吸法をすることそれ自体によって気力が養われる。医師に治療してもらうという受け身から、自らの努力で治すという自立性が獲得できる。

このほか、心身症的な色彩がつよい多くの患者さんたちに丹田呼吸法の修得を私はすすめている。

息は吐くもの

大事な動作をするときには、息は決して吸ってはいけない。吐きながらやれば非常に無難にすむ。あるいは止めてする。止めてやる場合は力むことになるから、出す力の強さ、持続時間、動作の範囲などすべてが制約される。息を吸いながら重いものを持ち上げることは、最も危険である。ぎっくり腰となる。

武術の立ち合いで隙《すき》をつかれるのは、吸気の瞬間であるといわれる。力が出せない瞬間だからである。肩で息をしていては吸気の瞬間がばれるからまずい。息は腹ですべきである。しかも、短く吸って少しずつ長く吐くことができなければならない。いつも残気（なお吐き出せる息のゆとり）を持っていることが必要である。

息を吐きながら出す力は大きい。掛け声を出すのはそのためである。呼気（息を吐く）の時間が長ければ、それだけ長く力を出しつづけることができる。

呼吸法にいろいろあるが、もっぱら呼気の実修をする。出る息が大切だと強調する。出す息に心をこめて訓練する。吐きに徹すればよい。吸う息は自然にできる。ほうっておいても、空気は自然に肺に入ってくる。

息を吐くときに下腹に力を入れてふくらます。丹田というのは臍《へそ》の下、下腹のことである。そして、みぞおちを引きくぼめるようにへこましてそこの力を抜く（図1－11）。下腹に力を充実させて、同時にみぞおちの力を抜くという矛盾したことは、訓練なしには出来ない。上虚下実というこの状態で、体の重心は低くすわって極めて安定する。

下腹を充実させて息を吐きながら、肛門をひきしめ、「腰脚足心」と重心を低くするようにする。すわっていても（正座）、足の方へ重心が下がるような気がする。立てばはっきりと足の親指に力を入れることができる。

次に述べるように、右利きならば左足を少し前に出し、足は親指に、手は小指に力をいれ、腹で息を吐きながら重心を低くする。このようにして、重いものを持ち上げたり、むずかしい動作をすればよい。さびついたビンの蓋をあけることもできる。同じ体から大きな力が出せ、無理なく動作ができる。

【参考文献】
橋本敬三『万病を治せる妙療法』農文協、昭和五十二年
藤田霊斎『身心改造の要諦』調和道協会

（三）　手足の使い方

人は、自分自身の体の使い方の基礎知識が必要である。ただ無原則な使い方をしていては、体をこわすこと必至である。このことは特定のきつい職業に従事すれば火を見るよりも明らかであるが、そうでない平凡な職業や生活においても緩慢に体がこわれていくもととなる。

二本足で立つ生物である人間が、歩き、物を持ち上げるための自分の体の使い方には、いくつかの原則がある。

右利きは左足に重心を

まず体重を左右均等にかけることである。重いものを持つときには、いったんしゃがみこんでから持ち上げる。そのとき、右利きの人なら左膝をまず立てる。左利きの人なら右膝を立てる。膝を立てた側に重心がかかる。こうすれば、体重は左右の脚にバランスよくかかる。それで、息を吐きながら重いものを持ちあげる（図1－11）。

この要領を意識しないで動作すると、右利きの人が右膝を立て、右足に重心をかけて立つ。そうすると利き足の側に体重は片よってかかってしまう。このバランスのくずれが仙腸関節を歪《ひず》ませて、腰痛その他の症状をおこす。

机に向かってすわる、台所で流しに向かって立つ。まっすぐに正面に向かっていれば別であるが、ふつうは少し斜めに位置するものである。右利きであるなら、左半身を斜め前に出すようにすれば左右のバランスがとれる。

ふつう、人体の動作というものは、前屈動作が一般的である。一般の前屈動作では、右利きの人が右足に重心をかけてやることが多く、ふつうの人の体の歪みはほとんどこの誤った動作の積み重ねによっておこるといわれる。歪みが内臓の疾患の一原因となるからおそろしい。腰痛が腰痛だけにとどまらない。

足は親指、手は小指

靴の底のへり方は均等にはいかないものである。たいてい外側の後方がへる。重心を内側の前方にかけるようにする。靴自体が、はけばそのように自然と重心がかかるように設計されていれば、良い靴といえる。

はだしであれば、足の親指のつけ根の内側あたりに重心をかけるようにする（図1－11）。

そうすると体の全体の重心が中央にきやすい。反対に足の小指側に体重をかけると膝が開き、倒れやすくなる。重いものを持つのに必要な安定した姿勢は、足の親指に重心がかかり、体全体の重心が正中線上にある状態である。実際は、重いものを持ち上げたり持ち歩く場合には、足の親指に力を入れて指が曲がるくらいにしておいてちょうどよい。

手は小指に力点をおくことが大切である。ふだんから、小指一本で鞄や手さげ袋などを持って鍛えておくとよい。電車のつり革をにぎるのも、小指一本でよい。重い扉をあけるのも小指一本でやってみる。左も右も鍛えておく。親指と人差し指には小指のような役目はない。

一般にものをにぎる場合には、小指がしっかりしていることが大切である。小指でにぎっているのだという自覚をしていく。親指と人差し指は、添えているだけの気持ちである。庖丁でも、刀でも、野球のバットなどでも同じことである。乗馬のさいも、手綱は小指でしめるという。剣道の場

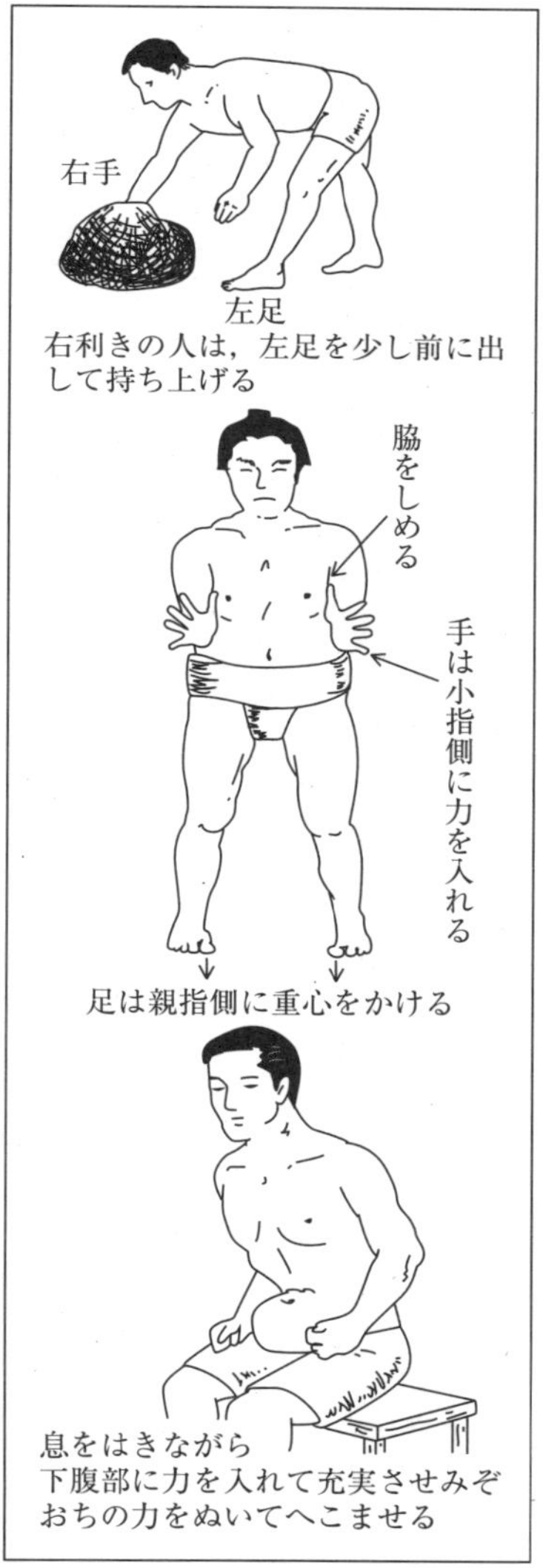
右利きの人は，左足を少し前に出して持ち上げる
脇をしめる
息をはきながら
下腹部に力を入れて充実させみぞおちの力をぬいてへこませる

図 1-11

合、刀の柄のにぎり方は、手拭を絞るようにせよという。小指でしっかりとにぎって手拭を絞るようにすれば、両肘が自然と正中線に寄ってくる。脇がしまる。

空手・ボクシングでも同じことである。両脇がしまらねばならない。相撲もそうである。脇がしまるということは、全身の重心を体の中心・正中線上におくことである。手は小指側に、足は親指側に重心をかければ、立った状態で極めてバランスのとれたかたちとなる。闘《たたか》うための基本的な姿勢である。挑《いど》める姿勢である。

かつて私は少林寺拳法を習っていたことがあった。脇をしめよ、とはいつも言われていたが、〝足は親指、手は小指〟とはっきり教えられたことはなかった。〝足は親指、手は小指〟と言われて叩きこまれたら、修業は能率的であったろう。

同門の先輩に優秀な（少林寺拳法で）青年がいた。彼はいつも、やや内股気味で歩いていた。足の親指が爪先《つまさき》立ちになるように力を入れて歩くと、そういうかたちになるのがわかった。足の親指に力を入れると、なにやら力づよいものが、勃然として身のうちに湧きおこるのを感じるものである。

反対に、疲れてきたり弱気になると重心は小指側、踵《かかと》の方へ後退する。

重心のかかるところが足の裏の前か後ろかで、人間の精神状態は変わるものである。健康状態も左右される。あるいは精神が先で、体は後かもしれない。

足は親指、手は小指側に重心をかけ、全身の重心が体の中央に（さらに低いところに）すわるようにしておけば、動作は効果的・能率的となる。重いものを持ち上げるにしても、体のバランスがとれているから歪みが生じない。体はこわれにくい。

左足は支持脚、右足は運動脚

左足と右足は、その役割がちがう。

雪が降ると、たくさんの人たちが滑って転んでけがをする。ほとんどが不用意に左足を滑らせるものであるという。左足をしっかりとした足場において、右足をより危険な所に踏み出すようにすると、体は安定しており右足を滑らせても転びにくい。登山における転倒と滑落を防止するには、意識して左足と右足を使いわけることが大切である。左足で足場を確保し体を支えながら、右足で前進するのである。

左足は支持脚であり、右足は運動脚である。左足は安定保持、右足はスピードコントロールの役割を分担している（平沢彌一郎氏）。

ところで、膝の裏の圧痛ある凝りは、なぜ、たいてい左足に強いのだろうか。

下腿の歪みを示すところの膝の裏の腱の圧痛が、たいてい右足より左足に強いことの理由は、左足が支持脚であることに関係があるのではないだろうか。

とすれば、生きて歩く限り、左足の膝の裏の圧痛が消えてなくなることはないし、毎日毎日操体法によってそれを除去し、軽くすることが病気の予防であって健康法となろう。

〝はだし〟のすすめ

二歳八カ月になる幼女が、子守り役の祖母と一緒に近くの公園へ行った。いつもだと、帰りに駄々をこねる。もっと遊びたい、家に帰りたくない。それにくたびれが加わって、さっさと歩こうとしない。道路のまんなかに座りこんだりする。

それが昨日はちがった。祖母より先になって、さっさと歩いた。生き生きとして歩いた。公園から家までの300メートルをうれしそうに歩いた。

おばあさんに靴をあずけて、はだしで歩いて来たのであった。この子にとって、はだしで歩くことはめずらしくはないが、昨日はその快感がまた格別であったのだろう。

この子の足の五本の指はよく開いており、足全体のつくりは大きい。とくに親指《おやゆび》の裏が非常にかたくなっていて、すりむけたようになっている。

この子が立ったり歩いたりするのに親指をよく使うようになったのは、生後まもなく発見された先天性股《こ》関節脱臼《だっきゅう》の矯正の過程においてであった。

京都大学医学部附属病院整形外科の石田勝正先生からつくっていただいた矯正バンドを装着して、

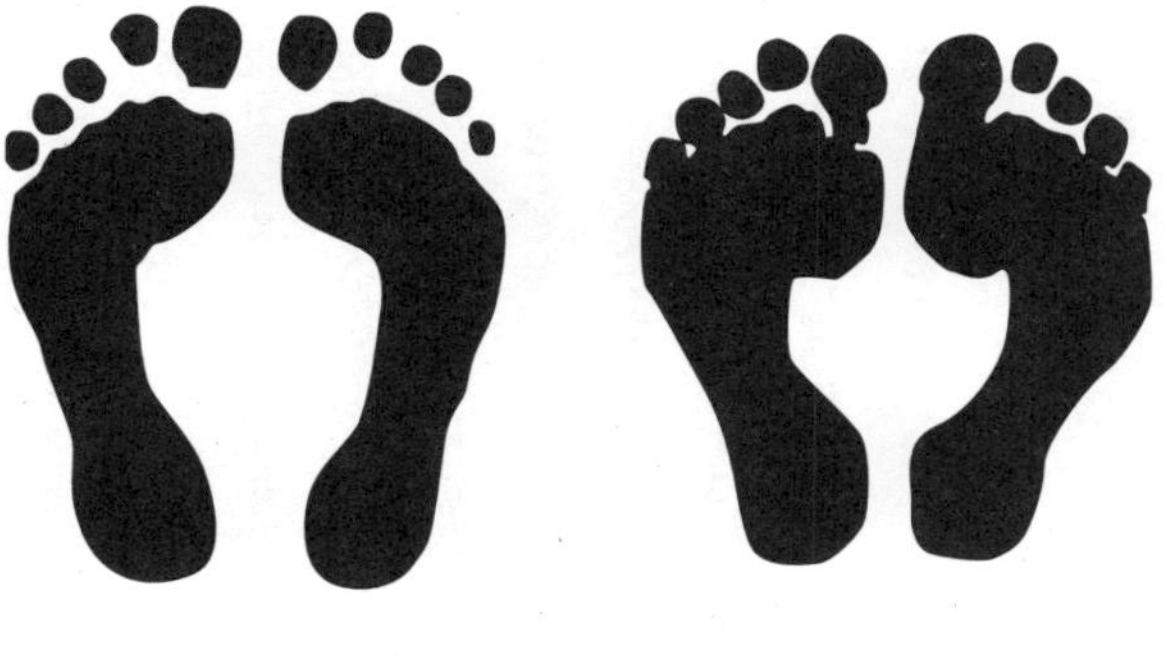

都会の人の足の裏
（スマートで何となく力がない）

いなかの人の足の裏
（指をはじめ全体にがっしりしている）

図1-12　都会の人といなかの人の足裏のちがい（参考文献①より）

股関節を外転させて開いた状態で歩くと、足の親指に体重がかかる。石田先生がそこまで考えて設計されたのかどうかわからないが、結果的には足の親指に体重がかかるようになって、健康増進上素晴らしいこととなった。

この子の股関節脱臼は、正しい矯正バンドのおかげで、日常歩きながら自然に整復された（ギプスで固定しない）。そして正常の股関節が出来上がった。それとともに、非常に丈夫な子になった。

白砂糖類を皆無といってよいほど与えないのも、丈夫な子育てのひとつのポイントであるが、足の親指に体重をかけて、足指をよく使うことも大切な健康法のひとつである。

三歳足らずの幼児が、そんなことを考えて足の親指を使っているわけではない。ただ先天性股関節脱臼をバンド装着で治した習慣によるものであろう。禍《わざわ》い転じて福となったと思われる。

この子は、靴下をはかせてもすぐぬぎたがる。これは良いことだと思われる。素足で靴をはけば、靴下をはいているよりも、靴のなかで足指は動かしやすい。

健康上良いのは、舗装されていない土の上や砂浜をはだしで歩くことである。はきものとしては、むかしの〝わらじ〟が一番良いという。〝足の裏の土ふまず〟(アーチ構造)が正しく形成されるようになり、また五本の足指が一本一本よく動く。

足指をよく動かしておれば、全身の調子がよくなる。〝土ふまず〟が正しく形成されてくると、動きながら体重を支えている足が楽をする。疲れにくい。丈夫になる。ひいては、精神的に前向きで意欲的となる。

先に述べたように、靴をはかせていると駄々をこねてむずかる幼児が、はだしにすると喜々として先頭に立って小走りになるというようなぐあいである。

精神労働をした後、うっとうしい気分になったら、私は歩いたり走ることにしている。はだしか、わらじで走るわけにはいかないので素足で靴をはく。あるいは五本指の靴下をはく。靴のなかで一歩一歩、地面をけるときに五本の足指に力を入れ、次の瞬間は力を抜くという動作をくりかえしながら走る。つま先で足指が十分泳ぐような大きさの靴である。自動車の駆動の仕方でいえば、前輪駆動式の走り方とでもいえようか。

歩くときも、私はそのようにして歩く。五本の足指で地面をつかむように動かしながら歩く。立っていても腰かけていても、足指は動かす。

【参考文献】
①平沢彌一郎『足のうらをはかる』ポプラ社、一九七〇年
②近藤四郎『足の話』岩波新書、一九七七年
③野田雄二・小川久夫『〃はだし〃のすすめ』小学館、一九八四年

靴について

わらじ（草鞋）、ぞうり（草履）、げた（下駄）などのはきものから、靴が日本人の足にはまってから百年あまりたった。そして今日では、はきものの主流が完全に靴に代わってしまった。

足の具合が人間の体の健康を支配することがわかってきている。足の十本の指《ゆび》や両足関節にかかる体重のバランスがくずれていれば、膝や腰の痛みをはじめ、脊柱《せきちゅう》の歪みを介していろいろな内臓の病気をおこす基《もと》となる。

腎炎の患者さんに足関節、ひいては膝関節が悪い人が多い。それも左右どちらか片方である。右の足のくすり指、小指がひね曲がってそこにタコやウオノメができている人に、慢性の肝臓病や腎臓病があることが多い。

人間が四つん這いから立って歩くようになったことによって、人間の体に宿命的な弱点が生じた。

体重を支えて行動するのには、四本足より二本足のほうがはるかに無理がいく。足関節、膝関節そのものに無理がいくほかに、仙腸関節、脊柱に歪みが生じやすくなった。

右利きのくせに右足を前に出して、右下半身に重心をかけて仕事をするような生活を長いことつづけて、ついに難病となるのがその良い例である。

だから、不安定でいつも無理がきている足をかばうためには、はきものを改めるのが一番大切である。はき心地が良い、だからいくら歩いても疲れない、そういう軽くて丈夫な靴をはくと全身の体の調子も良くなっていく。

それでは、どういう靴をはけば、体のために良いのだろう。それは体の他のどんな部分について考える場合にもあてはまるように、足それ自体のもつ本来の働きを邪魔しないように設計してつくられた靴である。そういう良い靴を選ぶには次のような点を注意したら良いと思う。

(一) 足の底にも背側にも次頁の図1−13に示すように、たくさんの動脈・静脈・毛細血管・リンパ管が網の目のようにびっしりと張りめぐらされてある。[注]

(注) 金子丑之助『日本人体解剖学』第三巻、南山堂、一九七六年、17版

この足の底に60キロの体重がのしかかる瞬間がくり返されるのが、歩いたり走ったりする時である。立っている時は、その体重は左右に二分されるけれども、それにしても相当に圧迫される。コンクリートの堅い床面に立ち通しでいると足が疲れてくるのは、重力による圧迫のために、血液、

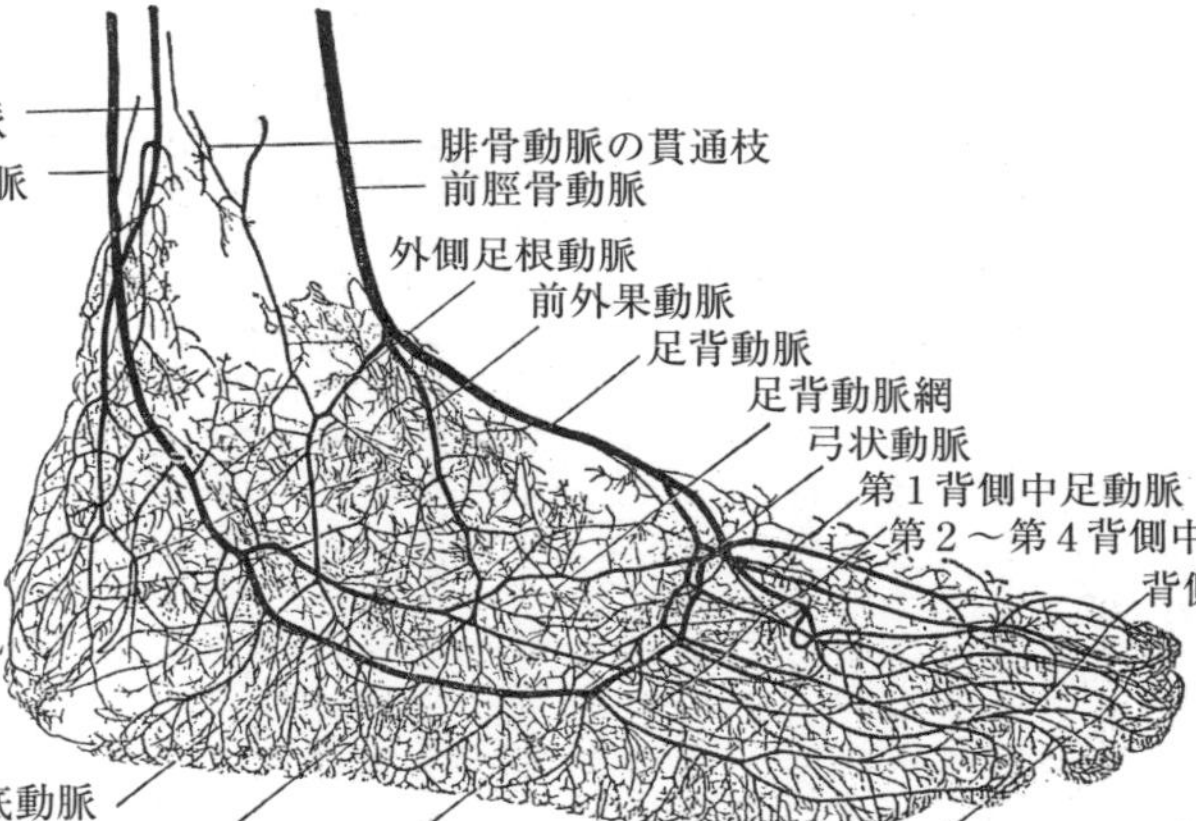

図1-13　足の動脈（鋳型標本）

（東京慈恵会医科大学解剖学教室所蔵標本による）

リンパ液の循環が悪くなるからである。だから、靴底はある程度弾力性がないといけない。

靴底からの圧迫ばかりでなく、指先の部分もよく圧迫される。これが長い間つづくと、親指や小指の横や底にタコやウオノメができてしまう。指が両側から圧迫されると、中央の指の裏にウオノメができることがある。タコやウオノメができているということ自体が、靴の中で指が自由に動かぬように圧迫されてきたことを物語る。そういう人の体には、全身どこかに必ず異常があるだろう。

したがって、指先がある程度自由に動かせるために爪先の部分（甲）にゆとりある靴が必要である。もちろん足全体についても同様で、足全体がしめつけられるような靴ではなく、寸法がゆるくなくてそれでいて、ゆとりのあるはき心地のいい靴が良い。

(二)　足は、種子骨を除くと26個の骨から組み合わされてできている。重力を支えるために、三本のアーチ構造があるとされている。アーチ構造とは、上からかかる圧力を分散する形で、川にかかる太鼓橋の形がそれである。

足には、親指側と小指側でそれぞれ前後に走る二本と指のつけねを横に左右に走る一本のアーチ構造が認められている。これらおのおのが、それぞれの目的をもっていると考えられる。

親指側にあって、いわゆる土踏まずという下に凹みの大きなアーチ構造は、体重そのものをどんどんと引き受ける。小指側のアーチ構造と、遠位足根骨がつくるところの横に左右に走る凹みの小さなアーチは、それぞれ体が左右にぐらつかないようにバランスをとるためのものである。したがって、靴底に、土踏まずのアーチを下からやわらかく支える「アーチクッション」が存在する靴が良い。

(三)　体重は、脚の脛骨から足の距骨を経て、土踏まずのアーチにかかってくるのが、体にとっては自然なのである。つまり楽である。ところが踵が高すぎても、また低すぎても足への重心のかかり方は正しくなく、はいた感じも快くない。踵3センチ以上のハイヒールは悪いという。

(四)　靴に足を入れて水平な地面に置いた時、つま先が多少地面から離れるものが良い。また親指のつけね、小指のつけね、踵の三点がきちんと地面についていて安定するものが良い。

(五)　それやこれやで、表示のサイズにあまりこだわっていては買い損ないのもとになる。

(六)　実際に靴を買う場合には、店頭で片足にちょっとはいてみるだけでなく、両足ともきちんとはいて店内を十分歩いてみることである。日本での靴の発達は、軍靴からといわれている。つまり、靴のほうに生身《なまみ》である足を合わせてはくという行き方であった。数種類の木型から靴を大量生産し、その外形はただ見栄《みば》え本位に考えられた。足が疲れる、だるい。それの原因のひとつが靴そのものにあるとはつゆ知らず、どこかほかに体の異常があるのではないかと思っている人が多かろう。しかし必ずしもそうではない。体に適合する正しい靴をはくようにすると疲れにくくなるものである。はけばはくほど、はき良いと感じられるお気に入りの靴、脱ぎたくない靴、いまにも小走りに走りたくなるような靴、そういう自分の靴をもつべきである。足ぐせを直し、姿勢を直し、さっさっとまっすぐに歩くためにも、正しい良い靴をはくべきである。

靴は単なる歩くための道具ではない。それは、働き、歩き、生活するための体の一部分である。

歩き方

寝たきり老人、ぼけ老人をとりかこむ環境はきびしい。ぼけないためには、読み・書き・話すの三拍子を続けて行なっていかねばならない。そして、手をよく使うこと、足をよく使うことが大切である。足を弱らせないためには、よく歩くことである。よく歩くというのは、疲れを感じることなく、長い距離を健康的な歩き方で歩けることである。

そのためには、良い靴をはいていなければならない。私は靴に重大な関心をもっている。ある種の足首・膝・腰などの痛みは、靴を良いものにはき替えるだけで治る。良い靴をはけば軽快である。人間の病気は足の歪みから始まり、足の歪みは良い靴をはいて直すという考えをもっている。より良い靴はないか、より良い靴とはどんなものか、いつもそういう問いをもち続けている。

もう大分前のことであるが、私は、都内のある靴屋に立ち寄った。その店の主《あるじ》は一徹者《いってつもの》で、自分の健康哲学をひろめるために靴店をひらいたのだという。置いてあるのは、オーツカの靴がほとんどである。ボンステップ、ハッシュパピーズという名の商品が二十～三十種類ならべてあった。私も、オーツカの靴をはくようになって八年近くたっていた。

その日も、なにか良い新製品がないかと探した。物色することもなく主にきくと、爪先《つまさき》がことのほか丸く大きな靴が示された。踵《かかと》の高さが爪先より高くつくられていない。土踏まずを下から支えるアーチクッションがない。平たいままである。底には合成樹脂の丸太状のものが十六本横にはりつけてある。それは、軽量化とクッションのために中空であるという。全体のつくりが非常に頑丈で軽い。元祖はイタリアという。商品名がキャタピラーと、いかつい。

これまで私は、立った場合、歩く場合の体の重心は前寄り親指《おやゆび》側にかけるのが良いと理解していた。〝足は親指、手は小指〟といわれている。

しかし、歩くこと、歩き方に基礎をおく健康哲学をもったこの店の主は、体の重心は踵《かかと》にかけるべきだというのであった。前進するには、後足で蹴って行くのでなく、前足でひっぱるようにするべきだという。つまり膝がよくのびる。下腿の背側の筋肉を使う。首を前へつき出さずに、胸をはり、まっすぐ遠い所を見て左右に揺れずに歩け、という。

キャタピラーという靴をはき店内を歩いて見せて、私は主からぼろくそに言われた。言われても腹は立たない。おそらくこの主は、だれの歩き方を見ても文句をつけるにちがいない。彼のいうように歩いてみると自然にあごが引けて、背すじがぴんと伸び、まっすぐ遠くを見ながら前進することがわかった。

この店の主の説とは一見逆さまの説がある。現代人の足裏の重心位置がどんどん後退しており、やがて人類は直立して歩けないようになるだろう（平沢彌一郎氏）。足の裏の重心は前の方にあらねばならないという。この人も靴の研究にゆきつく。

このお二人の考え方を組み合わせると、次のような歩き方ができる。すなわち、前足をひっぱるようにして前へ出し踵で着地する。次に爪先を立て親指に力点を置いて地面をくじるようにして前進する。これでは自ずから姿勢が良くなり、大股となり、速足となる。エネルギー消費量の多い歩き方であるから、考えようによっては減量するためにもよい。

この靴店の主の説をきいていて、思いあたるところがあった。それは、下脚の背側の筋肉（屈筋）をよく使わねばならないというところであった。そこで次の三種の筋肉名があげられた。長腓骨《ひこつ》筋、短腓骨筋、第三腓骨筋。現代人はこの三つの筋肉の働きが弱い。後足で蹴るようにして前進するのはそのためである。この筋肉をきたえねばならない。正確ではないかもしれないが、そのように私は理解した。

ところで操体法においては、膝の後ろ、膕《ひかがみ》（膝窩《しっか》）の凝《こ》り（圧痛点）の除去が重要だということになっている。一般に、右側の膕《ひかがみ》の凝り圧痛よりも、左側のそれの方が甚だしいといわれる。

膝の後面、膕《ひかがみ》にどうしてこんな圧痛のある凝りが生じるのか。膝関節というものはまっすぐ伸展されていることが少なく、曲ったままであることが多いからだろう、と単純に私は思っていた。座っても、腰をかけていても膝は曲っている。しかし健常な人間でも、パーキンソン病の患者のように、程度の差こそあれ、歩くときでも膝がきちんと伸展されずにいくらか曲っていることまでは思いつかなかった。よく気をつけてみると、立っているときでも膝がいくらか曲っているのである。伸びていることがない。したがって、操体法でいくら治療しても、膕《ひかがみ》の圧痛点の完全な除去は容易ではない。座ったり歩いたりしながらまた縮んでくるのが、下腿の屈筋群の宿命であろう（膕《ひかがみ》で圧痛ある凝りとして触れるのは、これら屈筋群の上端の腱《けん》である）。

したがって、歩くときに膝関節がまっすぐ伸びるように、前足で体をひっぱるようにして歩けという説が、膝の後面　膕《ひかがみ》の凝りをつくらぬ動作に結びつくと思われる。

元来、膝の後ろの膕《ひかがみ》に凝りのない人がいるけれども、そういう人は歩くときにも姿勢がよく膝が十分伸展され、立っても膝を曲げるようなことがなく、まっすぐ立つ人なのであろうか。

（四）食べ方

よく噛んで食べる

歯槽膿漏《しそうのうろう》は増えてきており、二十歳代で80％以上、三十歳代で90％の罹患率というから、日本人の歯の衰退はひどいものである。私には歯槽膿漏はまだ認められないようだが、ムシバが少しある。ムシバのほんとうの原因は食べ物にあるが、直接の原因は、私が四十歳代になるまで正しい歯みがきの仕方を知らなかったことであろう。

私は、左上の第一臼歯のところが痛かった。ものを噛むと痛む。とくに玄米などのかたいものを噛むと痛い。それでやむを得ず右側の歯で噛む。そういう状態がしばらく続いていた。

灸をすえたり指圧をしたりして治せる歯痛は軽症であり、重症であればその効果は一時的である。歯の炎症に対して、抗生物質の代わりに飲む漢方薬はある。例えば、加味清胃散《かみせいいさん》料はよい。処方は、当帰《とうき》・地黄《じおう》・黄連《おうれん》・牡丹皮《ぼたんぴ》・升麻《しょうま》・黄芩《おうごん》・連翹《れんぎょう》各3、細辛《さいしん》・甘草《かんぞう》・大黄《だいおう》各2、石膏《せっこう》20グラム（一日分）。

しかし、痛みの程度が少しずつ強くなっていくので、歯にある疾患を、間に合わせではなくきちんと治したいと思って、かかりつけの歯科医院へ行った。

先生は、私が痛いと訴える歯を叩いたりして、どこが本当に悪い箇所であるかを探される。以前も経験したことであるが、患者の私が痛いと感じる歯と、先生が治療すべきと判断される歯とが同じであるとはかぎらないのであった。私は下の歯が痛いと感じるのに、下の歯は異常がなく、上の歯が悪いといわれたことがあった。その上の歯の治療にかかると、すぐ下の歯の痛みは消えていた。

今度もそうであった。私は左上の第一臼歯のあたりが痛いと訴えるのに、そこに問題はなく、先生は一番奥の大臼歯の異常を発見された。その歯には縦にひびが入っており、ひびの下方は黒ずんでいる（ムシバ）そうであった。上下の歯の咬み合わせの具合によっては、自然にひびが入ることがあるという。縦のひびはレントゲン写真では写らないからといって、写真はとられなかった。

私がはじめに痛いと感じていた歯の痛みは、その歯とは異なる奥の歯の一度の治療により、完全に消えてなくなっていた。患者が痛いと感じる歯の位置の感覚は、知覚神経（三叉神経）の分布の関係上、必ずしも当てにならない。

こういう場合に、治療しなくてもよい歯を患者が痛いというからといって、試験的にでもガリガリやられては大変である。私の場合は的確な診断をされ、割れた歯の歯髄を抜いて治療し、歯の表面を覆《おお》う合金の型をとってつくり、治療が終了するのに三回の通院で済んだ。

安易に抜歯するという歯医者に名医はいない。

「歯を抜く」ということは、扁桃腺や虫垂を安易に手術して切り取ることを連想させる。扁桃腺や

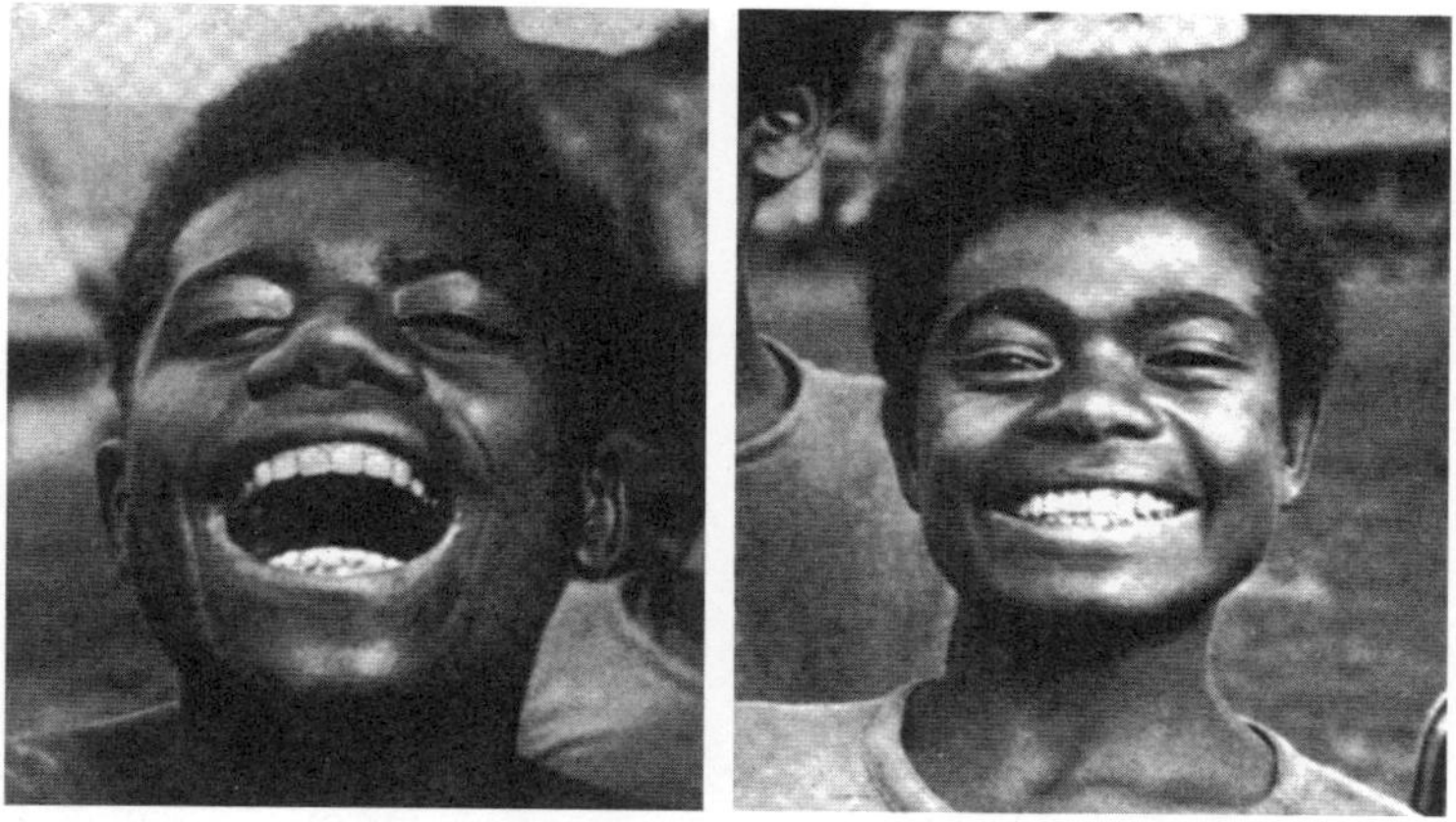

写真1-1　太平洋の島々のメラネシア人で，均勢のとれた顔と身体と美しい歯。その土地で採れる食物を食べて虫歯なし（注1）

虫垂を切除しても人間は死にはしない。しかし、なるべく、それらはあった方がいい。扁桃腺や虫垂はリンパ組織でもある。がんの発生及び外敵に対して抵抗するところの組織の一部である。

抜く正当な理由のない歯を、安易に抜く歯科医は多い。抜かれた歯はもう生えてこないのだから、抜歯は慎重にやってもらわなければならない。歯根管治療や歯周治療を上手にやれないから、面倒くさいから、安易に抜歯するということであってはいけない。

歯を抜いても、人間どうということはないともいえる。人工的な歯をつくってもらえばすむ。しかし、そういうものは長持ちせず、食物をよく噛むことにおいては本来の自分の歯に勝るものはない。

九十歳・百歳と長生きする人々が、どんな生活をしてこられたかは興味のあるところである。自然環境が良く、精神的にも明るい屈託のない生き方ができたであろうことはもちろん、食べ物の影響は大きい。

とにかくよく噛んで食べるということの意義は大きい。言い換えると、よく噛まなければ食べられない堅《かた》い食べ物に存在価値がある。

ほとんど噛まなくてもいいような柔らかいパンやケーキのような食べ物が、若者たちにもてはやされる時代である。おかげで歯は悪くなるし、がんの予防に重要な役割をしている唾液（後述）の分泌はおろそかになる。

砂糖づくしのいわゆる文明食を食べている白人のもつ惨憺たる歯と病気の多さと、あまり加工されていない新鮮で堅《かた》い食物を食べている未開の種族の人々の素晴らしい歯と健康とは、まことに対蹠的である（写真1－1）。約五十年前に書かれた『食生活と身体の退化』(注1)ですでに、人類は文明によって退化している、と喝破されている。

この本を翻訳して自費出版をされた歯科医・片山恒夫先生は、丈夫な歯をもち続けることが全身の健康を維持増進させる大前提であるとされる。重症の歯槽膿漏の患者さんの歯を、ついに抜歯せずに治される物語、〝歯無しにならない話〟（「朝日新聞」昭和五十八年連載）は、歯で悩む多くの人々に大反響をまき起こした。

人工歯ではなく天然歯によってよく噛むことにより、唾液が十分出て食べ物と混ぜ合わされる。唾液のなかには多くの成分が含まれている（表1－3）(注2)。そして唾液は、食品中に含まれている発が

表1-3　ヒト唾液の成分

酵素	ビタミン	無機物	その他
ペルオキシダーゼ	アスコルビン酸	Na	タンパク質
カタラーゼ	チアミン	K	カリクレイン
アミラーゼ	コリン	Ca	グルコース
酸ホスファターゼ	リボフラビン	Mg	乳酸
アルカリホスファターゼ	ビタミンB_6	Cl	クエン酸
α-L-フコシダーゼ	パントテン酸	リン酸	アンモニア
β-N-アセチル-D-グルコサミ	ビオチン	SCN	尿素
ンダーゼ	ビタミンB_{12}	I	尿酸
カルボニックアンヒドラーゼ	ビタミンK	F	
リパーゼ		Cu	
スルファターゼ	**ホルモン**	Co	
GOT（アスパラギン酸アミノ	パロチン		
トランスフェラーゼ）	プチアリン		
GPT（ダルタミン酸ピルビン			
酸トランスアミナーゼ）			

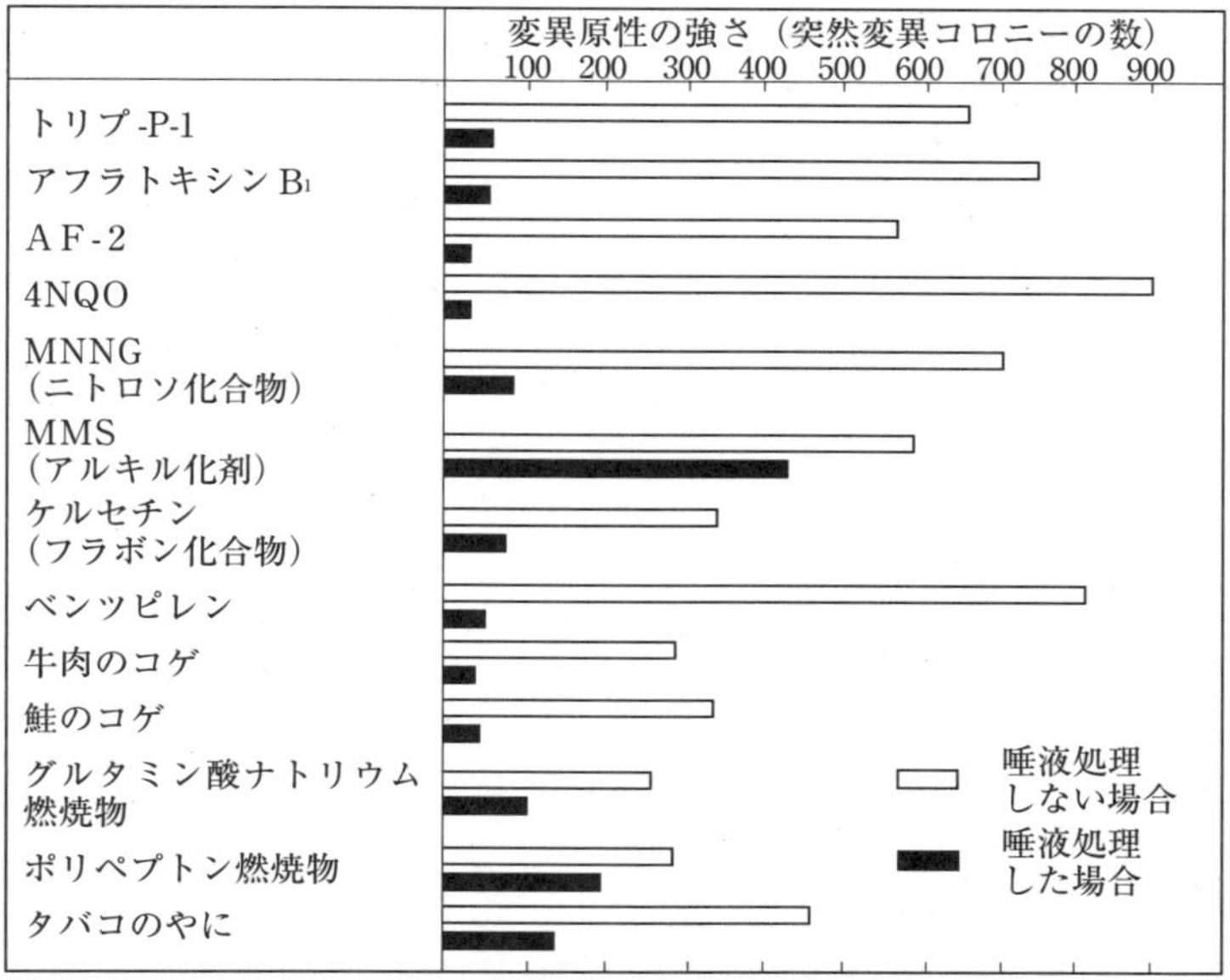

図1-14　発がん物質に対する唾液の毒消し効果

ん物質の変異原性を減らす効果がある（図1－14）[注2]。微生物に突然変異を起こさせるものが変異原であり、変異原性の強さと発がん性とは約90％の相関関係があるという。

危険な化学物質を含む食品を口に入れないことは、健康を守るために第一に考えておかなければならない。しかし、これを完全に実行するのは無理である。天然の食品のなかにも発がん性物質は含まれる。肉・魚などの蛋白質のオコゲのなかや、蛋白質の構成成分であるアミノ酸のトリプトファンを加熱したものには、トリプ-P-1という発がん物質が含まれる。お茶のなかにもフラボン化合物という発がん物質がある。いわゆる自然食をしていても、発がん物質はいくらでも口から入ってくるのである。

だから食べ物をよく噛むことによって唾液を十分出し、食べ物とよく混ぜ合わせて、発がん物質の毒性を消すようにするのが最善である。

よく噛むためにも大便通をよくするためにも、線維成分がある程度含まれるかたい食品は必要である。お粥は鍋でつくるのではなく、口の中で噛んでつくった方がよい。そのためには丈夫な良い歯をもち続けなければならない。ムシバを起こしやすい食品を食べるわれわれ現代人は、したがって正しい歯みがきを実践して自分の歯を守る必要がある。このさい、歯みがき粉の使用は必ずしも必要ではない。

（注1）W・A・プライス、片山恒夫訳『食生活と身体の退化』290頁、豊歯会（大阪府豊中市岡町北三―

一―二〇・電話　〇六―六八五二―〇四四六）、一九八四年
（注2）西岡一『あなたの食卓の危険度』127、128頁、農文協、昭和六十年

肉食過食の弊害（一）

三十六歳男性。一年半前に尿管結石と診断されたことがある。今回も肉眼で見える真っ赤な血尿が出たので、驚いて泌尿器科を受診している。経静脈腎盂造影の写真を見ると、右腎には何もない。左腎の腎盂は写ってはいるが、全体に非常に写りが悪い。CT（コンピューター断層レントゲン写真を見ると、胆嚢《たんのう》壁が部厚くなっており胆石が認められる。胆嚢炎のあとがある。膵臓《すいぞう》に小さな嚢胞《のうほう》がある。尿路結石は認められない。

そういうレントゲン写真を持参しての私の所への受診であった。投薬はされているが肉眼的血尿は続いている。当方での超音波エコー検査によれば、左腎に結石と思われる強エコーが発見された。胆石と膵臓嚢胞は発見されない。左腎結石は確実であると考えられた。

職業は飲食店の主《あるじ》である。仕事のせいか魚をたくさん食べる。日本酒を一日三合飲む。体重は51キロで、身長が150センチ。脂ぎった顔である。便秘はしていないという。

治療方針はすぐ立てられた。問題は、魚の食べ過ぎと酒の飲み過ぎである。これは血液化学検査の結果、遊離脂肪酸が1.3mEq／ℓ（正常域上限0.6）、γ－GTPが78U（正常域40以下）などであったこ

とによっても裏付けられた。したがって魚を食べずに野菜をたくさん食べることと、禁酒が必要である。この飲食の改善は、病気の原因を改めるものであるから、治療上根本的な着眼点である。胆石症に大柴胡湯《だいさいことう》、腎臓結石に猪苓湯《ちょれいとう》という、漢方の病名治療は二の次である。この症例のような場合は、先ず飲食の改善だけで十分間に合うと思われる。さらに、尿路結石を洗い流すために、金銭草《きんせんそう》を大量に煎じて空腹時に飲んでもらった。

このような治療法をはじめて一週間以内に、肉眼的血尿は出なくなった。

一般に動物性蛋白質を食べ過ぎると体内に結石ができやすい。胆嚢のコレステロール結石、腎臓のカルシウム結石である。

肉食過食の弊害（二）

五十三歳男性。会社の検診で時々尿糖が陽性に出ていたという。甘いものを食べないようにしていると陰性になる。

若い頃は、一升飯といわれる大食いであった。引き続き大食いは変わらなかった。大きな茶わんで一回に三杯は食べる。餅なら一度に十個は食べる。まんじゅうでも一度に十個。ときどきの牛肉でも一回に500グラムは食べる。奥さんが制止すると、けんかになる。酒は飲めない。

両親と弟が、現在すでに糖尿病である。弟はインスリン注射を続けている。糖尿病には遺伝性がある。したがってこの人は、自分もまた糖尿病が発病する可能性があることを心得て、自重せねばならないところであった。しかし、やってきたことはめちゃくちゃであった。

私のところの初診は昭和五十九年一月十日。糖尿病は発症していた。空腹時血糖は275、糖負荷試験後一時間で480、二時間後424（正常域は空腹時が110以下、75グラムグルコース負荷試験で二時間後140以下とされている。ただし静脈全血による。単位はmg／dℓ）。

口渇が強い。蓄膿症もあるという。身長161センチ、体重65キロ。

超音波エコー検査によれば、「脾臓は正常。部厚くずんぐりした肝臓で、内部エコーは強く、典型的ではないが脂肪肝。胆嚢・胆管は正常。膵臓に腫れはないがエコーが強く、脂肪化がありそうである」と、実質臓器に脂肪変性が起きていることを示していた。

一切の西洋医学的薬剤を用いることなく、玄米菜食が始められた。奥さんの強い主導によるものであった。それまでの食生活とは、まるで百八十度の転換をしたようなものであった。これはかなり有効であった。昭和五十九年二月三日の空腹時血糖は111、食後一時間188、二時間104mg／dℓと鮮やかに改善されている。

この人は、インスリンをどうしても注射しなければならないインスリン依存型糖尿病ではなかった。インスリン分泌が絶対的に欠乏している1型糖尿病には、玄米菜食は無効であり、すすめられない。

断食療法の難しさ（一）

二十五歳の男性。十六歳の頃から蛋白尿が出ている。二十二歳からは血尿も出るようになった。腎機能は正常である。右側の腎臓が小さくて小児のものぐらいしかない、といわれたという。六歳のときに高熱が出る腎疾患にかかり、大量の輸血をした。病名は分からない。そのとき以来、蛋白尿が続いている。腎機能は正常であったという。十六歳の頃から血尿も出はじめた。

二十歳のときに献血をしようとしたところ、血清トランスアミナーゼＧＯＴ値が300単位と高いことが分かった。二～三カ月後に正常化した。三年ぐらい放置しておいた。そして慢性肝炎で入院治療を受けることとなった。

私のところの初診は昭和五十八年一月十一日。身長170センチ、体重65キロ。非常な汗かきである。舌苔《ぜったい》がある。

持参された血液化学検査成績の一覧表を見ると、ＴＴＴ・ＺＴＴなどの膠質《こうしつ》反応が高値で、γ－グロブリン量が多い（表1－4参照）。肝硬変症に見られる傾向であるので、超音波エコー検査をする。

「脾臓が８×７cmでずんぐり型、かなり大きい。肝臓は左右両葉とも大きい。表面の顆粒はきめが細かく、内部エコーは比較的均質で、肝硬変症に見られるような（再生結節と思われるところの）強弱不整や斑紋様の像はない。門脈は太い。膠質反応は高値であるが、超音波エコー検査では肝硬変症とはいえない。慢性肝炎である。胆囊正常大。胆管拡大なし。膵臓は軽度の腫れである。すなわち、

表1-4　血液化学検査成績一覧表

	検査項目	TTT	ZTT	GOT	GPT	γ-GTP	尿蛋白	尿沈渣 赤血球
	正常域上限	＜4	＜12	＜40	＜35	＜40	−	−
	57年8月　7日	14.5	20.4	42	87	23.2		
	12月13日	17.8	20.4	235	626	80.8		
玄米食→	58年1月24日	15.4	14.4	133	367	35.4		
	3月　4日	7.9	31.9	42	83	55		
	8月　5日	8.6	25.9	30	44	44		
	9月30日	8.6	20	50	92	28	+	+++／ 毎視野
	12月23日	14	24.2	274	563	102	++	+++／ 毎視野
断食→	59年1月21日	10.6	25.1	27	32	28	±	0〜1個／ 数視野
	2月24日	9.2	23.7	42	54	18	+	0〜1 〃
	5月　4日	10.8	24.2	73	111	43	±	0〜1 〃
	6月22日	15.1	26.6	34	48	32	+	1〜2／ 毎視野

胆道系の異常による肝障害ではない。」

治療食は、玄米食と魚肉に、豊富な野菜料理とする。漢方処方は最終的には竜胆瀉肝湯《りゅうたんしゃかんとう》加柴《かさい》胡《こ》・茵蔯蒿《いんちんこう》を用いた。

GOT・GPT値は一時減少したようであった。しかし、膠質反応とくにZTTが再び増加している。過食のせいもあったと思われるので、断食療法をすすめた。絶食五日、回復食で生食を五日、これを続けて二回くりかえした。体重が8キロ減った。断食治療後に血尿と蛋白尿は鮮やかに消失していた。GO

T・GPT値も正常化した。しかしZTT値はむしろ悪化している（表1―4参照）。ZTT値の悪化は、肝炎の慢性化が進行していることを示す。この人には今後、少食にしつつ十分な動物性蛋白質を摂取することを指示した。

断食治療は、慢性腎炎の蛋白尿や血尿の治療には有効であることが多い。肝の炎症の指標であるGOT・GPT値はこの症例ではよく改善されたが、断食によって肝の線維化が促進され、慢性肝炎が悪化することもある。ウイルス性肝炎は一筋なわではゆかない。肝硬変症になると治療はさらに単純ではない。減食・生菜食療法によって肝硬変症が進展し、ついに（食道静脈瘤から）吐血した症例があった。

この症例では断食によって鮮やかに血尿と蛋白尿は消失した。しかし肝硬変症へ移行させずに慢性肝炎を治療するためには、方法は改められねばならない。

断食療法の難しさ（二）

四十一歳の主婦。五年前に異常性器出血があった。子宮膣部びらんと診断する医師もあれば、子宮がんという医師もあった。整体療法と玄米菜食によって出血は止まった、という。

ある断食道場に入院した。体が虚弱なので断食そのものは無理だと言われた。玄米粉のクリームと豆腐、生野菜のジュースなどを飲食して過ごしたが、体がむくんできた（低蛋白血症のためであろう)。極端にやせてきて体重が37キロまで落ちた。白血球数が2200/μℓまで減少した。それで、自発的にその療法を中止した。

私のところの初診は昭和五十八年十二月二十三日。低血圧である。収縮期圧は80ミリで血管音がゼロ点まで聞こえて、拡張期圧は分からない。腹壁の緊張が大変弱く、内臓下垂であろう。体の芯《しん》がすっきりしないという。冷え性であり、しもやけができる。

血液検査をしてみると、血清蛋白7.3%、A/G比1.5、血清鉄77γ/dℓと正常であったが、白血球数は3300/μℓと少ない。いわゆる貧血は認められない。

漢方では気虚《ききよ》という状態であるから、四君子湯《しくんしとう》を元にして当帰《とうき》・川芎《せんきゆう》・芍薬《しやくやく》・炮附子《ほうぶし》を加えたもの、あるいは十全大補湯加附子《じゆうぜんだいほとうかぶし》のようなものを処方した。動物性蛋白質を十分に摂取することをすすめた。

こういうことで根気強くやっていかねばならない。手っ取り早い方法にとびついてもだめである。あれこれと迷わないことが大切であろう。断食あるいは極端な減食は、過食の弊害が出ている人、体力にゆとりのある人が行なった場合に、自然良能力を亢進させるきっかけをつくる。人によってはその効果は劇的でさえある。人間の本能である色や食を節する行為には強い精神力がともなうものであるから、その相乗効果もあると考えられる。

しかし、体力にゆとりがない人が、長時間の低カロリー低蛋白食を額面通り続ける場合には、問題が生じてくる。その療法の適応・不適応がはっきりさせられているか、話に裏はないかということである。というのは、容易に建て前をくずして、自分自身は裏では適当に飲食をする指導者がいる。指導者自身による体を張った厳密な己の人体実験によって確立された食事療法でないと、額面通りに鵜呑《うの》みにすれば大変である。

「極端な低蛋白食が定着した人たちには、パプアニューギニアの高地人の場合がある。これについては、オーストラリアのヒプスレーの見解がある。それによれば、アミノ酸の分解産物である尿素が、尿中にではなく消化管に排出され、特別な腸内細菌によってアミノ酸にもどり、腸壁から血中に吸収され、蛋白質の合成に再利用される。このメカニズムは特別のものであって、われわれ日本人には無縁のものである。(注)」

要するに、長期間低蛋白食を摂《と》っていても別に生活に支障を感じない（それはあくまでも主観的なものであるが）という人は、アミノ酸の再利用率がある程度高いのであろう。訓練していけばそのように体をつくることもできるということであろう。

食べ物と食べ方の問題は難しい。ひとつの主義をすべての人々にあてはめようとすれば、どこかに無理が生じる。個人差を大幅に認めた方がいい。

人は欲しいもの、欲しい量を制限されることによって執着が残り、積み重なり、心の働きが卑《いや》しくなっていくことがある。餓鬼のようになって人間の品性を落とす。幼い子などの場合はとくに難しい。低農薬でつくられ、有害食品添加物の少ない良心的な食品を、バランス良く、規則正しい生活のなかで摂取するという、大きな枠《わく》をもてばよいと私は思う。

（注）三石巌『健康食・総点検（あなたは危険を食べている）』現代評論社、昭和五十五年
　　三石巌『高タンパク健康法』講談社、昭和五十二年

（五）　食用油・お茶・野菜の効用

食用油は未精製でなければならない

油のなかでも不飽和脂肪酸は酸化されやすい。魚の干物はその代表である。酸化された脂肪、すなわち過酸化脂質は、体内に摂取されるとヘム鉄によりラジカル化される。過酸化脂質ラジカルはＬＤＬコレステロールを酸化して動脈硬化をもたらし、遺伝子を酸化して突然変異をもたらせば細胞のがん化の要因となる。過酸化脂質が含まれた食品は極力避ける。初めから酸化されている食用油（精製油）を用いて、高温で揚げ物が作られ（高温で酸化が促進される）、その製品が空気にさらされて置かれている（空気中の酸素で酸化される）という状態は、最悪の物である。使用される食用油は、植物の種子に元来含まれている抗酸化物質が除去されていない、未精製の一番搾りが最上である。

無農薬栽培のお茶と野菜の煮汁の効用

各種の病因に共通した基本的な分子種にラジカル（フリーラジカル）が挙げられるようになってきた。そのラジカル対策を講じれば、それ等がすなわち同時に各種の病気の予防ないしは治療につながるということがわかってきた。

人間が酸素を吸って生きている限り、基本的には酸素ラジカルの発生は避けられない。ラジカル対策の第一は、生体の脂質や細胞がラジカルによって酸化されるのを身代わりになって防いでくれる物質の登用である。抗酸化物質、フリーラジカル・スカベンジャー（Scavenger：消去剤）という。この場合、身代わりになって酸化される抗酸化物質同士の間でフリーラジカル反応により一個の電子が移動していく、一種のトランプのババ抜きのような現象が生じる。トランプのババ（電子）抜きが生体の脂質や細胞側に波及しないようにするためには、トランプに参加するメンバー、つまり抗酸化物質の種類と量は十分に多くなければならない。ビタミン剤は複数の種類を服用し、野菜のバラエティに富んだ食事の献立を考え十分な抗酸化物質の摂取に心がけねばならない。ここで我々は、健康強化食品だけを重点的に摂ればよいという考え方や極端な健康法には同調できない。平凡な野菜とお茶の効用を説く。

前田浩教授の研究によれば、野菜とお茶は多種類の抗酸化物質を含む。植物の細胞壁は堅く、生のものを噛んだだけでは細胞内の有益な成分は外に出てこない。生野菜を煮たり、熱処理を施して

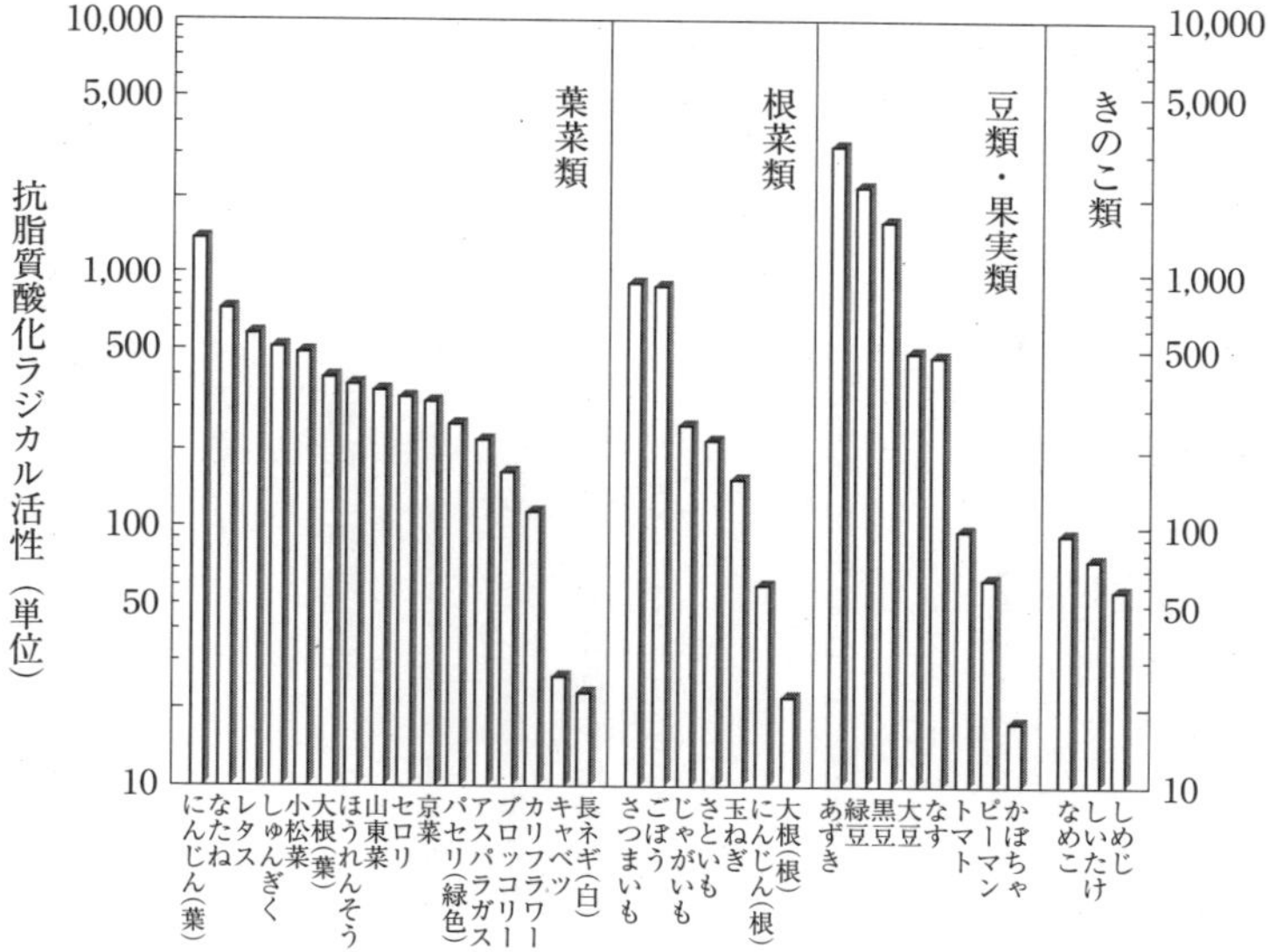

図 1-15　野菜類のスープの脂質ラジカル中和効果

野菜はすべて細切りし5分間煮沸後の上澄みの値。これらの値は野菜等の産地，収穫時期その他条件により数倍は変動する。縦軸は対数表示に注意。

（前田浩『がんは予防が最大の戦略』菜根出版，1996）

あるお茶の葉に湯を入れることで有効成分が溶け出てくる。

なお、お茶にはO－157等の食中毒起因菌や腸管感染症起因菌に対する殺菌作用、抗ウイルス作用が認められている。無農薬栽培のお茶の空腹時の飲用は、生きている限り常用すべき重要な健康法の一つである。

野菜を短時間でよいから煮て、その汁を毎日飲み続けると、いろいろな効果が認められる。若返る。動脈硬化が進展しない。肝炎が軽快する。がんの患者さんたちには必須の基礎療法である。各野菜が含む抗酸化成分には、図1－15のような格差がある。人参の葉・さつま芋・小豆など、抗酸化成分の多いもの（抗脂質酸化ラジカル活性の高いもの）をえらぶとよい。

（六） ビタミン剤の飲み方

複数のビタミン剤を同時に摂取する

各種ビタミンには抗酸化物質としての働き以外にもたくさんの作用があるが、ここでは主に抗酸化物質としてとりあげる。ビタミンとは人間が体内で合成できない物質でありながら、生体には必須のものである。したがって必ず食物から摂取しなければならないものである。食品からではなお不十分であると考える立場から、ビタミン剤を購入して服用するのであるが、その摂り方には次のような問題点がある。

ビタミン剤は体内で抗酸化物質として酸化されることにより自らがラジカル化される。従って十分な量の複数のビタミン剤を摂ることにより、それ等が互いに酸化し還元しあうことで、生体側が酸化されるのを身代りになって極力防ぐ。ビタミンB群は未精白の穀食から摂るとしても、少なくとも複数のビタミン剤A・C・Eの併用服用が望ましい。

このことは基本的には、ただ単にビタミン剤を飲めば良いというのではなく、合わせて、日常の食生活においてフラボノイド類をはじめとする無数の抗酸化物質を含む野菜の煮汁やお茶の飲用が大切であることを示す。

ビタミンC

人間はビタミンC（アスコルビン酸）を体内で合成することはできないが、ほとんどの動物は体内のブドウ糖からこれを合成する。これに準じた方法で、椰子《やし》の実等のブドウ糖から化学的に合成したアスコルビン酸を我々は用いている。ありふれた天然の原料であるブドウ糖から合成されるので、有り難いことにその供給はほとんど無限である。石油からの合成品ではないから心配はいらない。生体に対する影響でも、食品中の天然ビタミンCとブドウ糖からの合成品との間に差はない。

アスコルビン酸原末《げんまつ》は酸っぱい。酸味を感じる味覚が存在しない、舌の中央部に乗せて飲むと良い。アスコルビン酸を飲むと胃の違和感がある人は、胃壁の粘液等による酸に対する防御能が低下していると考えられる。食事の最中《さなか》に味噌汁などと一緒にアスコルビン酸を服用するとよく、また粘膜粘液を補強するビタミンAやレシチン（燐脂質―大豆や卵黄に含まれる）の補給がすすめられる。

ビタミンCは抗酸化物質であるのみならず、生体内でのその役割は結合織《けつごうしき》の構造蛋白であるコラーゲンの合成、各種の免疫機構の賦活《ふかつ》等々をはじめ非常に多く、日本人の必要所要量とされている一日50mgでは明らかに不足である。2000mg（2グラム）以上は必要であると考えられる。しかし、2000mgのビタミンCを日常の食事から確保するのは無理である。

これほど重要なビタミンCの生体内での合成能を、人間はその進化の途上で失ったのは何故だろうか。それは他のビタミンと同じであるけれども、ビタミンCが酸化されることにより自らが容易にラジカル化（接触する相手物質を酸化すなわち破壊）する性質を持っていることに関係していると思われる。

したがってビタミンCの単独大量摂取は危険である。複数の他のビタミン剤、少なくともビタミンEとの併用摂取が必須であり、さらにお茶や野菜の十分な摂取が必要なことも繰り返し前述した通りである。どのビタミン剤の場合においても副作用の問題は、その単独摂取の場合に突出してくる。

ビタミンC含有量の多いものとして蜜柑《みかん》やレモンがよく知られているが、それは皮の部分である。従って皮ごと食べる金柑《きんかん》ならともかく、皮を捨てる食べ方ではビタミンCの摂取は期待できない。ビタミンCが加熱に弱いという話もよく知られている。それはビタミンC単独の試験管内での実験であって、実際の我々の食生活では、お茶や野菜等の植物の細胞内にその他の多くの成分と共に混在しているビタミンCは過熱されても影響を受けない。むしろ加熱によって堅い細胞壁が破壊される結果、ビタミンCは他の成分と共に細胞外に溶出するので、調理上の加熱は有益である。野菜のゆがき汁を捨てる習慣は改め、それを利用できる調理法を考えるとよい。

ビタミンCを体内で合成できない人間のビタミンC吸収は、ブドウ糖やアミノ酸と同じように、腸壁細胞膜上のキャリア蛋白によって能動的に行なわれる。キャリアに依存するので、ビタミンC

の摂取量が多くなるほどその吸収率は低下する。100mgでは90%でも、2000mgでは50%に低下する。従って一日一回にまとめて摂るよりも数回に分けて摂取する方が良い。激しい労働をする人、ストレスに曝《さら》されている人々ではビタミンCの需要は多い。ビタミンCの服用量は個人差を重んじ、必ずしも規定しない。また吸収力にも個体差があるが、空腹時よりも食後の方が吸収率は高い。

ビタミンE

ビタミンE（トコフェロール）には立体異性体としての光学異性体があり、化学的構造が左右対称的に異なる一対がある。右旋性（d体）と左旋性（ℓ体）である。生体はd体のみを選択的に吸収する。天然に存在するビタミンEはd体である。従って天然型のものを摂ることが望ましい。

αトコフェロールを合成するとd体とℓ体が半々ずつできる。従って合成品を摂ればそれは天然型の半分の効力しかないことになる。ふつう医師が処方しているものは合成品である。また天然のαトコフェロールは酸化されやすいので、あらかじめ酢酸やコハク酸等を結合させて安定化をはかる。このように化学的にメチル基を付加する操作を受けたαトコフェロールも、天然型と称して販売されている。しかしメチレーションを受けたこのような天然ビタミンEは、メチル基がはずれないと生体は利用できないから効率は悪い。

食品に含まれているビタミンE（トコフェロール）にはアルファ型（α）、ベータ型（β）、ガンマ型（γ）、デルタ型（δ）の四種が混在している。菜種油を用いた実験によると、γ《ガンマ》・δ《デルタ》トコフェロールが過酸化脂質ラジカルの消去に大きく寄与しているという（前田浩教授他）。しかし、このうち生体が吸収し利用することができるのはアルファ（α）型のみであるとされる。すなわちd - αトコフェロールのみが有用といわれている。

ビタミンE中、αトコフェロールを多く含むものはアーモンド、小麦胚芽油、大豆、落花生、うなぎ、しじみ、かつお、鶏卵、鮎、米糠、お茶等がある。胡麻を一緒に摂取すると良いのは、胡麻の中の抗酸化物質セサミノールやセサモリノールが、酸化されたビタミンEを還元して元に戻してくれるからである。

種子の油粕からイオン交換樹脂、分子蒸留などの方法により抽出・精製した高純度（96％以上）のd - αトコフェロールを綿実油に溶かしてゼラチンカプセルに封入した製品を我々は使用している。小麦胚芽油にはαトコフェロールとβトコフェロールが含まれており、大豆にはαトコフェロールとγトコフェロールが含まれている。βトコフェロールはαトコフェロールの働きを抑制する作用があるというので、ビタミンEの原料としては、小麦胚芽よりも大豆の方が優れていると考えられる。

日本人のビタミンEの目標摂取量は一日10 mgとされているが、それでは十分でなく、天然のd - αトコフェロールで一日量300 mgを我々は目標としている（約130 mgが200単位IU）。

ビタミンA

ビタミンA（レチノール）は動物性食品（卵黄・肝油・バター・うなぎ・チーズ他）にしか含まれず、南瓜《かぼちゃ》・人参等の植物にあるものはビタミンAの前駆物質であるカロテノイド（主にβカロテン）である。自然界に存在する約600種類のカロテノイドのうち約50種類が、摂取された生体内でビタミンAに転換されるといわれているが、その筆頭がβカロテンである。

βカロテンがビタミンAに転換される効率は二分の一であり、一部は転換されずに吸収される。βカロテン自体も強力な抗酸化物質である。ビタミンAの不足はβカロテンからの転換を促すので、ビタミンAの摂取不足は体内のβカロテンを減らす結果になり、抗酸化物質の確保という観点からは不利である。食品からでも製剤からでも、ビタミンAとβカロテンは両者ともに摂取することが賢明である。

βカロテンは脂溶性であるから、油脂といっしょに摂取しなければ吸収され難い。南瓜や人参は油でいためて食べた方が良い。この場合の油は未精製のものでなければならないことは前述した通りである。食品中の脂肪分が少なく繊維が多いときにはβカロテンの吸収率は10％以下である。

厚生省の基準による日本人成人男子のビタミンA一日所要量は2000単位（600マイクログラム、1グラム＝10^{-6}グラム）であるが、アメリカのそれは日本人の2.5倍である。我々は天然ビタミンA製剤としての肝油で3500単位を服用している（0.3マイクログラムのオールトランス型のレチノールの効力が1国際単位IU)。

(七) 入浴法

われわれは飲食に関しては強い執着をもってはいるが、その半面、排泄に関しては無頓着なことが多い。さらに、入浴のしかたについてはもっと無頓着である。

こだわるわけではないが、考えようによっては入浴のしかたにもたくさん問題がある。これも一生のことであるから、ただ漫然とした入り方をくり返していてはもったいない話である。

入浴の効果というものは、体の中で緊張し、しこりが生じて歪んだ箇所をゆるめて、血液やリンパ液の流れのうっ滞を取り除くところにある。それで疲れがとれる。

だから、のぼせるような熱い湯にさっと入ってあがる行水式の入浴では、疲れがとれるような効果は現われにくい。ある程度ぬるい湯に、ある程度の時間は入っておくほうがよい。

36〜37度という体温くらいのぬるま湯に、小一時間も浸っておく湯治《とうじ》という療法がある。こういうぬるい湯だと、長く入っておくことにより体の芯《しん》まで温かくなる。

しかしこれでは、体表の皮膚をはじめ全身がゆるみっ放しになる。湯疲れする。それで、冷たい水に浸ってはひきしめることをする。そうすると血液の循環がもっと良くなり、湯ざめしにくくなる。

病弱な場合や疲れている場合の入浴の目的は、なんとかとして体の芯まで温まり、それで湯疲れや、湯ざめせずに長持ちさせることにあるから、どうしても湯と水とに交互に浸るほうが効果的となる。温冷浴という。

風呂場の面積にゆとりがあれば、湯槽と水槽を二つ据えておいて、いわゆる温冷浴をすると良い。湯と水に各々一分間ずつ交互に浸るのであるから、湯から始めて水で終わるやり方と、湯から始めて湯で終わるやり方と、水から始めて水で終わるやり方の三とおりある。気持ちの良い入り方が良いが、水で終わると汗が出ないから湯ざめをしない。弱い人や寒い日などは、湯から始めて湯で終わってもよい。

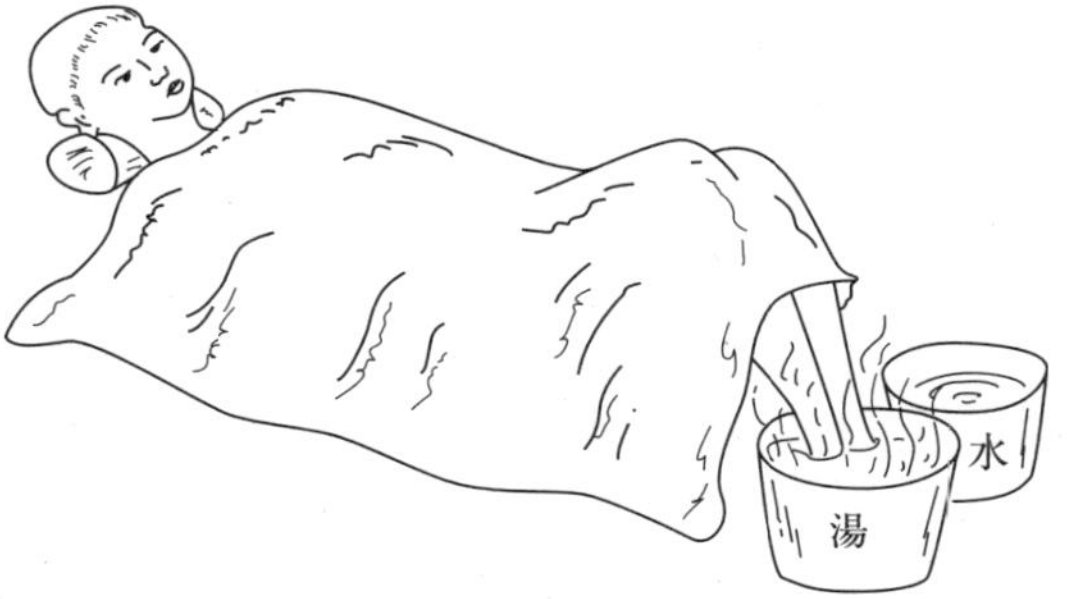

図1-16　足湯のやり方

体調が悪いときは寝てやったほうがよいが，椅子にすわってもよいし，風呂場でやってもよい

温冷浴も、全身浸る入り方のほかに、足だけ入るやり方がある。足首から先だけ湯水につける場合と、膝の下から湯水につける場合がある。さらに、どちらか一方の足だけをつける場合がある。いずれも、全身が汗ばむような効果があるものである。この場合、湯に五分間、水に二〇秒間くらいつける。足があまり冷えていなければ、おのおの一分間ずつでもよい。

温冷浴でなくても、体の下半身だけ湯に浸すという半身浴という入り方もある。これで長時間湯に浸ることができれば、全身入りながら短時間であがるよりも、むしろよく体は温まって効果的である。

（この他、飲尿とその効用については別書『病からのひとり立ち』（三一書房、一九八四年）に詳述しているので、本書においては記載を省略した。）

第二章　あなたこそあなたの主治医

一、腎炎の治療

私が、玄米・菜食、漢方診療などに目を向けることができるようになったのは、もとをただせば、自分の肝臓病がなかなか治らなかったからである。しかしそれも重要なお計らいであった。精神的に意味ある転機がもたらされなければ、肉体の病気だけが治るのであれば、それは禍《わざわ》いである。ずるずるとやっているうちに何とはなしに治っていったならば、私にとっては不幸なことであり、病気は全く禍いでしかなかったであろう。

私の心は善くはならなかったけれども、お蔭で医学における私自身の基本的な立場が培《つちか》われた。ともかくも、肝臓病が私の肉体から姿を消して十年経っていた。そして腎臓病が現われた。ひとりで、肝臓病と腎臓病を経験することになった。病気とは一体何なのであろうか。

昭和四十七年の末頃から、私の生活は身心ともになんとなくあわただしくなっていった。私の家族に感冒《かぜ》が流行った。職場でも流行った。私はなかなか罹《かか》らなかった。家のなかでは、とうとう最後になって私も感冒に罹った。ところが、ひいた感冒がなかなかすっきり治りきってしまわない。はじめから決して熱が出ず、のどが痛く、やがて痰が出るという症状である。こういうタイプを漢方では陰証という。陰証のかぜである。これに反して、高熱が出たり体の節々《ふしぶし》が痛むのを陽証のかぜという。

陰証のかぜをひいた私は、それでも、時々酒類を飲んでいた。アルコール飲料は食養上、つよい陰性の性質を持っているとされている。陰のかぜに対して陰の飲み物は良くない。職場は結構忙しかった。これはいつものことである。気分転換と健康法のために、私はほぼ連日、合気道あるいは少林寺拳法のけいこをやっていた。自分としては張りあいのある生活を送っていたつもりであった。夜ふかしして読み書きをやった。それやこれやで、要するに過労になったのであろう。疲れてきた。

疲れをなおすために湯治にでかけた。といっても、やたらに風呂にはいるだけで、特に体を楽にしてやったことにもならなかった。よそに出かけるにも玄米のおにぎり持参という習慣も、いつのまにか無くなっていた。

のどがやたらに渇いて水をよく飲むようになった。そうして小便が出にくくなり、顔のはれぼったさに気がつくようになった。尿を検査したら蛋白が強陽性に認められ、顕微鏡的血尿とわずかの硝子《がらす》円柱、顆粒円柱も検出された。血圧も170／90㎜Hgと高くなっていた。腎臓の糸球体濾過率は低下していなかった。血液化学検査の成績は特に異常ではなかった。

私の病気の治療は、私自身がやるよりほかは無かった。私はすぐ断食を思い立った。三日間の断食と、あとの減食の治療効果はてきめんであった。臨床検査技師をしてびっくりさせたほどの強度の蛋白尿は急速に消失していった。彼からは、副腎皮質ホルモン剤を服用したからに違いないと言われたほどであった。減食・断食後は、とにかく食欲が旺盛となり、餓鬼のようなものであった。ところが腹いっぱいに食べると、血尿の傾向が強くなり、空腹感をおさえて一日二食で米飯を一膳ずつぐらいにすると血尿は減るということであった。これは、安静にしていようといまいと、たいして関係は無さそうであった。勤めはじめてからも同じであり、むしろ少食の効果の方が安静だけしているより血尿に対する効果は著明であった。少食にしていれば、いくら働こうとも運動しようとも、血尿は出ない。

私は、またしても護《まも》られた。しかし、この慌《あわただ》しさのなかでの私の罹病は、一体どういう意味があったのだろうか。

上気道の炎症が原因となってアレルギー反応がおこり腎炎が生じる。そんな医学的定説で充分であろうか。患者本人はそんな浅薄な答えに満足するだろうか。先日も、肝がんの患者さんが私にこう言った。病気の原因には、はっきり思いあたることがいくつかあるのです、と。医師達は、がんの原因なんかもはや考えてもいないようである。しかし、原因は必ずあると私は信じる。それは、当の本人が胸に手をあててよくよく考えてみれば、必ず思い当たるに違いないのだ。

私だって同じだ。たしかに感冒《かぜ》をひいていた。それじゃどうしてひいたのか。なぜ治り難かったのか。考えていけば思いあたることがいくつもあった。治療は原因を除くことにある。馬鹿のひとつ覚えのような、減塩食と安静という治療法で病人が救えるか。それで原因が除けるか。真の原因を把握しないでいて、真に病気が治せるであろうか。かぜがもとで過労が重なり、腎炎になったのである。いかに過労とはいえ、病気になったことは恥である。過労といい、果たして病気の真の原因であろうか。私は深く考えた。病気の真の原因は、決してかぜや過労だけではない。それは患者本人である私にはよく思いあたる。

対談〈H＝筆者〉

「前から塩気《しおけ》を摂り過ぎていたことはありませんでしたか。」

H　塩辛《しおから》いものは食べない、醤油はあまり使わない、というやり方です。それで腎臓病になったということですから、これは塩気とは関係無いですね。クコの葉も食べていた。私は商売柄何でもいいと思われるものは、極端にやってみるくせがあるんですよ、クコがいいと思ったら、クコをたくさん食べてみるとか。かつては、ニンニクをたくさん食べてみたことがあったんですが、ニンニクはたくさん食べると害があるということも発見しました。非常に体がだるくなってくるというので。今度はクコをたくさん食べすぎたから悪い、ということもあるかもしれません。青物は食養では陰性ですから、食べすぎで体質が陰性化する。そして陰性のかぜをひく。しかし、問題はそんなに簡単ではなさそうです。

一つはやっぱり健康に対する過信だと思います。自信過剰、慢心ですね、これは自然食をして自分の体を治して頑強になった人によくあることです。しかし、私は生来からだはそう頑丈じゃないと思うんですがね。私自身が肝臓病になってなかなか治らずに一年近く苦しんで、そして玄米・菜食で治してもらったという、私にとっては劇的な体験をしたのが十年ぐらい前です。そういう体験をした後、半年か一年ぐらい大分用心しましたけれど、それから後は、お酒も飲んだり、肉や魚も食べたりして、がむしゃらに働いたものでした。何とかなってきたわけです。十年目にこういうことになったわけですから、やっぱり慢心ですね。高田伊佐男さん（本章**五、糖尿病を克服する**）という方が三島におられます。高田さんはインスリンを注射していたほどの糖尿病を患っていた。この方は、薬は一切のまず、食餌療法だけで、糖尿病そのものは検査上完全に治っているのですけれども、いまだに非常に厳格な食餌療法を続けておられます。高田さんはそういう風な厳格な自分の食生活を一生続けると言っておられます。そのことは私は知っておりましたけれども、そして感心はしておりましたけれども、やはりそれだけだったのです。私がこうなってみて、高田さんのことを思ってみると、本当に私の負けだなと思うわけです。自分の病気は、こういう食餌療法で一時的におさえているだけで、体質というものは根深くあるのだ。糖尿病という体質は根深くあるのだから、たとえ表面的には治っていても、それは自分が手さえ抜けば、また病気は再発するかもしれない。だから一生続けるのだと高田さんは、病気に対して自分の健康に対して謙虚な態度をもっておられることに私はあらためて気がつき、恥ずかしい思いを致しました。私自身は十年前に病気を克服して、健康になって、自信が出てきて、無理をしてやってきた。そこに油断があったということですね。ただ玄米だけを喰っていればいいというものではないですね。いろいろなそういう油断のあらわれが過労となって出てきましょうし、お酒の飲み過ぎという形になっても出てくるでしょうしね。玄米、玄米と馬鹿のひとつ覚えで玄米さえ喰っていればいいというものでは決してないですね。これはわかっていたことなんですけどね。誰でもそうだと思いますけれど、ある程度治れば油断しますね。そういう人が多いです。私もその一人に過ぎなかったのです。それも原因の一つですね。それが積もり積もってかぜをひくということにもなるでしょう。かぜひとつひかないという体が理想的なのですけど、大体かぜをひくというのがおかしい。腎炎の原因はかぜだ。かぜはなぜひいたか、ということになるわけです。その原因は積もり積もった油断だということになる。

それから、そういう風に油断するような心の持ち方はどこからくるかと、さらに突っこんで考えたい。むずかしいですね。なぜそういう風に油断をするのか。

仕事が忙しい。忙しくなってくると、いろいろと心の中で無理を生じることがあるんですね。一番理想的な心の持ち方というのは毎日、明るく楽しく感謝しながら送ることができれば、おそらく病気はしないんだと思います。いろんな不満だとか、トラブルがあって、忙しいということが積み重なってくると、わだかまりがいろいろ生じてくる。人に対して不満だとか、辛くあたるとかいうようなしこりが出てくる。それが大きなつまずきのもとになるのではないか。私の場合もそれがありましたね。考えてみると、家庭に帰ってきてあまり明るい顔をしないとかね。家の中で明るい顔をしないということは、非常に家庭を暗くするわけです。家族に辛くあたってみるとか、そういう形で現われてくるわけです。だから、どんなことがあっても、ほんとうに感謝の気持ちで明るく生きていけるということが絶対必要じゃないかと私は反省したわけです。そのためにはいろいろやる。

「病気そのものは、どういう風にやって治していきましたか。」

H　最初は、そういうぐあいで、尿蛋白がたくさん出て、浮腫のために体重が四キロから五キロぐらい増えました。血圧が高くなった。治療としては食事量を減らし始め、断食をすることにしました。すぐ決心しました。断食が一番いいんだ、やってみることは断食だと思いました。断食をやりますと、たちどころに体重は減っていって、五日目ぐらいで正常の体重になってしまいました。血圧も一両日のうちに下がってしまいました。減食をして、断食をして、漢方薬をのんで、完全な菜食をして、それだけです。治療は、物質的な治療はそれだけです。断食はもっと長くしたかったたんです。できたら一週間もしたかったんですが。二、三日なら家でできるだろうと思って、遠い断食道場へは行きませんでした。結果としては一カ月休ませてもらいましたけれど。今となっては、徹底的に長期の断食をすればよかったなと、せっかくのチャンスを逃がしたような気がします。

復食後の献立にはたいしたものはありません。いつも食べているような程度のものです。食べた魚は、シシャモとかワカサギぐらいです。刺身とか白身の魚とか、そういうものではなくて、要するに一匹ものですね。頭から腹わたまで食べられる一匹ものを食べたくらいです。あとは野菜ばかりです。料理にはゴマ油が使われました。塩分は全然とらない時期ももちろんありました。しかし、天然の食物の中に塩は2グラムぐらいは入っておるわけですから、全然塩分が無いということはあり得ません。食品の中に塩分は自然に入っているわけです。ですから、塩とか醤油とかを加えないでも、ほんとうにおいしく頂きました。無塩食がおいしくないと思ったことは、ただの一度もありません。それは、温かいということですね。病院の食事のように、作って一時間も経ってから持ってくるような冷えたものだったら、おいしくないかもしれないけれど、家でやる場合は、そんなことはありませんからね。薬は漢方薬と西瓜のエキスを飲んだ。西瓜のエキスは市販されておらず、試作品でした。私のからだを使ってテストしました。これは非常によく効いたように私は思いました。特にこの薬は急性の腎炎に効くんじゃないかという気がします。

抗生物質とかふつうの洋薬は一切使っておりません。喉《のど》が痛くて痰《たん》が出るという症状は、断食を始めたらいつの間にかきれいに治ってしまいました。何もしないで、断食だけで治りました。ものすごく濃い痰がひっきりなしに出ていたのですが、ぴたっと止まりました。それ以後出ません。

「夕食時の玄米は噛み過ぎるとよくないと言われたんですけど、それはどうしてですか。」

H　そうですね。しかし、安静にして寝ておりますと運動不足になるから、腸の働きはにぶくなりますね。だから、安静にしていればいるほど便秘になりがちですよ。ふつう働いている場合は別かもしれません。玄米御飯をよく噛めば噛むほど便秘するようでした。夕食の場合ですよ。これはね。

それから、検査結果に振り回されちゃいけないということですね。信じればいいわけです。治るということを信じてしまえば、検査結果などどうでもいいわけです。ある時期には悪くなることもあるでしょう。波がありますね、人間の体だから。良くなったり悪くなったりしながら治っていくわけですから。今日は良かった、明日は悪くなったら、なんていうことで自分が振り回されたら、これは馬鹿らしいことですね。検査結果なんて気にしないことです。データをとるために検査はしておりますが、結果は気にしないことにしております。聞いても気にしません。治りつつあると信じております。事実そのようですね。信じた方が勝ちですよ。信じ方の強さが強ければ強いほど本当に治ると思います。弱く信じている人は弱くしか効き目はないかもしれない。強く信じてしまえばその方が勝ちですよ。もちろん治りにくい病気はあります。どっちにころんだって治らないなら、心配したってしようがないでしょう。だから、俎《まないた》に乗せられた鯉、どんなに切られようとじたばたしない。諦《あきら》めじゃないですがね。死ぬことを恐れないようになりたい。

それから、自分の病気さえ治ればいいと自分中心の考えだけでは、どうもうまくいかないようですね。たとえば、治して下さい、治りたいとお願いするんだったらお願いする。じぶんの気持をひきしめて持っていく。喉元《のどもと》過ぎて熱さを忘れてはいけない。治ったら人のためになるような生き方をしようということ。自分さえよければいい、自分さえ治ればよいということでは、どうもあまり良心はすっきりしないようですね。治ったら今度は、人のためになるような人生を送るんだということ、そういう風にすると非常に心が明るくなるんですね。そういう風に思います。明るくすっきりと、そういうことを信じる。そうすると、自分のこれしきの病気は治るのだという信念を持ちやすいと思います。ひとつ金もうけをして、人からふんだくって、うまい汁を吸って生きてやろう。そのために治ろうと思っても、良心というものがありますから、本当にすきっといきませんよ。正しい精神力はついてこないです。

それからもう一つですが、口に出すことだと思います。口に出してそういうことをいつも言うんですよ。私はこうやって信念を持っているから治るんだということを口にも出す。今までの自分中心主義を反省した。いろいろ反省させられて有難かった、と口に積極的に出すんです。あるいは、日記にも書く。そうすると、ますますそういうことを心から信じられるようになる。自分の中にとじこめておかない。ふりまくのです。そういう気持を他の人にも伝えるのです。ますます信じる。

信念が強くなってくる。それが病人のする仕事だと思います。玄米飯を食べ、漢方薬を飲んで、それだけに頼って、検査結果にくよくよしていてはいけない。信念の力というか気力がついていかないと駄目だと思います。そういうことを私は今度の体験で改めて感じました。食事をいただき薬を飲む。あとすることは自分の力を、信念力を強くすることです。それが病人の専門にやるべき仕事です。入院して朝から晩まで病気治療に専念されている方には強く申し上げたい。

「有言実行ということと、自分の病気だけにとどめてはいけないということですね。」

H　あ、そうですか、有言実行、なるほどね。

「不言実行と昔から言われていますね。」

H　不言実行。なるほどね。不言実行は不言実行でいいと思いますよ。不言実行というのは、たとえばこういうことかと思います。自分は良いことをするんだとか、人のためにしてやるんだ、なんてことを言いふらして実行するのはよくないので、人のためになることは隠れてやる、黙ってね。それが不言実行というのかもしれない。しかし、口に出した方がよいということは、私は毎日楽しいんですとか、辛いことがあっても、それは私の成長のためには良いことだと思うから有難いとか、人をはげまし、明るくするようなことは口に出して言った方がいいということを言っているのです。自分自身への励ましにもなります。

こんな風に思わないと苦しいですよ、病気したことが。病気して損したと思ったら、こんな苦しく、馬鹿らしいことはないですよ。病気して入院してむざむざ道草くっちゃった、金儲けをするところだったのに、寝ている間に後輩に遅れをとった、というような気持ちを持って入院生活を送ったら、退院するときはほんとうにみじめですよ。非常に可哀そうだと思います。実はそうじゃないということを言いたいのです。絶対そうじゃない。病気して療養することは、その人にとっては絶対大切な意味があると私は思います。気が付かないだけでね。気が付けば必ず意味がある。なるべき理由があって人は病気になるんだと思います。私は病人のひとりひとりに、それがあてはまると思います。皆わけがあって病気しているんだと思います。そのわけというのに、われわれは気が付く必要があると思います。そうすれば、それを改めることにより、病気する以前の状態より成長できるということで、得《とく》するのじゃありませんか。病気することは有難いことだと考える以外にない。これは負け惜しみじゃないです。現在、病気をしておられる方も、みんなそういう意味をあらためて考えてみていただきたいと思います。

(昭和四十八年)

二、尿路結石の治療

その朝は雨が降っていた。日課の戸外での運動は、少々の雨天でも欠かしたことがなかったが、この朝は小降りではなかった。やむをえず、伸展体操をしたあと私は竹踏みを始めた。と、五分もせぬうちに急に左わき腹に激痛をおぼえた。立っておられなくなりしゃがみこんだ。激痛はますます強くなり、私は床の上をのたうちまわった。離れた台所にいる妻に声をかけようにも、声があげられない。うめくのが精一杯であった。

私は、えびのように体を曲げたまま、手近にある治療器具の方へにじり寄った。やっとの思いで温灸に火をつけて、痛みが放散する左の背中、第12肋骨の下あたりを温めながらマッサージした。ありがたいものである。自ら治療手段を握っているということは。まもなく激痛は去った。

その日は東洋医学会関西地方例会という漢方の集まりがあるので久しぶりに行ってみようと予定していたのであったが、これでは行けそうにない。

この痛みは一体何物だろう。左の背中、第12肋骨の下あたりが漠然と痛む。しかし深い所から表面へ抜けるような痛みである。激痛はおさまり、立って歩けるようになっても第12肋骨の下縁をおさえると痛い。すぐ小便をとって調べてみた。蛋白は陰性であったが潜血反応は強陽性である。はは あ、左の腎臓結石が尿管に落下したのだな。尿管結石である。尿管が結石で塞がれ、尿が腎臓(腎盂)に逆流して溢れ、腎臓を包む被膜が緊満していわゆる疝痛《せんつう》がおきたのだろう。どうもそうらしい。それにしても、私の左腎臓に結石ができていたとは知らなかった。

さりとて多くの病気は、こんなふうにしてある日突然起こってくるものである。頑健を誇った人が、ある日突然、奈落の底につき落とされるような思いに遭《あ》うことは珍しくない。ましてや私は、腎炎の既往歴がある男である。これはあり得ることに違いない。そう自らを得心させた。

こんな激痛は、生まれてこのかた初めて体験した。疝痛という言葉を患者さんには使っても、疝痛を自分で体験したのは初めてであった。おそろしい痛みである。

それから三時間後の十時頃、再び痛みだし、私はのたうちまわった。いても立っても寝てもおられないのである。吐き気がして吐いた。鎮痙鎮痛剤のブスコパン20mgを筋注した。これで、日中は大体おさまっていたが、夜になるとその日三度目の激痛が襲ってきた。妻が、夜《よ》っぴて加療をしてくれた。両足が非常に冷えるので、温めてもらうと非常に気持ちがよく、疝痛も薄らぐことがあった。発症第一日のこの夜は、痛みのために輾転反側《てんてんはんそく》、まどろみながら一夜を明かした。入院しながらも苦痛のためにまんじりともせぬ一夜を明かしていた、かつての多くの私の受け持ち患者さんたちのことを想った。

翌、第二日目になると、疝痛は薄らぐことはあっても消えることはなく、鈍痛として続くようになってきた。左の季肋部の奥深い所からその真後ろの背中へ放散する痛みである。単純X線写真をとってもらうと左第4腰椎のすぐ斜め上のところに、直径5mmぐらいの丸くぼけた結石らしい陰影が認められた。確かに「尿管結石」である。

寒けがする。熱をはかってみると38.5度あった。私の平熱は35度台であるから、これは大分高熱である。痛みに対してブスコパン20mgの筋注をするが、効かなくなった。副作用だけは現われる。すなわち、ものが近いところでは二重に見える。だから文字が判読できない。こういう鎮痙剤というものは、副交感神経節を選択的に麻痺させてその神経の支配下にある内臓の平滑筋や毛様体筋（放射状繊維）を弛緩させる。弛緩して欲しいのは、ひっかかった結石が尿の流下を妨げ、その刺激のためにけいれんをおこしている尿管壁の平滑筋だけである。しかし、それは人間の方の虫のいい考えに過ぎず、薬は他の内臓平滑筋をも弛緩《しかん》させる。

私の腹はぱんぱんに張ってきた。腸管麻痺である。ガスが溜まっているのであった。もちろん大便は、はたと出なくなった。高圧浣腸をかけてみても、注入した水分が全部排出されない有様となった。

疝痛は頻発するし、鎮痙剤は副作用ばかり現われて、ちゃんと鎮痛効果を現わさない。おそらく、尿管壁を結石自体がかなり傷つけていたのであろう。また、尿管の閉塞状態もきつく、尿が腎臓の腎盂《じんう》に張りさけんばかりに溜まる傾向があったのであろう。

結石を洗い流そうと、私は一日に二升もの水分を飲み続けた。肉眼的には小便は無色透明であったが、相当の出血が続いていたのであろう。後で末梢血を調べてみたら貧血となっていた。

いろいろな漢方処方を作ってはのんでみたが、効かなかった。やむをえず、鎮痛剤の注射をするようになった。非ピラゾロン（いわゆる非ピリン系）のソセゴンである。これだけでは効かない場合もあったが、一回に15㎎以上は用いなかった。ソセゴンには麻薬のような性質があることは知識的には知っていたが、麻薬の陶酔の気分とはこんなものかと初めて体で知った。頭は陶酔気分であるが、腹の中の鎮痛は消え去らず重苦しかった。鎮痙剤のコリオパン４mgをリンゲル500ccに混ぜて点滴静注しながら、ソセゴンの筋肉注射をした。苦しまぎれに、同じく鎮痙剤のコスパノンを内服してみた。どれもこれも、激痛に対する決め手とはならず、要するに苦痛には耐えねばならなかった。

代役なしの予約診療のため、特に休診という看板を掲げるわけにはいかなかった。苦しみながら診療は続けた。

最悪の日は発症五日目の十一月三日文化の日であった。かねてから依頼されてあった神戸の県立青雲高等学校の文化祭の記念講演を、直前になってすっぽかすことはできなかった。生徒は、小学生や中学生の子を持つ親御さん自身であり、また永患いのため病床から通信教育を受けているところの成人の方々であった。そういう方々が、わざわざ私の話をきくために松葉杖をつきながら登校しておられたのを行って知った。私は、自分ひとりの苦痛のために講演を取りやめにしなくて良かったと思った。

途中で激痛のため運転不能になるかもしれないが、注射したり手当てをするのには全行程を自家用車に乗って行ったほうが良いと思った。初めてのドライブコースであった。妻が私の身を案じて同行してくれた。注射薬や温灸の器具を積みこんで、悲壮な覚悟をして私たちは家を出た。前の夜からの鈍痛は消えずに続いていた。

演壇に登るのも降りるのも、そろりそろりと私は歩いた。お蔭であった。一時間の講演の間、私は自分の病気と痛みのことをまったく忘れていた（この日の講演録は、旧著『病気を直すのは誰か』第四章「独学のすすめ」として収録している）。

講演を終わると、次第に鈍痛は激痛になっていった。私は、車の中でソセゴンとコリオパンを筋肉注射した。効きは悪かった。しかし、少しでも早く帰宅した方がいい。車を運転し始めると、またじわじわと疝痛がつのってきた。阪神高速道路は工事のため渋滞が続いていた。妻は、疝痛が放散する私の腰背部を懸命に温灸でさすってくれた。不思議であった。渋滞箇所を通過すると同時に、私の疝痛は嘘のように消えてしまった。同行した妻はこの日一日中、私の体のことを祈りどおしであったという。帰宅したら、また疝痛はおきた。

私は十一月五日の日記に書いている。

「午前一時、午前三時に激痛ありておさまらず。ソセゴンを午前四時に注射するも疝痛は不変。いっそのこと手術をして楽になるものならそうしたい。片意地（片側の腎石（イシ）＝イジ）を捨てむとお詫びす。肚《はら》を改めねばならぬのであるが、その吾が肚が言うに言われぬほど穢《きたな》し。今朝より完全な断食を始む。水分のみ多量に飲む。苦し苦し！　かかる苦しみを与えられ、我が改心を促されているということは疑いなし。一日中鈍痛つづく。」

私はこの尿路結石になったこと、及びそれによる苦痛を、全面的に己の心の世界の問題なりと受けとめたのだった。

尿路結石がなぜできるのかを説明するのは、医学的にも単純にはいかない。いろいろな説がある。むしろ結石症はひとつの独立した疾病ではなく、いろいろな疾患の症候と考えた方が正しいのではなかろうか。結石発症をひきおこす非特異性刺激はストレスとしてもよい。都市型の生活をいとなむ人々に上部尿路結石が激増していることが、ストレスによる結石生成の可能性を示唆している。ストレスはあらゆる病気を生むから、もちろん、結石症の場合でもひとつの誘因として考えるのである。

したがって治療の第一は、自分の心、それも心の奥底をよく調べてみることから始まる。心の奥底の問題は、ひそかに己自身が処理すべきものである。

私の場合は、民間療法もいろいろやった。疝痛が放散する背中にからし湿布をはった。からし湿布をはずしたあとに生姜湿布をはった。また、もぐさ布をサーモスタット付きの小さな電熱器で温める電熱灸を、痛みを感じる第12肋骨下縁に当てて指圧した。これは鈍痛が続いている間じゅう、当て続けた。これによってずい分と痛みはやわらげられた。夜間の疝痛発作に対しては、妻に温灸治療をやってもらって助けられた。

断食は十一月五日から丸七日間続けた。生水だけの水分摂取ではなく、柿茶・味噌・野菜スープなどを合わせて二升ぐらいは毎日飲んだ。体操は毎日つづけた。さすがに走ることはしなかった。五キロ歩いた日、及び縄とびを二十分間やった日が各々一度だけあった。

疝痛がおきれば体は左側に屈し、鈍痛は背屈すると楽になるから、体の運動系の歪みの中心は腰背部にあることになる。水分を大量に飲むせいもあって、鎮痙剤を用いない限り、断食しているにもかかわらず毎日二回も水様便が出た。寒けがして熱が出たことは二度あった。明らかに尿のうっ滞による急性腎盂炎であった。足の温冷浴が即効的によくきいた。

はげしい疝痛のたびに少しずつ結石は尿管内を降下するものであるといわれるが、私の場合もそうやって徐々に結石は降りていった。疝痛の放散する場所は左の第12肋骨のつけ根の下縁にとどまっていても、腹の中の痛みの震源地は次第に骨盤の方へ下がっていった。

十四日目の夜は、ようやく痛みのない夜であった。夕方、何の前ぶれ症状もなく、真赤な肉眼的血尿がどっと出た。ぎょっとした。多分結石が膀胱内に近づいたか、或いは膀胱内に落ちこんだときの出血だろうと思われた。

それからは、頻尿に排尿後痛という膀胱炎の症状がはっきり出てきた。疝痛は去ったけれども、妻は毎日温灸で全身をマッサージしてくれた。お蔭で、働きながらの七日間の断食を終わってもちっとも体力の衰えを感じることがなかった。私は助けられた。

心の働きというものは不思議なものである。私は苦しみながら、懺悔《ざんげ》し、片方では感謝もしていたのであった。

十九日目の夜、郷里から出て来てくれた母が、これも温熱マッサージをことのほか入念に私の下腹部や仙骨のあたりにやってくれた。終わってから、特に尿意は感じなかったが、就眠前の習慣として排尿した。と、するりと何やら黒いものが便器に流れ出た。結石であった。すぐに拾いあげて水洗した。堅い角ばった石であった。5×5×4mmの大きさであった。

大きさが5×5mm以下の石なら三カ月以内に、6×10mm以下ならば六カ月以内に各々90%近くが自然排出されると言われているが、私の場合、疝痛として発症してから十九日目に自然排出された。速い経過であった。

（昭和五十三年十一月）

三、子育ての苦労（自律神経失調症の克服）

腎臓が弱く、流産しやすい傾向のある婦人であった。三度目の妊娠であった。産婦人科医は出産をすすめなかった。私は中絶に反対し、出産をすすめた。御苦労の末、男子が生まれた。転居した。

「（前略）引越し前の荷造りも、当日も、みなまわりの方達のご好意に甘えて、ほとんど何もしなかったのですが、やはり無理だったのでしょうか。こちらに参りましてからもふらふらして、赤ん坊の世話がやっとという有様でした。とくに、電話とか手紙とか誰かと話をするとかいった、対人関係が全く駄目で、電話中にも冷汗が出てきてかっかと熱くなり、そのうちがたがたふるえてくるのです。はじめのうちは、風邪かと思ったりしていましたが、家事をしている時は全く異常ないものですから、私も少し変だと思うようになりました。

近所の方たちとも顔を合わせるのが恐くて、買い物は主人に、ごみ捨てや新聞取り等、玄関の外に出る事は全部娘に頼んで家の中にばかりいました。

そんな状態が続いていた六月末、赤ん坊が腸重積になりました。ずっと便秘が続いて、三日か四日に一度ぐらいしか排便がなく、何とかしなくてはと、豆乳と玄米の粉を少しずつやり始めて、二、三日たった時でした。幸い手術しないで元に戻り、二晩入院するだけですみましたが脱水症状を起こし、入院中、点滴をずっとしていました。退院後は、消化能力に合わせてミルクを減らしました。ひどい暑さと水分不足で、微熱が続きました。七月の半ばになってやっと熱は出なくなりましたが、排便が三日に一回、四日に一回といった便秘は続いていました。浣腸を何度もしました。ミルクを一時、ボンラクトに変えてみました。二、三日は便も毎日出てよかったのですが、ひどく吐くようになって駄目でした。

そんな時、七月十七日朝、はじめて寝返りが出来ました。涙が出る程うれしかったのです。赤ん坊がおかしくなっては病院に走る日が続いているうち、冷汗もふるえもなくなっている自分に気付きました。とってもたいへんな、またかわいそうなことでしたが、私自身は赤ん坊の病気に助けられたのでした。

上の子供二人は、引越直後に順々に高熱を出しましたが、その後は元気でありがたく思っています。長い間赤ん坊のことしか念頭になく、ろくに母親らしいこともしてやっていませんが、今のところ素直で手伝いもよくしてくれます。

私は近所の方たちとも話ができるようになり、自分の考えが（少くとも食に関する）表明できるようになってよかったと思っています。庭を耕して植えた小松菜も（小さな葉ですが）毎日食べています。どうしてこんな所に来たのだろうと不足にばかり思っていましたが、やっと、やはりよかったなと思えるようになりました。山の端から月の出、日の出、南の山から北の山へ空一面にかかった虹、新しいのを見るたびに子供たちと共に感動しています。雨の多い所に育ったせいか、都会に来てお日様が何よりありがたく雨降りはとても嫌でしたが、こちらに来て木々が喜ぶのを見て雨も又恵みと思えるようになったのは、私にとって大きな心の変化でした。

子供からしっかりと見つめられる時、子供を育てているということを、しみじみと感じさせられます。子供の病気を通して、母親である私しかこの子を元気にしてやることはできないという思いが私を自立させてくれました。

三人目にして、いや、やっといま私は母親というものになれたような気がいたします。上の子供たちの姿もはっきりと見えるようになって来、各々のかわいらしさも感じられるようになってきたように思います。この子を授かることができましたこと、改めて厚く御礼申しあげます。（後略）」

古来、親はその子の生命を救うために、自らの生命を投げだすことさえできる。それは種族、時代をこえたものである。それがほんとうに実践できるかどうかは別として、それに近い想いを持つことができる。〝身替わり〟をねがう祈りである。

人生でいちどもそういう想いをもったことのない人は、不幸といえよう。いくら物質的に豊かであろうとも、つきつめた〝まごころ〟を抱いたことのない人は。

自らのまごころが、自らを潤おし、強くする。そのつきつめた想いが、そのまごころが、親自身を救い子をもまた救う。

（昭和五十七年四月）

四、急性虫垂炎の治療

八歳の女児。電話による指導例である。

昭和五十年十一月二十五日昼前、この子のお母さんから電話がかかってきた。遙かに茨城県からであった。急性虫垂炎の腹痛のため病院にかかっている。その日は白血球数が1万6000/μℓになり、手術の必要ありと言われた。明後日手術ということになり、抗生物質を持たされて帰って来たという。

電話先のお母さんの声はおろおろしていた。どうしたらよいでしょうか、できたら切らずに治したいのですが、何か他によい方法はないでしょうか、というおたずねであった。

電話で教えてあげられるものは民間療法しかなく、しかも、それがよく効くのである。私はまず、生のごぼうの汁を飲ませたらと言った。それはもう試してみており効かなかったと言う。それではと次の二つをすすめた。

① 絶食すること

② ハコベの青汁を飲ませること

それから二日後の昼前であった。忘れるともなくこの件は忘れていた。かかってきた受話器をとった妻が、「ええっ、手遅れでしたか」と大きな声を出した。いったい誰のことだったかと嫌な思いがした。たくさんの種々な病人方のお相手をしている日常であるから、吉報のみではない。電話の相手は、急性虫垂炎で手術をされるはずであった女の子のお母さんであった。泣いておられたので、妻はてっきり悪くなってしまったものと勘違いしたのであった。だが、それは嬉し泣きであった。代わって受話器をとると、次のような次第であった。あれからハコベを探した。ハコベという野草を知らなかった。人から習った。一日一リットルの青汁を絞って飲ませた。良くなった。いま病院に行って帰って来たところで、もはや手術の必要はないと言われたそうである。子供は元気で、腹が減って食べたがっている。どうしたらよいかという質問に、ハコベの青汁をさらに数日間続けて飲むこと、玄米粥から少しずつ食べさせること、とお答えした。それで治ってしまったようである。後日、次のようなお手紙をいただいた。

「(前略) 先生のお電話のあと、お近くの○○様に御相談しました。○○様が、それは大変、と駆け込んで下さったお家が全然見も知らぬお方でございますが、実は毎朝、ハコべ、松葉、コンフリー、クコ、ペンペン草の五種類をミンチでひいて青汁にして、一家中で召し上がっているということでございました。とりあえず朝の残りのジュースを下さり、それからあとで、一升瓶に一杯作って届けて下さったのです。

ほんとに人の御縁の不思議さ、人の情けの有難さに胸がいっぱいでございました。

その方は、玄米食二十年と申されておりましたが、広い庭に自家栽培の野菜（無農薬、化学肥料無しの、いかにもやわらかそうな大根、白菜など）と、他の畑には青々とハコべばかりが生えておりました。他の雑草を抜いてハコべばかり残していたら、このようになったと申されておりましたが、ほんとうにうらやましく思いました。その方のお導きを頂きまして、私もハコべばかりの畑を作りたいと念願致しております。

野菜を一日の必要量食卓に乗せると、ずいぶんの量になりますが、あのように青汁として朝コップ一杯ずつ子供達に飲ませてやれたらどんなにいいかしら、と思っております。おかげさまで子供は、その後再発することもなく元気でございます。（後略）」

急性虫垂炎の治し方は、病変の進みぐあいによって変わるものというのが正しい。いわゆる盲腸炎というのはその末期のものであり、手遅れに近く、今日では滅多に無い。普通は、病変が虫垂だけにとどまっている早期軽症のものも俗に盲腸炎と呼びならわしている。この早期軽症のものは必ずしも手術する必要はない。病変が進行して虫垂の周囲の腹壁や盲腸や回腸と化膿した虫垂とが癒着して一塊となっている場合、とうとうその塊が壊れて腹膜炎として拡大した場合などにくらべると、早期軽症のものは安易な手術となる。また、誤診も多い。診断がついてもすぐ手術せずに、一～二日間ぐらい様子を見て、それでもなお症状が続くとか、悪化する場合に、手術をするのがよいとされている。その点、この症例の子供さんは手術を延期されて、かえってよかった。

小児や老人が急性虫垂炎になることは少ない。しかし、それにかかれば、見かけの症状よりも腹の中の虫垂炎の進行の程度が重いことが多いので、油断はできない。それやこれやを考え合わせると、実のところ虫垂炎の診断と治療はむずかしいものである。

経過を観察するにしても、手術をするにしても、抗生物質を飲んでいくことに変りはない。ところが、抗生物質はひと頃のようには効かなくなってしまった。それにくらべると、民間療法の中にはすぐれたものがいくつかある。

たとえば、

①鰌《どじょう》を三枚におろして皮のぬるぬるした面を患部にはりつける。または生きた鰌を袋に入れて縫いつぶし、そのまま患部に当てておく。

②じゃが芋またはさと芋をすりおろして、これと同量の小麦粉および小量の生姜をすりおろして混ぜ合わせる。これをガーゼに塗りつけて患部にはる。

③ハコベという野草をすりつぶして絞って汁を取る。この青汁を飲む。五合ないし一升ぐらいの量を充分に飲む。あるいは、ハコベとアザミまたはゴボウの根を煎じて飲む。ただし絶食が前提である。このほかに灸やツボを用いる方法もある。漢方薬もある。いずれも体内の自然治癒力を盛んにさせる方法である。手術に先立ち試みるのがよいし、また手術と平行してやっても、経過こそ良かれ、悪いことはないであろう。

（昭和五十年十二月）

五、糖尿病を克服する

T・高田伊佐男氏（三島市）
H・筆　者
F・栄　養　士

T　私は身長167センチ、体重は65キロから70キロありました。そんなに太っていました。糖尿病という病気があることも私は知りませんでした。食欲がある、疲れない、それだけで自分は健康だと思っていました。

入院する半年くらい前でしたか、便所の汲み取り屋さんが、この家には糖尿病の人はいないかと言うのです。それじゃ誰だろうかというわけで、家族のものは医者のところへ尿の検査に行きました。しかし皆陰性でした。すると残った私だけがおかしいことになる。私自身はどうもありませんでしたが、病院へ行ってみました。そしたら糖尿病であって、即刻入院と言うのです。しかし家庭の都合もあるので、二日後に入院するからと言って、ひとまず帰りました。そこで本屋へ行き、糖尿病の本を買いました。それを一通り読んで、次の日に入院しました。看護婦さんが、そんな健康な色をして、あんたどこが悪いんですか、と言いました。昭和四十五年七月十日でした。

血糖検査をしたら空腹時が217、ブドウ糖50グラム服用後60分値が445、120分値が464（単位mg／dl）で、てんで話にならないのです。完全な糖尿病ということになります（表2－1参照）。

入院治療をしていましたが、尿糖が陰性になることはないのです。それで、主治医の先生の方がしびれをきらして、八月十二日よりノボレンテ・インスリンの注射が始められました。インスリンの注射をすると、膵臓の働きが悪くなるので、これは一日も早く止めてもらわねばならんと私は考えました。

医者の指示に対して、患者が自分の判断でもって従いたくないと言うのは、あまりいいことじゃないでしょう。しかし、私自身どうしてもインスリンは打ちたくなかったのです。

或る日、新聞を読んでいたら、糖尿病に漢方薬がよいことがあると書いてあるのに目がとまりました。それじゃどうしたらよいかと、さんざん考えました。北海道でとれる南瓜の粉を一日2グラム飲めば治るとも書いてありました。当時は一日も早く病院から抜け出したいと考えていましたので、早速これを取り寄せて飲み始めました。

その頃、私の隣の病室の人が、橋本先生の受持患者でした。それで、通りすがりの橋本先生に、何とかならないかと相談しました。すると橋本先生が、自分の受持ちじゃないから知らないと言うのです。医者同士の面子《めんつ》もあるでしょうが、現に患者が困っているのに見捨てるのが医者なのか、と私は憤慨しました。失礼な言い方ですけれど。

しかしすぐ先生は一冊の本を貸してくれました。私は、それを全部自分のノートに写したのです。それには、食べものに酸性とアルカリ性とがある、酸性ばかり食べていると体が悪くなる、アルカリ性のものを食べていくと体は正常に戻る、などということが書いてありました。すっかり忘れていたことですが、私が高等学校の時に食品化学の授業で習っ

表 2-1　高田氏の血糖値の推移

西洋医学的治療開始日より	空腹時血糖	糖服用の1時間後	糖服用の2時間後
1日目	217	445	464
22日目	84	312	300
36日目	90	302	274
49日目	80	262	206
玄米食・漢方治療開始日より			
14日目	138	302	222
35日目	110	230	120
59日目	98	160	100
86日目	100	154	114

（注）目標となる血糖正常域は，空腹時100以下，糖負荷試験では1時間後140以下，2時間後100以下であったが，現在はさらに改められている

糖負荷試験は，ブドウ糖50g経口摂取で，静脈血を用い，オルトトルイジン法で測定，単位mg／dℓ

ていたことでした。

さて、インスリンを注射してきましたが、ちっとも良くなりません。人間は一度は死ななきゃならない。糖尿病は一生治らない。それじゃインスリンの注射はやめても元々《もともと》だ。そして、いっそのこと別な方法でやろうということに決心しました。玄米食と漢方でやってみようということにしました。しかし受持ちの先生はそれを認めてくれないので、強引に退院してしまいました。

あらためて橋本先生の外来に行くと、看護婦さんが受け付けてくれないのです。しかし私は橋本先生には頼んであるからと言って診察室に入りました。先生は気持ちよく診てくれて検査をしました。

そこで、漢方の煎じ薬（八味丸料他）を出してもらって飲み始めました。それから毎日、試験紙を使って自分で検尿しました。ところが、ほとんど糖が陰性なのです。血糖検査をしてもだいぶ良くなってきました。漢方薬を飲み出してから後とそれ以前とをくらべると格段の差があるのです。これはどういうことかと、私自身だいぶ考えました。人間には漢方薬に合う体質とそうでない体質とがあるのではないか、漢方薬を飲んでも効かない人もあると思いますが……。

（当時のことであるから、精密な検査はされておらず、インスリン分泌量の絶対的欠乏による1型か否かの鑑別診断は行われていない。結果からすれば高田氏はインスリン分泌量の相対的不足などによる2型の糖尿病であったと考えられる。高田氏はあれから三十二年後の現在も健在である。）

今年の三月になってから、初めて先生が、黒砂糖なら少し食べてもよいだろうと言いました。それでは、夕食のときは尿糖（＋）ぐらいにはなります。でも朝起きたときには陰性です。血糖検査の成績では、私の糖尿病は大体なおってしまったと言えます（表2－1参照）。

漢方薬というものも見捨てたものでない、自然食も大切だ、と思うようになりました。自然食は退院したときから始めています。どす黒かった便《べん》の色が黄色くなるのに三カ月かかりました。

〝てんぷら〟も食べます。しかし胡麻《ごま》油の〝てんぷら〟なのです。かなりあくどいです。〝ぎょうざ〟も食べます。ただし豚肉を除きます。どうしても魚を食べたいときには、掌《てのひら》に載《の》るくらいの大きさの目刺しを食べます。

玄米は小豆を入れて220グラム。これに納豆を一つ。大根おろしを小皿に少し、大きな海苔《のり》を二枚。味噌汁は大根にモヤシを一丼《ひとどんぶり》、白菜の漬物、これが冬の朝食です。

昼食は、朝食と同じ目方の玄米と、モヤシを中皿に盛り豆腐を半丁のせ、ヒジキ・人参と玉葱を醤油で薄味で煮たものを中皿に、トロロのすまし汁を一丼。

夕食は、同じ玄米小豆飯、豆腐半丁、ヒジキの残り、カリフラワーの塩茹《しおゆ》で、人参と椎茸を薄味で煮たものを中皿一杯。

よくしたもので、これでもって、ちっとも疲れません。仕事はしていますから、その疲れはありますが、その日のうちにとれます。翌朝に残りません。

昨日食べたものは、朝食は玄米160グラムに小豆を入れたもの、うんと少ないです。キャベツに葱を入れた味噌汁、納豆を一個、ふりかけ（これは自分でゴマとノリと塩で作ります）。

昼は、玄米220グラム、カワハギを一枚、あじの開き、しらす100グラムと大根おろし、あじのてんぷら、葱の味噌汁。

夕食は、玄米230グラム、大根おろし、四分の一丁の豆腐、カリフラワーを中皿で、莢《さや》えんどうの味噌汁、そんなところです。これで結構仕事ができます。

まだ豚肉を食べたことがないんです。果物も一切食べません。果物の味も忘れちゃった（笑）。

入院する前は、コーラがとても好きなもんですから、一時間ぐらい働くと一本飲むんですよ。また一時間ぐらい働くとまた一本のんじゃうんですよ。そんな調子でドンドン飲んでいました。ところが今は、コーラもファンタもぴたりとやめまして、全く飲む気がしません。時たま皆との付き合いがあるのでソーダ水を飲むくらいです。お茶は玄米茶です。夏は麦茶になります。

食べ物のことはそんなところです。橋本先生にかかる前は、私自身のカルテを見せろ、見せないで、喧嘩《けんか》したですよ。自分のカルテを自分が見て何が悪いんだと。それで、やっと見せてもらって、自分のデータを全部写してきました。

他人《ひと》からは、体《からだ》をいためつけていると言われますが、この方が私自身としてはウンと調子が良いんです。いま体重は53キロぐらいしかありません。太りもしないし、痩せもしないのです。いまこれでね、夜は電算機のプログラム開発の勉強をして毎晩寝るのは十二時です。朝は六時半に起きます。

糖尿病になる前は、二年に一回、必ず「ひょうそ」を患《わずら》っていました。爪の下が化膿するのです。そして貧血症なのです。あかぎれも切れていました。ところが、それらが全く無くなりました。この冬は、どんな寒い日でも、衣類は三枚しか着ませんでした。体がポカポカしているんです。昔の症状は、今考えれば、糖尿病に結びつくのでしょうね。

糖尿病ということから、いろいろな病気が起きるのですね。だからその根本をおさえれば、それに不随する病気は治るという考え方をしたいです。

うちの母親は六十歳ですが、関節が痛くてビリビリしていました。それが私と一緒に玄米を食べ始めてから一カ月半ぐらいで治ってしまったそうです。私はいつも必ず玄米を食べますが、母は年寄りですから時々白米を食べるのです。三日も食べると、またぶり返して起こるそうです。

玄米が良いというのは、ほんの微量の成分が人間の体に不足しているということですね。私は商売であちこちに出張しますが、おむすびを持って行きます。おかずはキュウリ、レタスに味噌汁を付けて弁当箱に入れます。どこへ行くにも弁当持参です（笑）。みんなに、高田という人間はこういうやり方をしているから、他のものを呉れても駄目だと徹底させるまでが大変だったんです。他人《ひと》が美味《うま》い物を食べていても私は何とも感じません。

私自身も、糖尿病がこんな具合にして良くなるなどとは考えられませんでした。今は薬は全く使っていません。

白米を食べて三時間ぐらいすると尿糖が出てきます。実験してみたんですよ。白米100グラムで尿糖（＋）。だから玄米の効果はとてもおもしろいですね。

H 玄米食と白米食とで血糖の増加の仕方の違いをしらべたことがあるんですが、玄米食の方が血糖のふえ方が少ない傾向がありますね。迷いや悩みから抜け出して精神状態を統一する、という効果もありますね。だから良いと思うのですね。

高田さんの場合は、糖尿病を治療するのに玄米・菜食と漢方薬が非常に効果があったですね。初め高田さんを診るのを私が断ったというのは、漢方に反対する彼の主治医に遠慮したのでした。まわりの医者はみんな漢方の支持者じゃない人ばかりですから、私も遠慮していました。だんだん図太くなってきましたがね。どうせ対立するものですからね。

漢方薬に合う体質があるというより、その人の体質に合う漢方薬を見付けることが大切ですね。糖尿病ならこの薬というふうに決めてしまうのではなくて、人によって、いろいろ違ってよいわけです。しかし、だいたい私は薬はごく限られたものを使っています。

コーラは全く飲んでいないという話でしたが、危険な食品ですから、そうすべきです。私もコーラ類は一切飲みません。

私は患者さんには何も隠しません。その検査結果の伝票を上げることもします。患者さんが自分の病状を知って、自分で治す努力をすることが一番大切だと思っています。

高田さんのように毎夜遅くまで働いているというのは大したことですね。病気を治すということは、一歩前進して、もっと健康になることだと思うのですよ、つくづく。

金のかからない治療ですね、これは。医者として非常に儲からない（笑）。こういう治療法は、やろうと思えば誰でもやれる。田舎のお婆さんでもやれる。簡単ですよ。

F　これだけの食事を食べて治るなんて信じられない。これだけで本当に大丈夫なのかと思います。

H　こういう例は、実は高田さんだけではないのです。

F　糖尿病では完全治癒はできないことになっていますから、驚きです。高田さんは御自分で料理なさるんですか。

T　献立は私が作るんです。そして女房に作らせます。家中で玄米を食べています。

F　高田さんのように糖質を少なく食べていたら、尿に糖の出なくなるのは、あたりまえじゃないかと思うんですが……。

H　糖が尿に出る量よりも血糖の量が問題ですね。また食べる量が少なくても、糖尿病なら尿糖は出ますよ。

F　どうして玄米220グラムと決めたのですか。

T　玄米220グラムというのは茶椀に軽く一杯になるのです。それで決めました。

F　普通、一ぜんではお腹《なか》がすくのですが、玄米なら大丈夫なんですか。

T　玄米はよく噛みますから、それでも腹にたまります。

H　糖尿病を治せない〝糖尿病食〟はうそですよ。肝炎を治せない〝肝臓病食〟はうそですよ。薬の付け足しのように治療食を考えている向きがありますが、反対だと思います。むしろ治療食を薬と考えるべきです。治療食は白米食でだめです。

医師の教育課程に食餌による治療学がありません。それはまったく軽蔑されています。それが、そもそも慢性病を医者が治せない原因ですよ。教えられる栄養学にも迫力がないですね。高田さんのような生々《なまなま》しい体験のもつ迫力がないですね。みんな受け売りだからでしょう。

F　自然食の定義は何ですか。

T　私の言う自然食は、一つは、不自然つまり危険な食品に対する自然食です。本当に完全な自然食は存在しないですからね。なるべく農薬や添加物のないものということ。二つは全体食ということです。

化学調味料は一切使いません。醤油も味噌も自家製のものを貰ったり作ったりします。玄米食を始めてから米が月に10キロ少なくてすみます。

一つの献立を作っておりまして、縦《たて》、横《よこ》、自由にとれるようにしています。今日は此処を横にとろうという具合です。

私は死ぬまでやるつもりでいるんです。他人《ひと》がどう言おうと、やるつもりでいます。誰の体《からだ》だということなんです。誰の体でもない自分の体ですから。

近所に外科医院があります。そこから糖尿病の患者が入院したと言って、治療食を僕のところに聞きにきたことがありました。その人に合うか合わないか知らないが、僕はこうやっていると教えてやりました。橋本先生には悪いけれど、いいかげんな医者がいますね（笑）。なあんだ血糖は大したことないじゃないか。糖尿病なんて病気のうちじゃないから、いい加減な治療しかないよ、と言うんですよ。患者は医者を頼ってくるのにいい加減な治療とは何ごとだと喧嘩《けんか》やるんですよ。すると、君みたいな人間は初めてだと、その医者に言われました。命を預けようというのに、そんなの医者の資格ないですよ。

橋本先生にいつも言うんですよ。先生はキャッチャーだ。先生はサインを出すだけで、投げるのはピッチャーの患者の方なんだから、ピッチャーがいい加減に投げていても、キャッチャーが上手に処理してやる。それだけだと。

H　同感！　糖尿病の人も、いつまでもダラダラと医者にしばられ受身《うけみ》で病院に通うようでは駄目です。自分の病気は自分で治すメドをつけ、自分と似たような病人がいたら、その人の面倒をみてやれるようにまでなるべきだと思います。

○

高田氏は意志が強い。自分の病気は完全に治さずにおくものかという闘志の持ち主《ぬし》である。彼はインスリン注射を中途で止めた。そうして糖尿病を玄米・菜食と漢方のみで克服した。

糖尿病だからといって特別の献立はない。高田氏が語っているように、基本的な自然食の献立はだいたい決まっている。それに小豆《あずき》や南瓜《かぼちゃ》などを加えている。

難病にかかっていても、それを克服できる人と克服できない人と、あるように私は思う。その差が生じるところは、その人が真に病気を治そうという熱意と一念をもつかどうかにかかっている。たとえ本人にその熱意がなくても、本人の身内《みうち》の人にあればいい。そして治れば、まわりの人々へと自分の体験をひろめていく。他人《ひと》に奨《すす》め、他人《ひと》に教えることにより、自分の体験はより一層豊かになり、確信も深まる。自分一個の体験で終われば、やがては自分自身も振り出しに戻り、貴重な体験も元の木阿弥《もくあみ》となる。慢性病の治療は互いに励まし合うことによってこそ完成する。

病気にかかったら医師に診てもらう、治療してもらう、というのが常識になっている。素人では何もわからないのだという。医師がもっている医療能力は素人のそれより段違いに大きいのだ、と医師自身は思っている。しかし、それは両方ともに誤っている。私はその事実を一つずつ明らかにしていこうと思っている。

ここに挙げた高田伊佐男氏は、糖尿病を自力で克服した例である。この方に私がしてあげられることは、糖尿病が再び起きないことを確かめるために、ときどき血糖検査の伝票を書いてあげるだけのことになってしまった。その検査そのものも衛生検査技師の方々が実施する。私はその結果を読むだけである。もちろん御本人も正常域の血糖値は御存知であるから、自分の検査データも判読できる。そういう点では、私という医師の権威はとっくになくなっている。

世の中は動いている。そして既存の価値体系は急速に、しかも確実に崩壊させられつつある。若い医師は、医師という技術者としての権威を身につけることだけに汲々としていてはいけない。若い患者は自分の病気さえ治せばよいと小さく焦っていてはいけない。お互いに手をつなごう。若者こそが次の世界をつくるのだ。

（昭和四十七年）

六、慢性多発性関節リウマチ

やす子さんにお会いしたのは、昭和四十八年の晩秋、岩手県衣川村の診療所に赴任して間もなくの頃であった。二十数年来の慢性多発性関節リウマチを患《わずら》っておられた。手指は既に変形していた。当時の私は、玄米・菜食、一日一食に徹しており、患者さんたちにもそういうやり方を求め、極めて高飛車な診療態度で臨む医者であった。病気を治すのは医者であり、薬であるとのみ信じている村の人々には、私は信じ難い医者にほかならなかった。

遠く離れた所の病院に御主人に背負われて注射に通っていた彼女は、何とかならないものかという願いを持って、恐々《こわごわ》と私の診療室を訪れて来られたらしい。後年その方が、御主人と共に食生活を改められ慢性多発性関節リウマチを見事に克服され、自らの農業の在り方に開眼されていかれる人であるとは露知らず、白米飯、白砂糖、果物を食べることの非を私は高飛車に説いた。実践しないならもう診療してやらぬ、と。何という傲慢さであったろう。

しかし、やす子さん御夫妻は実践に踏み切られた。効果は薄紙をはがすようにあらわれる。したがって継続には努力と根気が要る。記憶をたどれば一晩たりとも節々が痛まぬ夜は無かったというような状態が、一年たち二年たつうちに、消失していった。よく働ける。玄米食を始めて三年余になられるが、去年の冬は、とうとう一家全員がかぜひとつひかなかったと言う。

軽症の関節リウマチが治ることはある。しかし、消炎鎮痛剤・副腎皮質ホルモン剤等を一切使用しないで、やす子さんのような重度の関節リウマチでも症状が改善することがあるのを私は教えられた。どうしてか。それは、ほかならぬ御主人が食生活の改善を自らの問題として一心同体になってやってこられたからであろう。

遠く衣川を離れ、直接には何の手出しもしていない私とは、もはや何の利害関係も無い。しかし、月に一回の文通は続く。しかもそれは御主人の筆により、必ず差出人は御夫妻の連名になっているのであった。たとえば、次のようなものである。

「東北の寒村に、また去年（昭和五十一年）のような冷害がやってくるのではないかと心配しております。来る日も来る日も雨と風で、冷ややかな北西の気流が私ども百姓の気持を明るくしない連日です。田植えはほとんど終わりかけているようです。

相変らずの化学肥料と農薬の使用、どうにもならない現状のようです。しかし私の家では一昨年から、農薬と化学肥料を幾らかでも減らそうと頑張っております。農地がすっかり酸老化していると言われていますが、今年は、最近になく多く堆肥を使いました。気温が気がかりです。

近所の主人が六十二歳で胃がんで死亡しました。検診で発見され、盛岡の病院で手術。超手拳大の大きさで胃全部と腸の一部を除去したとか。そのあと腸捻転を起こし、二回目の手術で血圧が下がり、死亡の由です。先生のお言葉の『毎日の積み重ね』、目《ま》のあたりに見る感が致します。酒と煙草に浸っていた人ですから。では失礼致します。」

「稲の成育は、昨年よりぐっと良いように思われます。昨年より気温も高く、出穂期の天候は幾分心配でしたが、まずまずという作柄のようです。それにしても一般農家は来る日も来る日も、浴びるように農薬を撒き散らしておるのが現状です。何の知識もありませんが、どうも心寒い感じが致します。うちでは、先生の御指導以来、減産承知で除草剤以外は何もかけていませんが、散布している人々を可哀想な気持で見るようになりました。或る人は、稲が真白になるほど、いもち予防剤を散布してそのわらを家畜にやっております。その肉を自分は喰わないかもしれませんが、誰かが食べるのでしょう。必要以上に散布しているのが一般のようです。

近所の或る人は高血圧で倒れて以来、食生活に対する考え方が大分変ったようです。用事で訪ねてきたら、私たちの食養法をいろいろと聞くのでした。毎日の積み重ねが必要だということは、どこへ行っても、誰にでも、通用するのだと確信しております。

この頃の長雨で妻の肩が凝るので、灸を六日続けてやったら、ぐっと良くなりました。マッサージも木車《もくしゃ》も併用しました。本当にありがたいことを教えていただきました。では失礼致します。立秋の気配濃くなり衣川」

「お便りありがたく頂戴致しました。去る十月二十三、四日に田沢湖、盛岡へ岩手農業祭旅行へ出かけて参りました。妻はバス旅行は不得手でしたが、すっかり自信が付いたようです。有難い食養のおかげ様なることが証明された気分で、自分に言い聞かせました。他の人々は車中で、口を休ませる暇が無いほど菓子・果物を食べ通していたようです。どの顔を見ても白っぽく、つやの無いカサカサした血色の無い人達ばかり。なんとなく気の毒な感じに打たれました。よくもあんなに喰えるもんだと。朝食べて夕食まで食をとらない自分から見ると、よくもそんなに腹がすくもんだと不思議に思えてなりませんでした。旅館の白米飯のまずいこと。過去には自分達もこれを喰っていたんだと情無い気持にもなりました。稲脱穀も、もう一息というところです。甘藷《いも》掘れば鼠の喰わぬ畦は無く」

日先の病気を治すために食事療法をする人は多い。しかも患者一人だけが。しかしやす子さんの家では、やがて生まれた初孫さんにも、玄米の甘酒が牛乳代りに与えられていた。農業の在り方も変えられた。やす子さんの家を訪問する際に出される食卓上の手作り料理の素晴らしさには驚く。

農家が自ら作った米の胚芽を精米機にかけて捨て、野菜を自給せずに、農薬と化学肥料で大量に栽培されたものを逆に八百屋から買う。有害食品添加物の含まれた副食品を買う。そして病気し、効かぬ高価な薬をのむ。無駄の連続。太陽エネルギーを基本として成り立っていた農業が石油エネルギーに依存するように歪められてしまった。米を除く穀類の国内自給率は異常に低く、畜産のための飼料や大切な大豆は一方的に輸入して今日に至っている。石油と穀類の輸入が制限ないしは中止された日には、日本人はどれほど生き延びられるか。そういう危機が旦夕《たんせき》に迫っていると思われる。

（昭和五十三年二月）

七、患者が取り組む胃がん治療

〔その一〕　がんの恐怖からの逃避

昨年の秋、伊豆の或る温泉へ行った。ふと玄関に貼ってある複写された手紙と添付されたカラー写真に気が付いた。そこには一見しあわせそうな親子三人の姿があった。しかし手紙の内容は暗いものであった。その手紙の要旨は、

「私の姉夫婦と子供が消息不明になった。新婚旅行の思い出の地である伊豆方面で自殺の恐れがあ

るので、お気づきの方は保護してほしい。理由は、姉が乳がんのため、手術することになったが、手術してもあと二、三年の命と言われ、本人もそれを察してノイローゼ状態になりました。そののち東京の癌研に行くと言って家を出たまま、病院には行かず、そのまま行方不明になったのです。警察に捜索願いを出して心あたりをさがしたが見つかりませんので、よろしくお願いします。」というのである。

〔その二〕　がん克服の希望

次の手記を書いた女性のお父さんは胃がんである。肝臓にも転移しており、手術不能の重症で、我々の病院へと転院してこられた。「あと二カ月」と言われてきた寿命が、三カ月を越えて四カ月目にはいっている。いまのところ貧血はあるが痛みはない。（がん性疼痛はこの方には最後まで生じなかった。一般に、制がん剤の全身投与をしなければ苦痛は稀である。本章八、参照）

本人に病名は告げられた。そこでは、親娘合作の熱心な闘病生活が展開されている。

「私は食養（玄米自然食）を知るようになって、疲れなくなり、よく眠れて時間が短くても平気になった。風邪もひきにくくなり、いろいろなことが好転して、食生活の改善が身体の自然治癒力を培《つちか》ってくれるのではないかと思っています。健康に自信がついたので昨年の四月から海外へ研修に行っていました。そのとき、母から父の病気の知らせがあったのです。

半年ぶりの父は別人のように痩せていました。手術できない手おくれの胃がんで、あと二カ月の寿命と言われていました。

病院食は普通の白米食。医者は、好きな物はなんでも食べてよいと言っており、本人には胃潰瘍と思わせている。点滴、輸血、何種類もの薬……何の効果もなく疲れるばかりです。

父に会ったその日から私は玄米飯にしてやり、副食を五、六品（野菜、海草、小魚、大豆製品等）、よもぎ、おおばこ、甘草の煎茶酵素、小麦胚芽、しじみエキス、葉緑素粉末等を運び、服用させました。ところが、まず主治医との衝突。玄米や小豆をやったところでどうしようもない。そんな神経をまわりが使うのはよくないから止めなさい、と言う。

理由を聞かしてくれと言うと、だめなもんはだめだと言う答えでした。そして、私の最も恐れる抗がん剤の静脈注射が行われていました。私も貧弱な知識を自然食関係の健康書などから得ていましたので、それだけは打たないでほしいと頼むと、すぐ止めると反動が恐《こわ》いと言い、天の摂理に従うのが一番いいのですとおっしゃりながら、副作用はあるがやむをえないと、注射をつづけるのです。しかし内服薬はすべてやめさせました。一応、何の薬ですかと問うと、何の薬とも言わず、どうせ薬なんてハナクソみたいなもんだから本人がいやなら与えなくてもよいですよという答え。

何枚もの胃カメラ写真、レントゲン写真を見ました。かなりの出血状態でした。猿の腰かけなどを煎じた民間薬も飲ませました。そして転院を決意しました。

自然療法のできる、空気のよい、良心的な医師のいるところ。そこで、病院食に玄米自然食があり、漢方薬を治療に用いるという国立東静病院の橋本先生のところへ。父に会って十日目、胃カメラの写真をもって橋本先生を訪ね、その日に入院を予約。御本人は自分ががんだということを知っておられますか、知っていなくてはいけません、と橋本先生に言われて私は、言いようもない感動を覚えました。そして、全力をつくしてみましょうと言われました。患者に病名を隠していたのでは、そこにはごまかしと騙《だま》し合いがあるのみで、真実の人間関係はないわけです。

まわりの人たちから、転院させて二カ月以上の命を保証できるのかと言われましたが、私は橋本先生を信じ、有無を言わせませんでした。命の保証など、誰にもできるものではないのですから。

逃げるようにして出た病院でも、多くの人々からいろいろなことを教えられました。しかし、それはすべて医師からではなく、患者さんの身内の方々からでした。

解熱にとたくさんのツバナ（野草の穂の一種）を、がんに効くという猿の腰かけをいつも胃腸のために煎じて飲んでいる方から木曽の山奥で採ってきたものを頂いたこと等々。本当に感謝でいっぱいです。

国立東静病院にきて最初に橋本先生に言われたことは、心の持ち方が最も大切だということでした。父はいま〝死と対坐〟している。逃げることのできぬ死、いまは若くて健康な私にも、やがて死と直面するときがくるのですから、私と父にとって生と死は共通な人生の課題なのです。

父には、胃がんで手術不能の状態であることが橋本先生からはっきりと告げられました。母と私も同席して。父の表情は一瞬紅潮しましたが、後は実に冷静で動揺ひとつしませんでした。言われた瞬間ふらっとしたが、あとはからだがすっとした。胃潰瘍のつもりだったので三カ月ぐらいの入院だと思っていたが、これで何もかも忘れて闘病する気構えができた、もっと早く言ってもらいたかったと、あとで父は言いました。

抗がん剤は一切中止され、黄芩湯《おうごんとう》が処方されて、同室の人といっしょに玄米食を食べました。発病以来続いていた微熱は、やがて嘘のように引いていいました。

猿の腰かけ、ヒシの実、枳実《きじつ》、ハト麦、黄柏《おうばく》、山豆根《さんずこん》、地骨皮《ちこっぴ》を加えて煎じています。生菜食療法も教えていただき、また野草をすすめられ、院内のハコベやノビルを父と一緒に摘んで下さったり、父を車にのせて狩野川の土手へクコを採りに行って下さる。赤本に載っているビワの葉療法を朝晩やっています。父には、私にできるあらゆる手だてをしたいと思っています。病人は心も病んでいると或る患者さんが言われました。本人はそれと取り組まねばなりません。そのことが自力更生の原動力となるのでしょう。平安な心をもって生き、死ぬためには、精神の支えが必要です。私はそのことを、父の病気をみてつくづく教えられました。父はこれも天から与えられた試練だと言っています。そういう父とともに、私自身も修業することにつとめる、それが、多くの方々の誠意ある励ましに答える道であると思うのです。」

以上二つの事例を比べて考えてみる。

前者〔その一〕は乳がんの精密検査を受ける前に、すでに本人夫婦が絶望している。闘病生活も考えず、兄弟にも告げずに失踪した。

乳がんそのものは手術ができる。そして二、三年の寿命があるというのにである。二、三年の寿命しかないのでなく、二、三年もあるのである。それにくらべると、後者の方が条件はずっと悪い。残された寿命は二年でなく二カ月である。にもかかわらず、この人は精神的に立ち直った。何故であるか？

◯

二つの事例の大きな相違点は三つある。

第一は、何としても患者を救いたいという強い誠実な一念を持った人が、患者のまわりに一人でもいるか、いないか、ということである。前者の患者の夫は、自分や娘は健康なのに、ふらふらと一家心中しそうである。何としてでも妻を救おうという強さがなく、弱く、あきらめている。ありきたりの、医師という専門家まかせである。

ところが後者〔その二〕の娘さんは、医師たちの脅《おど》しを振りはらってまでも強引に病院をかえた。なんとしてでも父を救いたい、という娘さんの一念である。その誠実さは、何にも替え難く尊い。人にこの一念のあるかないかが、人間を絶望から救いもし、また死にも追いやる。瀕死の人をも立ち直らせる、このような正しい一念をもった人が、患者のまわりにいるかどうかである。もちろん、それが患者本人であればもっとよい。医師であればなおよい。死の恐怖を前にしてもゆるぎない強い信念に支えられた人生観が必要なのである。しかし、その信念は、苦しい時の神頼みでは身につかないのである。日常生活のうちからの不断の積み重ねでなければ、いざというときには役立たないのだ。

第二は、後者の女性は自然食・食養・民間療法などの患者サイドがやれる非体制的な治療法を知っていたことである。現代医学・栄養学では自分自身の病気を治せなかったのが、玄米自然食という食養生で、自分が健康になったという生々しい体験をもっていた。それを自分だけのものとせず、父親ががんだと知った瞬間から、それを応用することに気づき、自然食と漢方で治そうと考えたことである。普通の病院で〝手おくれで、もう駄目です〟と言われても、あきらめてはいけないことを、この例は教えている。

かりに、治したいという一念だけはあっても、具体的な治療手段を知っていなければどうにもならない。前者の兄弟や親戚にそういう人がいなかったことが、不幸を決定的にしたことである。

第三に、後者のばあい、患者さんに、手おくれのがんであることをはっきり告げることができたことである。告げたのは私だが、そのことに賛成したのは家族の方々である。

本人はショックに陥ったが、救いの手はすぐさしのべられ、本人も必死で闘病することになったことである。普通は、がんであることは本人には隠される。本人はうすうす気づいていても口には出せず、お互いに騙《だま》し合うようないたわり方になる。そのような人間関係では、正しい医療も看護も闘病もできないだろう。たとえ、自然食、漢方、いろいろな民間療法をやっても、病人の悩み疑う心を救わなければ本当の治療にはならないであろう。

（昭和四十七年）

八、大腸がん手術後の転移性肝がん・転移性肺がんの治療

六十五歳の男性。平成十二年七月六日の初診。この年の四月に検診で大腸がんが発見され、他医で五月に下行結腸がんの手術が行なわれた。すでに肝臓と肺への転移が認められた。それ等に対し化学療法（制がん剤の全身投与）が予定されていたが、それを忌避して私の所を受診した。すべては告知されていた。

ヘモグロビンA_{1C} 6.3％の軽度の糖尿病がある。全身の皮膚の色は浅黒く、全身に粉瘤（アテローム：表皮嚢腫）が出来やすい。生じた粉瘤は化膿して自壊し、自然治癒するということのくり返しである。大腸がんとの関連で遺伝性疾患等が考えられ、皮膚科受診をすすめたがそれなりになった。この人の長男も同様に粉瘤ができている。

X線CT検査では右肺S_9・S_{10}に、左肺S_4にそれぞれ直径1㎝以下の小結節が認められ、肝両葉に

は転移と思われる最大直径2～3㎝の低吸収・増強不良域が多発している、という所見であった。

私はまず左記の処方を出し、併せて油性制がん剤動注療法を専門家（熊本大学医学部第一外科　故・今野俊光講師）に依頼した。各種の抗酸化物質の摂取・漢薬の服用等のBRM（Biological Response Modifiers：生物学的応答調節物質）による自然療法ないしは免疫療法と、がん腫の所にだけ制がん剤を注入する方法との併用である。

(1)桃核承気湯《とうかくじょうきとう》エキス・荊芥連翹湯《けいがいれんぎょうとう》エキス及び大柴胡湯《だいさいことう》エキスの服用、

(2)天然型ビタミン剤の大量服用、

(3)食事療法（野菜の多食、未精製の食用油の使用、未精白の穀食等）、

(4)Col－Mワクチンの皮下注射等々。

粉瘤に対して荊芥連翹湯を、手術前も手術後も同様にある頑固な便秘に対して桃核承気湯合大柴胡湯を処方した。いずれに対しても、これ等の処方は有効であった。粉瘤は生じ難く、かつ生じても治りやすくなった。頑固な便秘であったが、右記の処方で快便が得られるようになった。

一般に制がん剤による化学療法には、現在のところ次の六通りの方法があり得る。

①内服

②静脈注射（水性：薬剤を生理食塩水やブドウ糖などに溶解させる）

③動脈注射（水性：薬剤を生理食塩水やブドウ糖などに溶解させる）
④同上（薬剤を油性造影剤リピオドールに混合する：emulsion）
⑤同上（油性：高分子の薬剤［スマンクス］をリピオドールに懸濁させる：suspension）
⑥同上（油性：薬剤をリピオドールの中に溶解させる：solution）

白血病や悪性リンパ腫等を例外として、制がん剤との接触によりがん細胞よりも正常細胞の方が傷つきやすいことを考慮すれば、基本的には固形がんに対する制がん剤の全身投与は好ましくない。腫瘍新生血管の透過性の亢進という性質を利用し、**高分子の制がん剤**を腫瘍部位の周囲にのみ限局して停滞させ長期間にわたって腫瘍内へ浸透させていく**腫瘍選択的化学療法**（Targeting Chemotherapy：がんの部分にだけ薬剤が集まり全身には回らない）を行なうことが望ましい。肝がんの治療法として開発されてきた前記の⑤がそのDDS（Drug Delivery System：薬物送達システム）である。肝がんの場合それは、切除手術やTAE（経カテーテル肝動脈塞栓術）よりも根治性には乏しいが、肝臓全体に拡がったがんの場合や頻回の反復治療が可能な点が有利である。

固形がんに対する高分子薬剤の研究と開発は⑤をもって嚆矢《こうし》（先がけ）とするが、他の場合においても研究と開発が世界中ですすめられているようである。

高分子油性制がん剤動注療法は転移性肝がんに対して、平成十三年二月までの間に計6回行なわれた。スマンクス／リピオドール（1回に1mg／mℓを2～3mℓ）、ヴィンブラスチン／リピオドール（1回に5mg／mℓを1～1.5mℓ）が注入され、その時点ではCTの画像上ほぼ肝臓の全腫瘍像が縮小ないし消失してしまった。表2－2で、腫瘍マーカーCEA（胎児性がん抗原）値が漸増せずに途中で一旦減少しているのはその効果である。肺転移に対しても一回だけMMC（水性10mg）が気管支動脈に注入されたが、制がん剤の脊髄への侵襲を恐れて私の方から以後の治療を中止させた。患者さんは至って元気であった。

油性制がん剤動注療法の身体への侵襲は比較的少ない。薬剤が全身にちらばる、肝がんに対する皮下埋め込み式リザーバーによる水性制がん剤の動注等にくらべると、制がん剤の量が少なく腫瘍撰択的療法であるためその生体への侵襲ははるかに少ない。

表2-2　腫瘍マーカーCEA値の推移（基準値5.5ng/mℓ以下）

平成12年	5月	24.5 ng/mℓ
	7月	13.9
	9月	6.1
平成13年	1月	20.4
	4月	19.8
	5月	23.7
	7月	57.6
	9月	146.1

その後は漢薬等の自然療法のみで、QOL（Quality of Life：生活の質）を第一とした治療方針を採った。自宅で前記の漢薬の服用等のみによる自然療法をつづけ全く苦痛が無いQOLの良い日常生活が送られていた。

平成十三年七月、腹壁に腫瘤が膨隆してきた。CT写真上、下行結腸の手術部位のがんの局所再発ないしは一塊となったリンパ節転移が考えられた。胸水・腹水は認められない。腹痛は無い。

今後腸閉塞の恐れがあるので、その時のためにK開放型病院の外科を受診してもらう。腸閉塞にならない限り、積極的に手術をする意味はない。

九月五日、尿路感染症で高熱を発し、脱水状態となり、右記のK開放型病院に入院、感染症の治療（抗生剤の静注）が行なわれた。腹水が貯溜しはじめた。同七日の腹部CT写真では左側腹部の、大腸がんの局所再発ないしは一塊となったリンパ節転移と思われる腫瘍は10×8㎝と増大し、肝臓両葉の石灰化多発転移は増大傾向、左腎臓は水腎症、腹水が中等量出現、胆嚢・脾臓・膵臓に異常無し、イレウス所見無し、ということであった。

九月十七日、胸部CT写真では、両側胸水が少量から中等量出現、両肺野の転移巣は軽度増大傾向、腹水は十日前のそれより増加している、という所見であった。腫瘍マーカーCEA値は146.1ng／mℓと増えている。私の処方は初診時以来の桃核承気湯エキス・荊芥連翹湯エキス・大柴胡湯エキスの他に、胸水・腹水に対して補中治湿湯《ほちゆうじしつとう》加霊芝《れいし》4グラムを加える。

感染症が治癒し利尿剤（ラシックス）により腹水が減少したところで、本人の希望で九月二十八日に退院。腹痛等の苦痛がまったく無いため、緩和ケア病棟（ホスピス）への入院の適応が必ずしもなく、訪問看護（及び介護）ステーションのサービスを受けることになった。足腰が次第に弱り衰弱してきたが、苦痛のない自宅療養がつづけられた。患者さんは最後まで生きる希望を捨てなかった。十一月五日から飲食不能となって、腸閉塞の症候と考えられる嘔吐があり大建中湯を投与したが、翌六日が最後であった。悔いのない終末医療であったと夫人から感謝された。

○

すでに肺と肝への多発性の転移が認められ進行がんであった大腸がんの手術後一年余が経過し、最終的にはがん性腹膜炎・がん性胸膜炎・大腸がんの局所再発等となった。それまでは油性制がん剤動注療法の一回につき数日間の拘束と、尿路感染症の時の入院があったのみで、患者さんは日常的な漢薬の服用等の治療法を継続し、ほぼ通常の家庭生活を最後まで営むことができた。

進行がんに対する基本的な治療の仕方としては、患者に対するQOLを優先して考慮し、漢薬を初めとする諸種の非特異的な免疫療法がすすめられる。患者が私自身、私の家族であればそうするであろうということである。制がん剤の全身投与が行なわれれば、患者は多かれ少なかれその副作用で苦しまなければならず、病院に拘束される度合いが増える。

稀少疾病用医薬品として指定されている塩酸ゲムシタビン（ジェムザール注）の、膵がんに対する投与（水性で全身投与）成績である症状緩和効果（Clinical Benefit Response：CBR）が23.8%および一年生存率が18%で、同じ水性で全身投与である5FU（フルオロウラシル）のそれぞれ4.8%及び2%にくらべると有意に延長されているといって評価されている。この第Ⅲ相無作為化比較試験は米国・南アフリカ・英国の病院で行なわれた。しかしこの一年生存率わずか18%という数字は惨憺たるものである。

手術不能・再発胃がんなどに対し制がん剤の全身投与が行なわれた群、制がん剤の全身投与をしなかった症例群との無作為化比較試験が行なわれ、前者の方が有意に生存期間が長かったという論文がある。この場合、無治療群といわれる制がん剤なしのグループには支持療法：ＢＳＣ（Best Supportive Care）が行なわれている。その内容は対症療法・精神的支援・栄養補給などであり、まことに貧弱であって決してベストではない。中にはビタミンＡ（レチノールパルミテート3000単位）とビタミンＥ（αトコフェロールアセテート70 mg）を加えた論文もあるが、それらは半合成品であり、質量ともに不足でビタミン剤の正しい使い方ではない（本書第一章三、（六）参照）。ビタミンＥはd－αトコフェロールでなければ吸収されないし、かつその量は日本人の場合300 mgを目標にする。また、十分な量のビタミンＣ（アスコルビン酸）の併用も必須である。

手術不能の固型がんにおいて、ある種の水性制がん剤の全身投与をした症例群と、本症例のように全く制がん剤の全身投与をせずにマクロファージを活性化させるワクチンの注射・各種の抗酸化物質（ビタミン剤や野菜スープ他）の摂取・漢薬の服用などのＢＲＭ（Biological Response Modifier：生物学的応答調節物質）等々による広義の免疫療法を行なった群との間で、症状緩和効果や一年生存率などの比較検討を行なったら、果たしてどういう結果が出るだろうか。ＱＯＬを第一義に考えても、本症例のような後者の場合において、患者さんが満足することが多いという結果が出るのではないかと、私には思われる。

第三章　物理療法の素晴らしさ
―体の歪《ひず》みと歪み直し―

一、操体法

(一)　歪《ひず》みと病気

からだは、右半身と左半身のバランスがとれていることが理想ですけれども、人間はやはりどちらかに少しずつバランスがくずれます。このくずれ方の程度の差で、健康になったり、不健康になったりします。

仰向けに寝た人を見ると足の長短、左右差があるとか、立った場合に背中がまっすぐでなくて、右肩が落ちて顔が右に曲がるとか、側彎症として背中が曲がるとか、いろんな形をとった歪みが見出されます。二台の体重計に右足・左足を各々のせて体重をはかってみますと、60キロの体重の人が右足に30キロ、左足に30キロと均等にかかるとは限りません。無意識のうちにやってみますと右足に40キロ、左足に20キロとなるかもしれません。そういう20キロもの差があれば、その人はかなり不健康です。重症です。もし何の訴えがなくても、必ずどこかに異常があります。5キロぐらいの左右の差はざらです。ごく無意識な姿勢では、自然と右に左にとかたよってしまうくせ、これが、その人にある歪《ひず》みです。

その原因にはいろいろなことが考えられます。右半身にだけ重心をかけて仕事をしがちな人がいます。たとえば歯医者さんは、患者さんの右側に位置して仕事をする。自分の右半身に重心をかけてのぞきこむ。手動ギアの自動車の運転手は一日中、右足でアクセルやブレーキを踏みます。クラッチペダルを踏む左足よりも、どうしても力がはいり過ぎます。自動ギアの自動車の運転には右足ばかりを使います。体を右から左へねじって球を打つスポーツがあります。アンバランスな姿勢をするのがその人たちの仕事になっています。この左右のバランスのくずれが種々の疾病の原因のひとつになっています。

二程度の差こそあれ人間の体というものは、左右どちらかにバランスがくずれやすいものです。二本足で立って生きるということは、バランスが崩れるということでさえあります。ですから、より健康に生きるためには、バランスの調整を常に行うべきということになります。

おもしろいことに、常に右半身に重心がかかりますと、人間は便秘しやすい傾向があるのです。その反対の左半身に重心がかかりますと下痢しやすいのです。

歪《ひず》みは体重がどちら側の脚に余計にかかっているかということでありますが、歪みをもっと具体的にとらえると、体の一部分の縮み、しこりの存在です。筋肉、あるいはすじが縮むのであって、結果として関節が歪みます。背骨が曲がります。それによっていろいろな病気がおこります。

具体的な例をあげます。その人は四十歳の御婦人でした。何年来の鼻づまりだというのです。アレルギー性鼻炎といわれたそうですが、よく聞いてみますと、つまっている鼻は左側だけです。最初の頃は両方ともつまっていたけれども、最近は左だけだというのです。そしてくしゃみをします。鼻水も出ます。しかし、さらによく聞いてみると、左の首筋が痛む。そこがゴリゴリしているというんです。それから腰の左側も痛いと言います。そして首を左側に少し傾けて座っています。この鼻水・鼻づまりの治療法は、歪みを治せばいいなと思われました。それで操体法をやることにしました。これは歪みをとるために、患者さん自身が体を動かしながら治す方法です。

バランスのくずれた体を、動かして治すというのは合理的です。これに二通りあります。矯正、すなわち曲がっているところを是正してまっすぐにさせようとする方法と、それと逆に一見非常識かもしれませんが、曲がった方向をよけい曲げるように、一見よけい歪ませるように動かす方法と二つあります。操体法というのは、どちらかというと、後者に属するようです。

人間の体というのは、崩れた方向、曲がった方向を矯正させようとすると、苦しいと感じることが多いようです。縮んでしこった側を引きのばすのですから苦しいわけです。反対に、余計縮ませるのは楽です。体のいろんな関節を足から順々に動かしてみて、楽な方、楽な方に動かして、首に至るという順序をとります。もちろん、無理をして矯正するほうが気持ちがよい場合も稀にあります。

まず最初にこの人にしてもらったものは、ベッドの上に寝てもらって半身の手足を各々うんとのばすことでした。寝たまま足をのばすのですから半身だけのあくびのようなものです。右足をのばして右手をのばす。左半身はそのまま何もしない。また、左足をのばして左手をのばす。左右一回ずつやってもらいました。すると右足をのばし、右手をのばした方が左半身をのばすよりも楽だというのです。左をのばすと痛くて気持ちがよくない、腰が痛い首が痛い。それで、左側はやめて、右半身だけのばすのを二、三度くり返してもらいました。寝たままうんと空《くう》を押すのです。それではは力がはいりにくいなら、壁を押してみる。そして五秒ほど押しつづけて、ポンと力を抜く。彼女がこの動作を二、三回くり返したら、面白いことにつまっていた鼻がすーっと通りました。今まで鼻声だった人が鼻声でなくなったわけです。

それからさらに、仰向けに寝たまま両膝をそろえて右側に倒すと左側のわき腹がつっぱって苦しい、ですから左側に倒してもらう、左側にだけ二、三度くり返す。その他いろいろやりました。

そしたら、来た時に比べるとずっと鼻が通るようになりました。この方には、治療法はこの体操だけでよかろうと思い、何も薬は上げませんでした。体がほんの少し歪んだだけでもいろんな症状を起こすものです。

それから、二つ目の例は、切迫流産《せっぱくりゅうざん》です。その人はちょうど妊娠八カ月でした。この人は胃下垂があります。子宮もまた下がりやすい。虚弱な体質です。産婦人科医から、早産の可能性があるといわれていました。全身倦怠がひどいのです。何もする気がない。その日は立っていても寝ていても苦しい、おなかが張ってとても苦しいというのです。胎児が左下腹部にかたく触れます。ふつうは大変な便秘症の人ですが、この日に限って何度も排便があり、めずらしく下痢をしていました。

よくきいてみると、左のお尻のところが痛いというのです。そこは仙腸関節です。仙骨と腸骨との関節です。立ち上がったりすると痛い、押さえても非常に痛い。

人間の体は左側に重心がかかりすぎると下痢をするといいましたけれども、妊婦であれば、さらに胎児が出やすい、流産しやすいという傾向となります。重心が右側にかかりすぎると難産になりやすい、出にくいという傾向になります。

この人の場合は左の仙腸関節のところにしこりがあって痛いということでした。それでそのしこりをゆるめてその患部を温めることにしました。手で温める。それからカイロで温める。そういうことをやってみました。面白いことに数時間のうちに、おなかが張って苦しかったのがすっかり楽になったのです。胎児がかたく触れていた左下腹部も、やわらかくなりました。左の仙腸関節の痛みも訴えなくなりました。流産の危機が遠のきました。

人間の体は、重心が左右どちらかに非常に片寄ると、倦怠感が生じます。非常に体がだるくなるのです。右に非常に片寄りすぎてもだるい、左に非常に片寄りすぎても体はだるくなってきます。

この場合、左の仙腸関節を温めたら、全身状態も非常に楽になって、起きてまた働けるようになりました。その直後産婦人科の主治医のところに行ったら、早産のおそれなし、大丈夫といわれています。この人には、それから、桑寄安胎湯《そうきあんたいとう》という漢方薬をのませるようにしました。

体が歪むということは非常におそろしいことです。姿勢をまっすぐにするように、体が歪むような動作をいつもする人はそれを矯正するように、生活の知恵として体操・操体を日常生活の中でやるべきだと思います。つもりつもった体の歪みが、どんなむずかしい病気を起こすかわかりません。

(二) 操体法の公共性

道を私《わたくし》しない信念

昭和五十八年七月九日、外気が冷やりとする仙台空港に降りる。バス運転手の東北なまりがなつかしい。冷雨のなかを温古堂《おんこどう》へ向かう。

いつもの如く、診療所の一隅には鉄びんのかかった火鉢があり、橋本敬三先生は書きものをしておられた。八十六歳にしてなお、現役の臨床家たりうる。記銘力は多少おとろえようとも、読み書き話すの生活が続けられるかぎり、人の知的精神力は維持される。しかも、一生を通じて一筋の道を歩める。

先生の操体法の手技は、ますますやわらかでおだやかなものになっていくように拝察された。操体法は、いまや日本全国にひろがった。操体法という治療手技を行なっているたくさんの人々のなかには、一派をたて、講習会を開き、技術修得の資格を授与するところもあるやにきく。そうすれば必ず、自らのみを高しとし、他派をおとしめる傾向を生む。名誉と利権がからむ。どのような世界にもあることである。そうして分蘖《ぶんけつ》をくりかえす。

必ずしも一派を樹《た》てなくても、操体法の継承者であると思ってやっていても、橋本敬三先生の手技と同じであるとはかぎらない。千差万別のちがいが広がっていくのかもしれない。治療手技というものは、もともとそういうものなのである。人間に個性があるように、治療手技にも個性がある。上手下手もある。

操体法の原則は動かない。楽な方向へ関節を動かす。動作の終わりに瞬間脱力をする。そうすれば、筋骨格系の歪《ひず》みが矯正される。

私自身は、間中喜雄《まなかよしお》博士のお手引きによって温古堂をはじめてお訪ねしたのであった。間中先生はいわれる。

「西洋のオステオパシーやキネジオテラピーなどでも、主として骨格のひずみを治す目的で、一種の体術を行なってはいます。なかでもパリの有名な慈善病院であるオテル・デユーの物療科の主任であるメーニュー氏は、こういう操法を行なうにあたって、橋本氏と同じように、〝痛くない方向〟に行なえという主張をして、厚い教科書を出版し、世界各地を講演して歩いています。

しかしそのやり方は、あくまで術者が力を用いて矯正するというもので、橋本式のように患者に自力で動かさせ、その力でなおす、呼吸法と併用してなおす、というような、自然にのっとった方法ではありません。橋本式にはむりがありませんから、下手な人がやっても、あやまちはおこりません。力を用いると、施術過誤の可能性もあるはずです。（注）」

操体法とはいいながら、強い力で術者がおさえる。そして、もっと押しかえせと患者に力むことを催促する。これでは、フランスのメーニュー氏のやり方に近づくのではなかろうか。橋本敬三先生のゆるやかな、あまりにもやわらかな操体法を久しぶりに拝見しては、私自身反省させられたのであった。

橋本敬三先生の偉さは、これを以て自らの創始によるものとされず、私《わたくし》されなかったところにある。一時、間中喜雄博士が、橋本式経筋療法として世に紹介されたことがあった。しかし、橋本敬三先生はご自身の姓を冠することを快《こころよ》しとされなかったと思う。

ひとつの健康法を確立して一派を樹《た》てる指導者は、しばしば己の姓を冠して○○療法、○○式健康法と呼称させる。まわりの者が指導者に阿諛《あゆ》してそのように呼ぶのを、あえて止めさせずに、肯定していることもあろう。しかしそれは彼自身の創見ではなく、ほとんど先人の方法の継承発展であることが多い。したがって先人に対して不遜である。

ひとつの道を真に世にひろめようとすれば、そこに公共性をもたせねばならない。公共性ということを念頭において道を私《わたくし》しないという信念があれば、断じて、〇〇式というように己の姓を冠することを潔《いさぎよ》しとしないはずである。一個人の姓が付されたような健康法は幅が狭く、永続性もない。当然の帰結である。

（注）間中喜雄『漢方・鍼灸・家庭療法』816頁、保健同人社、昭和五十一年

人は尊く自立するもの

先日、ある教職員組合養護教諭部の主催による、操体法の理論と実際という研修会に呼ばれた。学校の保健室に応急処置を求めてくる生徒たちを、すでに操体法を用いて治療している先駆的な教諭たちもいた。

薬を用いない、だれでもがやれる操体法、それでいて治療の対象となる病気の種類が幅広い操体法。この操体法はようやく全国の識者によって、ひろく静かに普及しつつある。

仙台の温古堂《おんこどう》で、橋本敬三先生から私がこの操体法を示されたのは、昭和四十九年の夏のことだ

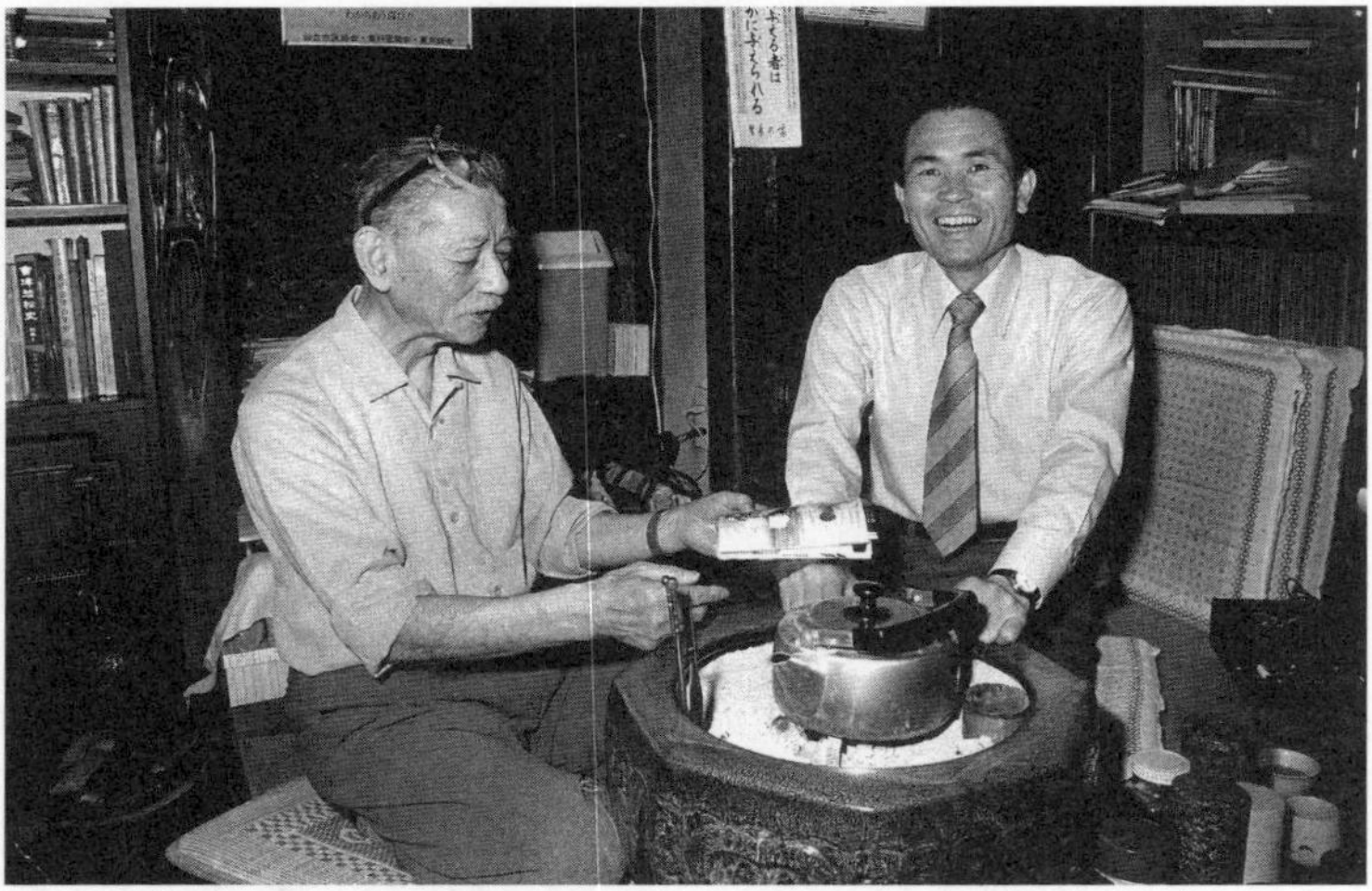

写真 3-1　昭和 50 年頃の橋本敬三先生（左側）**と筆者**〈茂貫雅嵩氏撮影〉

った。すでに七十八歳であられた先生は、まだ矍《かく》鑠《しゃく》としておられた。

それからは、肩が痛くて腕が持ち上げられなかった人が肩を不自由なく動かせるようになり、ギックリ腰の人がすぐ治る、そういうめざましい治療効果が、われわれのまわりで日常茶飯事《さはんじ》のように認められるようになった。

薬を用いずに、痛くない方向へ、楽な方向へ、気持ちのよい方向へ関節を動かせばよい。無理のない動作のみをする。明瞭な原理を持つこの操体法が、燎原《りょうげん》の火のごとくひろまるのはあたりまえであろう。

しかしそこには、操体法の産みの親、橋本敬三先生の大きな心づかいがあると思われる。

普通の人間なら、独創的な内容は持っていなくても、ひとつの方法をかたちづくり、一派を樹《た》てることが目標となる。その本部によってすべてが統制され、その動きにはすべてカネがつきまとう。本部のやり方のみが正しく、それにはずれるような異端は認められない。

しかし、橋本敬三先生は、操体法は自分のものではないといわれる。気持ちのよい方向へ動かせば治るというのは、自然の仕組みであり、操体法は自然の摂理であるにすぎないということなのだ。

したがって、操体法を指導する自称他称の先生たちが、あちこちに現われ、それぞれ自分のやり方がもっとも正しいと言いつつ、何も知らない人々を指導するようになっても野放しである。

一般に、医師は傲慢《ごうまん》で横柄《おうへい》である。情報・技術を独占して、患者の健康を左右する権力を握っているからである。医師にさからう患者には覚悟がいる。

医師ではない人でも、例えば操体法を修得することによって、病気治療にある程度自信をもつようになる。小医師である。そうすると医師と同じような傲慢さもまた、一緒に身につけていくことが多い。何も知らない人々に対する優越感が鼻の先にぶらさがる。

医師の傲慢さを、医師でない人が非難する。その人がある日、小さな医師になって自分が人の上に立つようになると、かつて自分が非難した医師の傲慢さを、おのれも身につけてしまう。

病気を治療する技術を一つや二つ持っていることが、そんなにも得意なことになるのだろうか。

医師といい、教師といい、人が人の上に立ち、人を指導するということになると、たいていの場合、ある落とし穴に陥る。人を支配することにより生じる快感を味わい、自分がたいしたものであるかのような錯覚を起こす。上は一国を支配する政治家から、下は小さな治療技術の指導者にいたるまで、人々から先生と呼ばれるようになると、その落とし穴が待ち構えている。

それは衆人の反撥を買い、やがて失脚が訪れる。人が人をなめてはいけない。人が人の上に立って、人を管理・支配するという行き方は、あまり長続きするものではないことを知らねばならない。

本来、人は尊く自立するものである。肉体でさえ、気持ちのよい方向へ動かしてさえいれば、おのずから健康になっていく構造になっている。操体法は、患者を自立させるために教示されねばならない。

操体法のひろがり

岩手県の衣川診療所に居た頃、農民の仲間たちと「家庭療法研究会」という治療技術の勉強会を持っていた。私が衣川村を去るちょっと前であったか、我々一同はマイクロバスに乗って大挙して、仙台の橋本敬三先生の診察室に勉強に参上した。昭和四十九年のことであった。以来我々は、灸やイトウテルミー療法のほかに操体法を勉強して臨床に用いるようになった。

昭和五十一年の秋、その仲間たちと一緒に、柳田國男の『遠野物語』で有名な遠野の町へ行った。冷害に悩む寒冷地に我々の診療の遣《や》り方がお役に立てばというつもりなのであった。農民の病気は農民自身の手によって治す。医療費の無駄も省ける。数カ月後の厳冬に二度目の遠野行きをした。

その後は、仙台の橋本敬三先生とその門弟の方々のお力添えが続いた。

遠野市当局の熱意は並々ならぬものがあった。良き事は人々の心を連動させて拡がって行く。次は井手林蔵氏からのお便りである。

第一信

（前略）先生方の御指導をいただきましてから一年有半になりました。あの頃の小生は腰痛と糖尿病で悩んでおりました。御指導により操体法を実行しましたら、腰痛は解消、家内も治りましたので、自信を得て市民の健康管理にと「操体法のすすめ」を七千部印刷して、部落座談会を通じて普及してまいりましたが、大変好評で、方々から講師に要請されるようになりました。

岩手日報が記事にしたものですから、ＩＢＣテレビも放映したいとのことで、昨年十二月に二回出演しました。その反響が大変大きかったとのことで、一月から三月まで毎週水曜日の「おはよう岩手」の時間に出演することになりました。御指導により、ここまで発展できましたことを心から感謝申し上げております。

私はいま玄米・菜食を常食としております。おかげさまで糖尿病は改善されました。血圧も120と正常に戻りました。腰痛もありません。体力テストを行ないましたら三十五歳台と出ました。二十歳若返ったようです。

今年の三月で停年退職ですが、最後に保険年金課長を担当したことを有難いと思っております。

（後略）

（昭和五十三年一月九日）

第二信

（前略）今のところ当課の事務職員が片手間に活動しており、部落座談会等を通じて二千五百人程度の市民が受講したに過ぎません。本当の活動はこれからだと考えております。したがって今のところ国保会計上医療費の節減が見られてきたというデーターはつかみかねております。受講された市民のうち追跡調査したものを同封いたしました。（次頁の表3－1参照）

ＩＢＣテレビが取り上げたものですから、過般ＮＨＫテレビも取材に来て、ニュースの時間に放映しました。岩手県の国保連が、五十三年度の事業として、保養施設であるひまわり荘で毎月操体法講習会を開くことになりそうです。

テレビの視聴者からは、激励やら問い合せやら、実施したら良かったとか、毎週水曜日を楽しみにしているとか、今までに六五〇通ほどの手紙が届いております。

仙台の橋本敬三先生もたいへん喜んでおられます。高血圧症や低血圧症等の多くが、実施しますと正常になっていく様を見ますと、本当にすばらしいの一語につきると思います。（後略）

（昭和五十三年二月一日）

表 3-1　操体法実施者の追跡調査

年齢性別	操体前の身体状況		操体後の身体状況
	どこの具合が悪いか	病　名	
53 歳男	左腕から指先にかけてしびれてタバコを吸う時手から落ちるのが気がつかない。	左頸肩腕症候群	通院していない。9 月 27 日操体後は指先のしびれがなくなり，農作業をすることができた。
40 歳女	腰と腕がいたい。	椎間板軟骨ヘルニア	通院していない。たまに腰が痛むが，自分で操体すれば体調が良くなる。
51 歳女	腰痛で長くすわっていられなく仕事に対する根気がない。	椎間板軟骨ヘルニア	通院していない。腰痛が解消した。毎日操体の基本運動を励行しているので体調が良い。
49 歳男	52 年 3 月頃，両手足がしびれ働けなくなった。	血液循環悪い	6 月に操体をしてから両手足のしびれが解消した。通院していない。体調が良くなり農作業をしている。
35 歳女	15 年前から頭痛，めまい，吐気，右半身が手足の指先までしびれた。	自律神経失調症 頸椎骨骨軟化症	8 月 23 日に操体をしてから痛み，めまい，しびれ，吐気の症状が即座に解消した。通院していない。体調が良く数年ぶりに農作業をすることができた。
45 歳女	6 年前から脇腹から左足にかけて痛みがあり正座することができない。	坐骨神経痛	通院していない。痛みが解消し，正座ができるようになった。
48 歳男	腰痛のため牛乳の搾乳，田圃のクイ突きができない。	坐骨神経痛	通院していない。腰痛が解消し，体調が良く，今年は何でも働いた。
49 歳女	側頭部が痛み，肩こりがひどい。首がまわらなくなる時がある。	変形性肩関節症 五十肩	通院していない。肩こりが解消した。
34 歳女	右側肩こりから頭痛・めまいがはげしい。	頸椎骨骨軟化症	通院していない。めまい，肩こりが解消し，体調が良い。
43 歳女	腰と背骨が痛い。身体の右側が冷える，重苦しい。	椎間板軟骨ヘルニア	通院していない。前よりずっと体調が良い。毎日基本体操をしている。

（岩手県遠野市保険年金課 1977 年 12 月 23 日調査）

（三）　動かしやすい方向へ動かす

一、動かしやすい方向へ動かす

カッターシャツの売り場で、上半身の寸法をはかってもらった。右上肢が左よりも1センチ長い。手（上肢）の長さが左右で異なる人はよくあります、と売り場の女性は気にもかけない。あたりまえなのだろう。私自身も、人体における左右のアンバランスの意味が分からずに、長いこと医者をやっていた。情けないことであった。

以前は、記念写真をとると私の首はいつも右に傾いていた。背骨が曲がっているとそうなる。疲れると、きまって背中の左側がどうしようもなく重苦しくなった。その深部の重苦しさのためによく眠れない夜もあった。大きな熱い灸をすえた。鍼《はり》も打った。しかし一時しのぎの効果しかなかった。もちろん、薬で治るものではない。

私の背骨は腹側から見ると、逆くの字形に曲がっていたと考えられる。骨盤は右側が高位にずれ上がっている。そのためと、右膝関節のちぢみ（あおむけにまっすぐ寝ると、右膝だけが幾分曲がってしまい伸びない）のために、右下肢が左よりも短いのである。首が右に傾くのは、足から背骨にかけての、そういう歪みのバランスをとるための自然の成り行きであった。また、右下肢も左より短くなるのであろう。

体のバランスのくずれを直そうと思うようになってから、いつのまにか左の背中の部分の重苦しさを感じることがなくなった。

だからといって、私の背骨の歪みが直ってしまったわけではない。相変わらず、右手が左手より長いのである。首が右に傾くようなことはない。しかし、右足は左足より短く、ちぢみがちである。

私の体型は右重心型といって、体重が左側よりも右側に余計にかかる。そういう癖が子どもの頃から続いてきたために出来上がった歪みである。右半身への重心の片寄りが大きくなると、肝臓を圧迫して肝臓病になりやすく、上行結腸を圧迫して常習性の便秘となる。

歪みの矯正法は操体法による。毎日かならず行なう。ご飯を食べることを忘れないのと同様に、かならず行なう。立位の前後屈、左右側屈、左右のねじりという体操を私は毎食前に行なうことを習慣とした。

操体という名の体操は、動かしやすい方向に動かすのである。例えば、私の背骨は右側から左へねじれている。つまり、後ろを振り向くのに、右から振り返るより左から振り返る方が楽である。

したがって操体としては左側に振り返るねじり動作をゆっくりと行なう。ていねいに息を吐きながら。右側を振り返ることはしない。ねじれている側に余計にねじるように動かすのであるから、それで一体よいか、といわれよう。それでよいのである。

逆に、ねじれを矯正しようと右側にのみねじっては有害無益なことである。筋肉というものはゴムのような弾力があり、反撥する。逆効果となる。だから、動かしやすい方向へ動かすことによって、よい結果を生む。

動かしやすい方向にのみ動かせばすぐ、歪みが直り左右両方向へ同じように動かせるようになる場合もあれば、かならずしもそうはいかない場合もある。

私の場合、なかなか左側へのねじれは直らない。それだけ歪みが固定してしまったのと、日常生活で再発させる方向へと体をねじって用いることがあるからだろう。

しかし、操体という体操をすれば確実にその場で体が軽くなる。歪みそのものは相変わらずあるように見えても、ほんのわずかの調整効果を体は感じることができる。そして、どうしようもなかった背中のあの重苦しさは、やがて姿を消したのであった。

薬をいくら飲んでも治らない病気のなかには、骨盤の歪み、背骨の歪み・ねじれが原因となっているものがある。

二、連動性

有志の方々と体の歪み直しの治療技術を勉強している例会でのことである。どんな人でも、たいてい体のどこかに変な所があるものである。本人が気付いていなければ探し出してあげることさえできる。

当日の実験台に上がってくれた婦人は、自動車の追突事故に遭《あ》って以来、右肩が疼《うず》いて、うまく挙げられないということであった。

人間の体は全身がひとつにまとまって有機的に働くものである。故障も、一部分だけがやられているというものではなく、足腰などの歪みをともなっていることが多い。したがって順序としては足腰の歪み直しから着手する。しかも歪みがきつい側、一側だけを治療した方がよさそうである。このように歪み直しというものは、最も悪い箇所を狙《ねら》い打ちにし、しかも操作自体が全身に波及するように行なうのが賢明のようである。そうなると治療行為は患者と術者の合作である。もともと病気治療の実態というものはそんなものである。

彼女の場合、右半身を治療することにした。まず膕《ひかがみ》（膝《ひざ》の裏）の圧痛点の除去から着手した。右膝を立てて足首を曲げて力《りき》む。どのような動作もそうであるが、腰に力を入れて行なう。足首を曲げるだけでも、腰に力を入れると、かすかではあるが全身が緊張して動く。しばらくしてポンと力を抜いて足先が床に着くと、全身の緊張もゆるむ。このようにして全身が、つまり腰から頸《くび》までの背骨をはじめ肩・肘などの全身の関節が動くことを、関節の連動という。どの関節を目標にして治療していても、患者は全身の関節を連動させることが大切である。

右下半身の操作をしているうちに、問題の右上肢の挙上痛は消失してしまっていた。連動により上肢の関節も動いていたのである。むしろ、動かしていたと言うべきである。どこをどういうふうに動かすのかとむつかしく考える必要はない。具合の悪い箇所を、動かすと気持ちが良いとか、楽であるとか、痛まないとかいう方向へ動かしさえすればよいのである。それに呼吸法を用いて、動作の終わりに息《いき》を吐いてポンと脱力すること、および、腰に力を入れてなるべく全身の関節を連動させること、等を知っておけばよい。

腰が痛いという人は多い。腰痛の多くは、筋肉やすじの緊張のバランスのくずれが原因である。ひどい例は、椎骨自体に異常が生じたもので、手術して調整しなければならない。椎間板軟骨ヘルニア（椎骨と椎骨の間にあってクッションの役目をしている椎間板軟骨が、ずれてはみ出す）、脊椎分離症（椎骨にひびが入る）、脊柱管狭窄症などがある。

手術を必要とする腰痛は、腰痛全体のなかではわずかである。ほとんどの腰痛は、日常生活における注意と、体操などのバランス調整法によって治る。手術を必要とする腰痛でも、ひどくならない前にバランス調整法をやっていれば、手術をしなくてもすんでいただろう。

痛みというのは、生体が発する警告である。腰痛という痛みは、腰における左右、前後などのバランスのくずれがあるぞ、という警告である。ほったらかしにしておいてはいけない状態にあるぞ、という警告である。鎮痛剤を用いてその警告を揉《も》み消してはいけない。

それを矯正するには、動かせば痛む方向の反対に動かせばよい。

痛むからといって安静にしているのではなく、痛くない動作を見つけてはそれに精を出す。決して痛む動作をしてはいけない。もっとも楽な動作を見つけてそれに精を出す。力まずにスローモーションでやる。

つまりどんな体操であっても、それを治療に用いようとすれば、前後、左右に均等に動かしてはいけない。太極拳、真向法《まつこう》、各種のヨーガ、ラジオ体操等々、どんな体操でもいい。どれを用いても腰痛は治せる。要は用い方である。

用い方とは、ゆっくりとていねいに、全身の関節が動くように楽な方向へのみ動かすことである。

三、快適運動

二十七歳の主婦。昭和五十二年六月十八日初診。

去年三月のこと。急に右季肋部が痛んだ。三〇分間ぐらい息もできぬほどに痛かった。夜でもあったので救急病院に飛び込んだ。入院して検査を受けたが、胆石は認められなかった。それから昭和五十二年六月までの間に四回、同様に激痛が起きた。いつも夜間であった。そのたびにタクシーで救急病院に駆けつけた。はっきりした器質的病名が付けられていないのであった。

くわしく尋ねると次のようなことが判った。昭和五十年一月のお産のすぐ後、腰が痛くなった。X線写真を撮られたが異常無しという。しかし、それ以来ずうっと腰が痛い。トイレに入った時など両脚が突っ張ることがある。先月、坐っていて立つ時に腰痛のために立てないことがあった。腰背部に枕をあてがう。寝ていても腰が痛い。

元来、ひどい生理痛がある。生理前二〜三日に始まり、生理中二〜三日間は下腹部がさしこむように痛い。セデスを飲んだり、医師から鎮痛剤をもらったりしている。よく、頸（くび）がきゅーっと詰まる。肩が凝（こ）る。整骨院へ通った。バイブレーターを肩に当てるだけであった。

起床時に、胃がドーンとしている感じを覚える。痛いような、胸につかえるような、何とも言われない気分の悪さであると言う。腹が張る。元来便秘気味である。

腰痛、生理痛、くび肩凝り、胃部不快感、いずれもお互いに関連している症状であろう。一条の脊柱の形状の異常であると思えばよい。しかも治療は、医師の私がしてあげるよりも患者自身がしてみる方が意義深い。それは操体法による。

いろいろな方向へ体を動かしてみると、次のことがわかった。立って万歳をして後へ反《そ》る（背屈）方が前へ曲げるより楽である。左側屈よりも右側屈の方が楽である。左へ捻《ねじ》るよりも右へ捻ったほうが楽である。うつぶせになり膝を曲げて腋《わき》の方へ下肢をずり上げる動作は、左下肢の方が右下肢よりも楽である。したがって楽な方向の動作だけを選択してやってもらった。言わば、これが歪んだ脊柱の矯正体操ともなる。脊柱といっても、仙骨、寛骨等の骨盤部の矯正も含まれる。

この婦人のいろいろな苦痛は、結局、操体だけで解決した。一週間後に来診の際は、すでに腰痛は無くなり、腹痛などが起こりはせぬかという不安も無く、安眠できるようになっていた。胃部不快感、頸や肩の凝りなどが消失しているのを、私から尋ねられて、初めて、あら、そうだったと気がついたくらい自然に治っていた。薬は一切さし上げなかった。ただ、前述の操体に励んでもらっただけであった。一カ月後に電話連絡があり、大丈夫の由であった。

○

前述の婦人の体が、操体によって具合が良くなり変化したことをどう理解したらよいか。その病態生理学的説明は例えば、

人間は二本の足で立って動く。そのため、四つ足の動物にくらべて腰と背骨が歪みやすい。腰が歪みやすいということは、左右どちらかに重心が不均衡にかかりやすく、股関節や仙腸関節がそれぞれ正常位置から転位していくということである。関節の転位を起こさせているのは筋肉や靭帯の特定の方向へのひきつれであり、動作の癖による。腰が歪むと、脊椎の配列が歪む。

人体の神経の幹線は脊柱の中を通る。骨格筋を動かす運動神経と知覚神経、および内臓・血管・腺などの不随意性器官に分布して呼吸・消化・循環・吸収・分泌・生殖などの無意識的・反射的の作用を支配する自律神経がそうである。脊柱は頸椎7個、胸椎12個、腰椎5個、5個の仙椎が癒合した仙骨（及び尾骨）から成る。重なりあったこれらの椎骨と椎骨の隙間「椎間孔」（図3－1）から、前述の神経のすべてが出入りする（図3－2）。したがって、腰から脊柱へかけての歪みは、単に骨だ

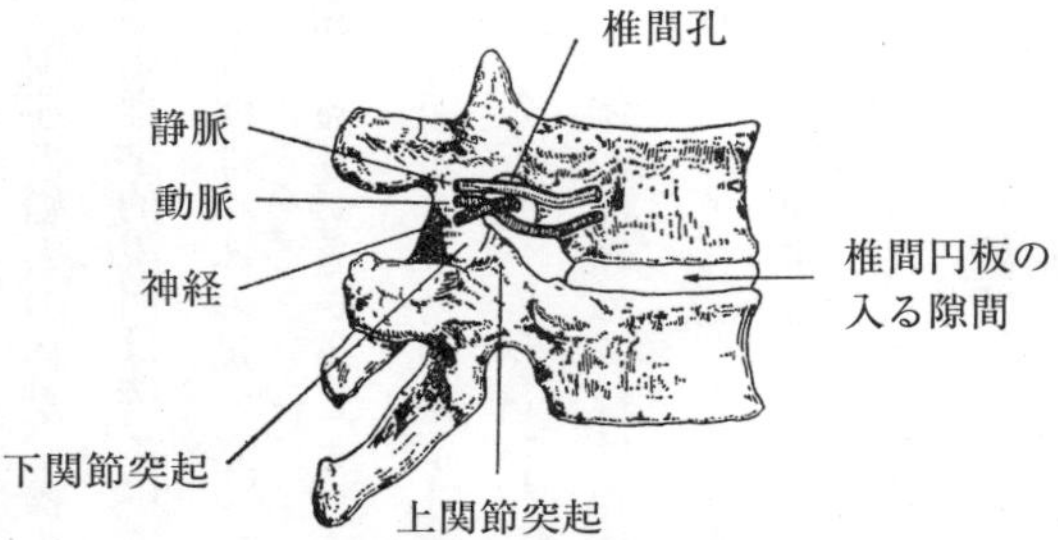

図3-1　相重なる二胸椎の右側椎間孔より出入する神経と血管

けの問題ではなく、椎間孔を出入する神経や血管を圧迫して内臓へ悪影響を及ぼすことが考えられる。

腰が痛くて、腹が痛くて生理痛があるというのも、腰から脊柱へかけて歪みがあればあり得ることである。歪みを正せば、皆一緒に治ってもよい。問題は具体的な歪み直しのやり方である。操体法は最も優れた歪み直しである。

四、金のかからぬ治療法

或る土建屋さんの飯場で炊事婦として働く独身の女性であった。四十歳。私の所の初診は昭和五十三年九月十二日。

十数年前から右足首が腫れて痛む。六年前から松葉杖を使わないと歩けなくなった。左右の手首も痛くなった。掌屈も背屈もできない。父親も関節リウマチを患っていたという。

便秘である。一週間でも二週間でも排便がない。浣腸をするという。

甘いものと肉類が好物である。野菜は嫌い。果物はあまり食べない。食事は一日に三回、十二時、十七時、二十二時頃である。飯場の炊事婦をしているので、仕事のために夜食をするのかと思ったら、そうではなかった。炊事から解放されるのは夕方だと言う。御飯は丼に一杯を一日合計六杯、おかずは、ひどい時は振り掛けぐらいにしてすませる。体がだるいのでそうなってしまうと言う。触れると手足が冷たい。橈骨《とうこつ》動脈の脈は微弱である。元来汗かきで、滝のような汗をかくと言う。汗ばんで冷えているのであった。

　私の治療の基本方針は、体の歪み直し、漢方薬服用、食生活の改善、早寝早起きをして生活を規則正しくすること、の四本柱である。この患者さんの場合、具体的には次のようにした。このうち

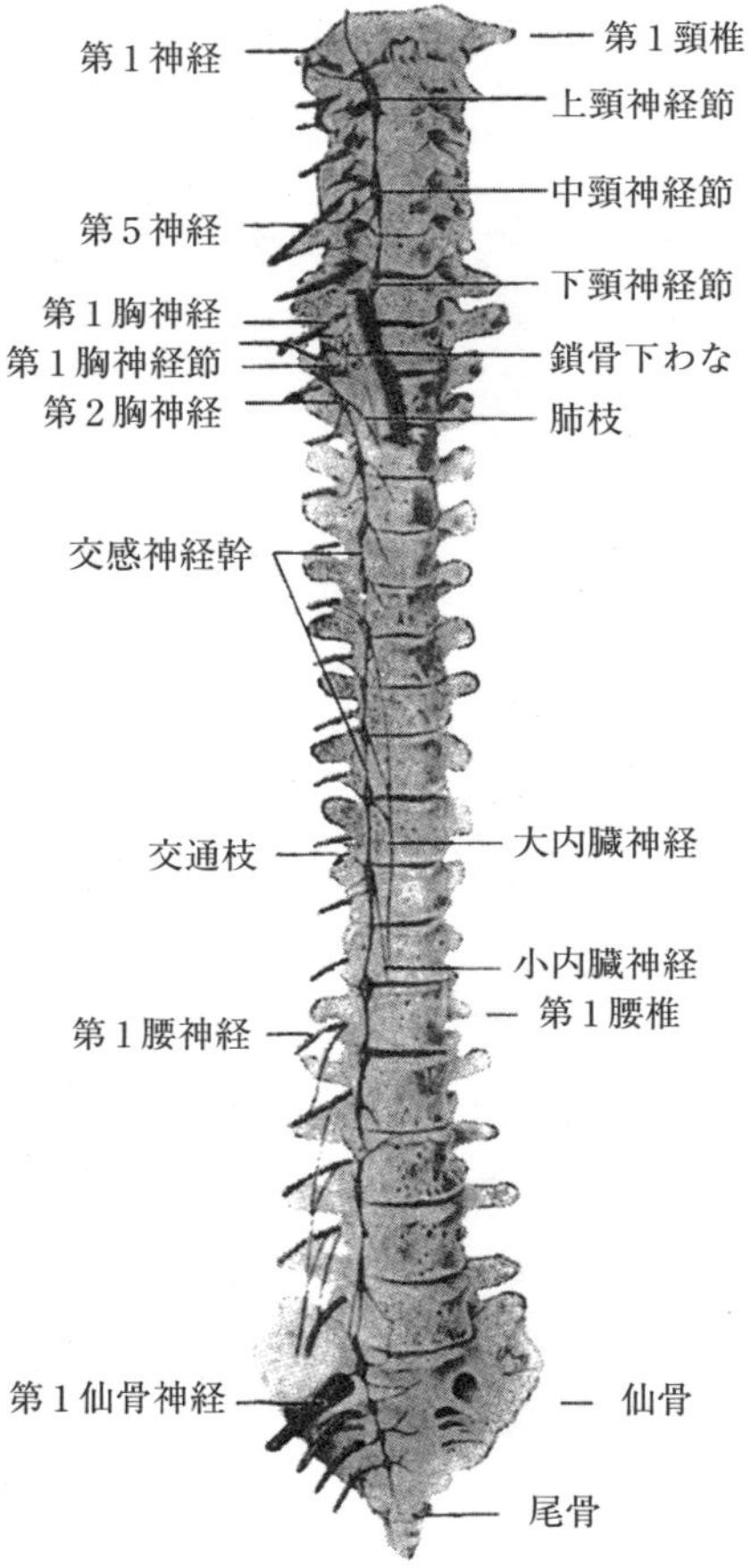

図 3-2　脊柱とその右側前面より出る神経及び交感神経幹

①②③が歪み直しである。
①全身の温灸マッサージ
②右足関節を操体で治療する
③右足関節の温冷浴
④漢方薬の服用（四逆湯《しぎゃくとう》加決明子《けつめいし》20グラム）
⑤早寝早起き
⑥白米飯の多食を改めて減食、野菜のおかずをたくさん食べること。甘いものを食べないこと
初診の翌日来診して、二十二時の夜食をしなかったら朝が楽に起床できたと言う。

一週間後の九月十九日に三度目の来診。歩行するための松葉杖が不要となっていた。右脚は内股《うちまた》で小趾側に重心をかけて歩く。爪《つま》先立ちが楽であると言うので、まっすぐに立ってもらい、爪先立ちにしてはストンと踵《かかと》を落とすという動作で、右足関節の痛みは軽快することがわかった。足の温冷浴をするだけでも汗をびっしょりかくので、入浴すると言う。

手首の痛みは治っていた。

御飯は小さな茶碗で毎食一膳ずつに減らしており、野菜をよく食べるようになった。体重は65キロから64キロに減った。朝は六時半に起床できるようになった。元気が出てきた。薬は防已黄耆湯《ぼういおうぎとう》加桂枝《けいし》・附子《ぶし》に変えて三週間つづけた。

元気になり、「嬉しくて嬉しくて、これが自分の体かと思う」と聞かされたのが最後で、その後ぱったりと来なくなった。私の所へは飯場の親方が自動車に乗せて連れてきてくれていたので、親方の都合で来られなくなったのかもしれない。

その後、この人の紹介で見えた患者さんの話では、元気で働いておられるということであった。

○

「どんなにかせいで金をためて置いても、一度病気をすると、みんな医者に持って行かれてしまう、というのを私はたびたび百姓たちから聞いた。生きる以外ほとんど余裕のない貧農が病気にかかって診てもらえず、それを苦にして自殺するものが近頃とても多い。

いったい医者が農家の患者に対して、実に無理な注文をしていることを私たちはよく見せつけられる。例えば充分な栄養も過激な労働で得なければならない彼らに、平然と転地や贅沢《ぜいたく》な養生法を要求する。農家の一般は決して医術や医学の本にある患者ではない。人馬に踏みつけられる路傍の雑草である。

彼らの生活を健康な安全地帯まで引き上げなくては、医者の注文やその料金は農民にとってあまりに憂鬱《ゆううつ》である。田舎医者はその辺のことも、もっとよく考えてもらいたい。金を儲けるには医者になるにかぎるなどとばかり考えて医業をしている連中が、どれほど農村を直接的に搾取しているか。そんなことは勝手じゃないか、こしゃく(注1)はいらないというなら、こちらはこちらで対策がある」(注2)。

この散文が書かれた昭和四年（岩手県胆沢郡）とくらべると、農家も含めて我々日本人一般の物質的生活水準は比較にならないほど良くなっている。しかし一体、金をかければかけるほど病気は治りやすいか。かならずしもそうとは限らないところに救いがある。質素な規律正しい生活。いわゆる御馳走よりも玄米食に野菜に小魚。野草も良い。また体操・操体ほど正攻法で安上がりの治療法は他に無い。問題はそういう治療法があることを知り、その意義を認識し、そのための努力を継続できる精神力と時間のゆとりがあるかどうかであろう。

（注1）こしゃく＝差し出がましいこと、の意であろうか。
（注2）織田秀雄『雑感 医師』胆農、昭和四年八月（織田秀雄作品集、佐藤秀昭編集、青磁社刊に収録）

（四）逆方向運動の瞬間脱力法（逆モーション瞬間脱力法）

一、左半身のしびれ

三十四歳の男性。この人は、治療師になってから、自分の体の具合をくわしく観察するようになっていた。それらを列挙すると、次のような異常をすでに自覚していた。

①口の中の左半分が乾いて唾《つば》が出にくい。唇の左半分が荒れやすい。
②腕を動かすと左腕だけが疲れやすい。
③下腹をちょっと押さえるだけで痛い。そしてすぐ小便に行きたくなる。

④朝起きたら、立って背伸びをして足けりをするのが日課で、そうすればすぐ大便をしたくなるのだが、それがこの二週間来軟便になった。日によっては水のような大便をする。回数は一日一回。

⑤下肢の屈伸運動をすると、左足だけが突っ張る。

⑥電熱式の指圧器を背中に当てるのが日課であるが、それで、右半身は温まるが、左半身は冷えている。さらに左半身はしびれてさえくる。その指圧器を骨盤上部（腸骨稜の近く）に当てると、左下肢だけがしびれてくる。

この人は、二十七歳のときから血液透析（人工腎臓）を受けながら働いており、私とは彼の二十五歳のころからのつきあいであった。たずねてみると、血液透析を受けるようになってから、左半身がしびれるような変な感じがあったようだが、体のバランスなど関心がなかったから、はっきりしないという。さかのぼって突っ込んでみると、さらに次のような事柄がわかった。

⑦一～二歳の頃、腫れものでも出来たのか、左の鼠径《そけい》部の下を大きく切開したことがあり、その傷あとが今も残っている。そこがしこりとなっている。

⑧二十一歳のとき、バイクに乗っていて後ろから追突された。入院したその夜、頻尿に悩まされた。ふらふらしながら便所を出たり入ったりしたらしい。隣に寝ていた患者がうるさがるので、注射を打たれて眠らされたという。

⑨金属に焼きを入れる仕事に従事するようになってから腰が痛くなった。水のため長靴を履いた

足がよく冷えた。夏は反対に足がほてり、水に浸したタオルで足を冷やした。
⑩二十四歳、会社の忘年会で座っているだけでも腰が痛かった。二次会へ行ったが、あまりの痛みのため、うずくまっていたことがあった。この後、腎炎になっていることが発見された。

問診だけで、この人の体の歪みの中心は左半身のどこかにあることが容易に推察された。その上で診察してみる。診察にも大きく分けて二通りある。一つは患者を診察台に寝かせて、仰向けとうつぶせの二つの面から見たり触れてみたりする普通の静的診察法である。このほかに、患者にいろいろな体形をとってもらって、その動きやすさ、動きにくさ、あるいは突っ張り、ひきつれ、痛みなどの違和感の有無を調べる動的診察法がある。後者は一般には行なわれておらず、単なる整形外科的な機能テストと誤解されやすいが、決してそんなものではない。体の歪みを発見するために不可欠の重要な診断法である。

内臓の異常は必ず体表面の歪みをともなう。内臓が器質的異常をまだ起こしていない軽症の場合でも、必ず体表面の歪みはある。病気は体表の歪みから始まる。病気が進行していけば歪みもまた顕著になる（漢方で言う腹証には、体を動かさなくても、すでに腹壁にはっきり固定されている体表面の歪みの一部であるものが含まれる）。

歪みというものは、体の表面に現われたアンバランスである。それは要約すると「筋肉靭帯の伸びの悪い縮《ちぢ》んだ部分」である。そこは冷たかったり、痛かったり、引き伸ばすとつれを感じたり、しこっている部分である。それは体をいろいろに動かしてみればよくわかる。速く動かしてはいけない。ゆっくりと患者自身が体に聴《き》きながらするものである。前後、左右などの組合せ動作をして、前屈・後屈のどちらが楽か、側屈は左右どちらが楽か、脊柱は左右どちらにねじった方が楽か、などと比較して調べていく。どんな動作でも或る関節を中心にして考えると、二動作を一組《ひとくみ》にして四つの組合せがあり、合計八動作に集約される。曲げる伸ばす、左右へ倒す、左右へねじる、押す引っ張るの四つの組合せである。だから腰痛症をはじめ、あらゆる場合においても、問題となる幾つかの関節で、これらの組合せの運動をやってもらう。そして各々の組合せで楽な方向の動作だけを、ゆっくりさせる。動作の終わりには、ポンと息を吐いて力を抜く。これが動的な歪み直しの第一段階である。急性で軽症のものならこれだけで治ってしまう。しかし、体質形成の一要因となっているところの体にへばりついた古い歪みを直すためには、やりにくい方向への緩慢な動作を繰り返す必要がある。(注1)これが動的な歪み直しの第二段階である。しかし、あくまでも不快な動作をしてはいけないし、やりにくい方向であっても快《こころよ》い動作でなければならない。

さて、この患者さんを仰向けに寝かせてみて、腹をさわってみると、たしかに下腹部はちょっとさわっただけでも飛び上がるほど痛がった。全体に硬い。それで、両下肢を伸ばしたまま自力で床から持ち上げさせた。三〇秒ほどじっとそのままにしておいて、一気にストンと息を吐きながら力を抜いて床に落とす。数回くりかえした。

痛む部分は引き伸ばされると余計痛くなる。だから逆に縮める方向へ動かすと楽である。筋肉や靭帯が凝り収縮した部分（歪み）を柔らかくするには、強引に引き伸ばしてはいけない。温めてやるか、その部分をより一層縮めさせる方向へ動かして瞬間脱力させた方が、かえって良い。この**逆方向運動の瞬間脱力法**が、動的な歪み直しの第一段階である。[注2]

この患者さんの場合で言えば、痛む下肢は硬くしこっていた。仰向けになって両下肢を伸ばしたまま床から持ち上げると、腹壁の筋肉は強く収縮する。いわゆる腹筋運動である。これでは下腹部痛は感じない。そして次にストンと足を落として力を抜くのである。

次に立って背屈すると、左の横腹から腰にかけてつれを感じ、前屈は容易である。右側屈をすると、左の肩、横腹、腰にかけてつれを感じ、左側屈は楽である。体を右へねじるよりも左へねじる方が楽である。すべて楽な方向の動作だけをやってもらった。

座って両脚を伸ばし、股を開く。そして左側へねじると、右側へねじるより楽である。その方向へ体がねじられていることを意味する。第7胸椎と第8胸椎の間が大きく凹んでおり、強い圧痛がある。そこで脊柱がねじれている。この圧痛も脊柱を左へねじることにより軽くなり、消失した。

仰向けに寝てもらう。両方の膕《ひかがみ》（膝の裏）に強い圧痛点がある。膝を曲げて立て、足首を背屈させて力《りき》むと、この圧痛は軽減される。

仰向けのまま尻を持ち上げると腰が痛む（腸骨稜の所）。それで両膝を抱きかかえると楽であった。

ひととおり、こういう歪み直し、すなわち快適運動の瞬間脱力法（操体法）による治療を終ってから、問題の左鼠径《そけい》部の下の古傷のあとを温灸で温めた。体表面の歪み（凝り、しこり、冷たい所、動かせば痛んだりつれ﹅﹅を感じる所）は、温めてやることにより軽減する。これが静的な歪み直しである。歪み直しには、前述した「動的な歪み直し」と、この「静的な歪み直し」の二通りがある。二つ併せてやるとよい。

ひととおりの治療が終わった後、本人に確認してもらったら、腰痛をはじめとする前述の自覚症状はほとんど消失してしまっていた。そして左の鼠径部をスーッと水が引くような快感が走っていると言った。血液透析を受けると、ミミズが這うような水が引くようなスーッとする気持ちの良い感じが腹壁の下を走ると言う。それと同じ快感だというのであった。また、左半身が頸《くび》から腕、手のほうまでツーンとしてきて楽になり、スーッと温かくなってきたと言った。

今後は自宅で歪み直しの体操をしてもらうこと、および左鼠径部下の古傷のまわりにコンニャクの温湿布をすることを勧めた。コンニャクを湯で温めて布で包み、患部に当てるのである。治療すべきポイントの歪みに当てれば非常に効くものである。

その後、歪み直しに努めているせいか、体の調子は良いとのことであった。

（注1）原崎勇次『医者いらず体操法』徳間書店、昭和五十四年
（注2）橋本敬三『万病を治せる妙療法』農文協、昭和五十二年

二、椎間板軟骨ヘルニアによる坐骨神経痛

二十六歳の男性。六年前に椎間板軟骨ヘルニアの手術を受けた。腰痛は根治せず、三カ月前より右下肢の坐骨神経痛が悪化してきた。脊髄造影術（ミエログラフィー）により、第4と第5腰椎の間に閉塞所見が認められた。痛みのために眠られぬ夜が続いていると言う。

私の所の初診は昭和五十一年七月三十日。身長は168センチ、体重は70キロで、かなり太っている。顔色も良い。

仰向けにまっすぐ寝かせて、膝を伸ばしたままで下肢を持ち上げてみる。坐骨神経という神経は下肢の後背面を走っているから、こういう姿勢にすると引っ張られて痛い。左右一側ずつ交互に持ち上げてみる。この人は左側の下肢は上がるが、右側は痛くてちょっとしか持ち上げられなかった。

次にうつぶせに寝てもらう。腰の背骨の右側に手術の傷痕《きずあと》があった。臀《でん》部の右側および大腿の後背部に押さえると痛む所があった。力を入れなくても堅く突っ張っている筋肉であった。大腿二頭筋と半腱様筋および梨状筋ないしは中臀筋であった。このような右あるいは左半身の筋肉の異常緊張状態が左右のアンバランスを生じて骨盤を歪《ひず》ませる。

治療法は鍼《はり》と漢方と食事療法の三本立とした。

(一)　突っ張っていて押さえると痛む筋肉に細くて長い0番鍼《しん》を刺す。抜いた後《あと》は掌《てのひら》で温める。次に、仰向けに寝てもらう。右下肢の膝を伸ばし、痛くない程度に少しだけ持ち上げる。そして本人

の力でおろさせる。術者が支えながら妨害してやると、本人は力《りき》んでおろすことができる。上げる方が痛く、おろす方が快適運動ということになる。下肢が床に落ちるところでパッと力を抜いてもらう。これを逆モーション瞬間脱力法という。右下肢だけに行なうこの治療動作により、腰から右下肢への痛みは次第に軽くなっていった。それにつれて、仰向けに寝て右下肢を持ち上げられる角度が増え、ついには直角にまでなればよいのである。

（二）四逆湯《しぎゃくとう》という煎じ薬を飲んでもらった。人迎脈口診により、人迎部および脈口部の脈の幅がそれぞれ狭く、かつ弱かったので、少陽《しょうよう》および厥陰《けっちん》いずれも補すという意味で、この処方を考えた。四逆湯は体を温める効果がある。

（三）腰痛の人が肥満体であれば、必ず痩《や》せる必要がある。減食は未精白穀食（玄米飯、二分づき米飯など）と野菜を充分食べて、間食と砂糖分を摂らないことで出発する。

この人はアルコールが好きで、特にビールをよく飲んでいた。一般にアルコール類を飲んだあとに神経痛は増悪するものである。一過性に血液の循環がよくなり、体が温かく感じるようになるが、体熱が放散されて酔いがさめるうちに体は冷えてくる。慢性の痛みというものは冷えることにより増悪する。アルコール類、特に冷えたビールは体を冷やし、体熱を放散させて、結局は神経痛を増悪させる。この患者さん自身も、ビールを飲んだあとは非常に痛くて眠れなくなるのを体験で知っていた。にもかかわらず、好きなので飲んでいるので、これはしばらく飲むのを止めてもらうことにした。

骨盤の歪みを直し、薬で体を温め、血のめぐりを良くすることで、この患者さんの腰痛、坐骨神経痛は次第に良くなっていった。

「拝啓、先生お元気でいらっしゃいますか。一年前に患者として先生に大へんお世話になりました。もちろん私の名前など、もうお忘れになっておられると思いますが、いつかお礼も含め手紙をさし上げようと、今頃になりペンを執ったしだいです。一年前、椎間板軟骨ヘルニアの再発で悩んでいた時、あやうく再手術をされる前に、同僚の紹介で助けていただいた一教員です。

七年前に手術をし、その後経過が非常によく何の痛みもありませんでしたが、昨年の再発で、あちこちの病院の先生に、もう一度手術をしないと駄目であると言われて、極めて絶望的な時に、先生に診てもらったわけです。

診察、検査、処置と、それぞれ担当する医師が違い、頼りない気持にさせられる病院の分業化されたシステムにも小生は絶望していたのです。

半信半疑、溺《おぼ》れる者は藁《わら》をもつかむ思いで、先生に診てもらいました。しかし一体、何をしに来たのかというような意味のことを、しょっぱなに言われた時には驚きましたが、大いに勇気づけられました。

半年間、何度通ったことでしょうか。少しずつ足の突っ張る痛み、腰のだるさがうすらいでいくのがわかりました。自分の身体が正常にもどってゆくのです。確かに、半年後にはほぼ正常にもどっていたようです。先生は言われました。『君はまだ独身のようだが、絶対に結婚できる身体になる』と。その小生が、この三月結婚しました。とてもこんなに早くできるとは夢にも思っていませんでした。

再発して一年もたたぬ間に実現したのです。あの曲がったままの腰は一体どうなったのでしょうか。十二月には、どうやら赤ちゃんが生まれるようです。先生のご指導、アドバイスがこうさせたのではないでしょうか。自分自身が果たして本当に治そうという気構えができているのか。これまで、あまりに自分の身体を甘く見すぎていたようです。例の体操は毎日やっています。食事もがらりと変わっています。

今頃になって手紙を書きますのも、やはり感謝の気持を失いつつある自分への戒《いまし》めでもあります。自分一人で自然に病気を治したのではないかという傲慢さを打消すためでもあります。

どうか、くれぐれもご自愛ください。〈昭和五十二年九月五日〉」

この人は言う。自分一人の力で病気を治したと思うのは傲慢《ごうまん》である、と反省すると。しかし、だからと言って医師である私が治したのでもない。

医師である私自身の病気を、私自身が工夫と努力をしつつ治していったとしても、病気を治すのは医師である私ではない。

最近では腰痛症は、肉体労働をする人特有のものではなくなった。軽労働、事務職、家庭の主婦など一般によく見られる。何故だろうか。

腰が痛い、あるいは膝が痛いなどという訴えに対して、医師の側はたいていX線写真を撮ってみる。したがって「腰痛」即「骨の病気」と短絡して思い込まれてしまっている。

背骨は小さな椎骨の積み重ねで一本になっている。間には椎間板軟骨というクッションが入っている。椎骨同士、上肢、下肢、肋骨、骨盤は各種の背筋と靭帯によって連絡されている。この筋肉群の協調が乱れることが結果として腰椎を傷つけたり、腰椎と腰椎との間にあるクッションの軟骨を傷つけたりする。X線写真に主として写るところの骨の異常はその結果である。骨を動かすのは筋肉であり、筋肉群の動きが円滑自在でバランスがとれていなければ、結果として骨関節に異常が生じるのである。腰痛でX線写真上腰椎に異常が無いとされても、筋肉群やさらには仙腸関節、股関節の左右のバランスの崩《くず》れは既に認められるであろう。見かけ上、両脚の長さが違ってくる。

○

特定の運動しかしない労働者、どのような方向の運動も特別にしない人々、いずれも腰に関する筋肉が円滑自在でなく、上下前後左右の動きでバランスがくずれて腰痛を起こしやすい。意識して注意しながらする動作ならまだしものこと、無意識のうちにする動作、ハッとして咄嗟《とっさ》にやるバランスをくずす動作が問題である。筋肉が引きつれる。そして腰痛を起こす。とくに息を吸いながらの動作が最も危険である。

たとえば腰を右にひねり、右下肢を骨盤と共に右側方に踏み出すような動作をするとする。この運動が円滑にされるためには、多くの筋肉が一糸乱れず協調する必要がある。その筋肉群の動きは複雑であり、よく考えてみれば驚くほど精密な協調運動である。馬を右側方に誘導する場合のような二本の手綱《たづな》の右側を引き締め左側をゆるめるような具合の協調運動が、たくさん立体的に絡《から》み合っていると言えよう。

また、脊柱は骨盤の上に立つ帆柱にたとえられる。各々の脊椎の横突起は帆桁に当たる。帆柱は弾性に富み、各肢節についた筋肉群によって帆柱は曲げられるようになっている（図3－3参照）。

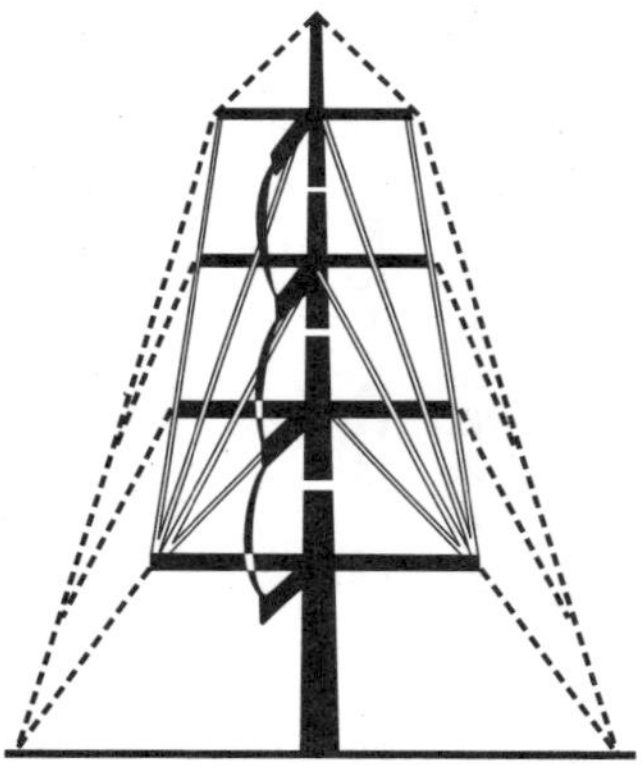

図3-3　帆柱にたとえた背筋の模型図

脊柱は骨盤に立つ帆柱にたとえられる。横突起および棘突起は帆桁に当たる。帆柱は弾性にとみ，各肢節についた筋肉群によって帆柱はまげられるようになっている。（金子丑之助『日本人体解剖学』第1巻より）

拮抗する筋肉群の正しい精密な働きは、それらをつかさどる神経系の正しい働きにもとづく。腰痛症の骨の異常はあくまでも結果として考えていきたい。

腰痛症の原因を骨や軟骨にのみ求めれ

ば、牽引《けんいん》、コルセット、手術という治療法へ安易に流れていく。しかし一歩さかのぼり、その原因を拮抗筋群の緊張と弛緩《しかん》（柔軟性）のアンバランスに求めれば、治療法はおのずから異なってくる。緊張しっぱなしで柔軟性を欠いた筋や靭帯をゆるめほぐせばよい。骨ではなく筋肉系の引きつれを治療する。

骨盤が歪んでくれば連動的に脊柱が歪み、それを支える背筋群の拮抗性に歪みが生じる。骨盤を歪ませた原因が足にあるのかもしれない。人間は大地に立ち、地球の引力に抗して動く。歪みは足から上体へ連動していく。靴が悪いと足が歪む。靴は足に正しく合い、いくら歩いても疲れを覚えないようなものが良い。

腰痛という問題の根は深い。脊柱の歪みから内臓の異常へつながる。腰痛は単なる整形外科的な疾病では決してない。治りにくい内臓の病人が腰痛などの腰背部の異常を訴えることが多いのは、注目すべきことである。

三、変化する〝楽な方向〟

三十四歳の主婦。鞭《むち》打ち症である。早口であり、神経質な婦人である。

九カ月前、乗用車の助手席に乗っていて、追突された。直後、立つことはできたが、ふわーっとした感じで鞭打ち症が始まった。

病院やいろいろな民間療法の遍歴が始まった。整形外科では脊柱《せきちゅう》の牽引が行なわれる。また、頸椎《けいつい》が動きにくいように半固定する。湿布する。しかし、治らない。

握力が出ない。上肢のしびれ感がある。じゃがいもの皮むきができない。ちょっとしたものを、持つことさえできない。財布が持てない。持つと腕に痛みが走る。手の薬指がビーンとしてしびれている。くびの横の方がはれている。手の甲がはれている。

こんなことでは、今後いったいどうなることかとお先真っ暗な気持ちであった。事故の前までは新聞代の集金をやって働いていた。もちろん働くことはできなくなった。

脚がねじれたようになり歩けないことがあった。夜は厚着して、八月に冬の寝巻を着て毛糸の靴下をはいて寝る。それでも、ちょっと涼しい風が当たったりすれば、何かがひっついたような感じがして、ビーンとしびれる。腕は、置きようによっては、動けないようにしびれる。それを動かすと、またビーンと痛みが走る。痛みが走るところを温めて鍼《はり》を打ってもらう。夫からマッサージをしてもらう。氷をあててみる。いずれも苦痛を一時まぎらすだけのことである。

いちばん効果があったのは絶食療法であった。六カ月のあいだに、自宅で三日間の絶食を八回くりかえした。これで首の凝《こ》りは楽になった。

さて私の治療法は、操体法と漢方薬その他である。

痛まない、楽な方向にだけ動かすという操体法は、この婦人にとってはおどろきであった。それまでは、痛くても我慢して動かさなければ良くならないと思っていた。

この婦人の場合は操体法をやっているうちに、痛くない方向というのが日によって変わることが分かった。例えば、片膝を立てて半身だけの背伸びをする動作で、右半身を伸ばした方が楽な日もあれば、左半身を伸ばした方が楽な日もある。

漢方薬では通導散《つうどうさん》（一貫堂）を飲んでもらうことにした。漢方でいう〝瘀血《おけつ》〟という見立てである。〝瘀血〟というのは、病理的な原因によって生じた血流の停滞（微少循環障害）と、それにともなう一連の症候をいう。瘀血があると痛む。また、〝瘀血〟は漢方でいう〝気〟の病をともなう。通導散はそれらに効く。

通導散を飲み始めて三日すると、汗をかくようになった。体が温かくなってきた。四日目に私のところを受診するのに片道3キロの道のりを歩いて来た。あたりまえであるけれども、暑いと感じるようになった。体が温かくなってくれば痛みは軽くなっていく。

それから日課として、毎日一時間半は歩くようになった。ジョギングもする。コップのような軽いものは洗えるようになった。首がジンジンする症状がなくなった。

鞭打ち症で悩まされると、治らないのでノイローゼになり、精神的にまいってしまうので、全身を動かして汗を流し、気分を明るい方へもっていくことは有効である。

（五）　複雑な歪みも足から治療する

一、左の五十肩と右下肢の筋力低下

五十八歳の婦人。

去年の十二月初めから、右側の坐骨神経痛で苦しんだ。しかしいまは、あおむけに寝て右膝を伸ばしたまま右下肢を挙上しても、坐骨神経痛はない。冷えたときには痛むという。右の太ももの外側の筋肉痛がある。

右足の筋力が弱くなった。足首を背屈させることができない。とくに、親指以外の右足指の力が極端に弱い。そのために、まっすぐに歩くことができない。

あおむけに寝て両下肢を伸ばしてみると、右下肢が左側よりも2センチも短い。このためにスムーズに歩けないことになる。

このように下肢の異常は右側なのであるが、実は左の肩関節がうずいて痛む。いわゆる五十肩であって、左上肢は30度くらいしか上げられない。

ちょっと考えると複雑な歪みであるが、操体法の基本通り、まず足の治療からする。足首の背屈動作である。

右足首は背屈できないので、左足首だけしてもらう。気持ちのよい方だけ動かすという原理は、

もし一側が麻痺《まひ》していれば、麻痺のない側だけを動かすということに拡張応用されていく。

この場合、膝の裏（ひかがみ）の圧痛ある凝《こ》りは右膝には認められず、左膝にのみあったのは当然であった。動く左下肢に体重をより多くかけて生活しているからである。

次に、両膝をそろえて倒すのは、右側へ倒す方が楽だという。それも、わずか20度くらい倒したところがもっとも楽な点であるという。

この点は、患者さん自身がていねいに動かさなければ見逃してしまう。また、術者自身が粗暴に、患者の両膝をもってパッパと左右に振ってみて、どちら側に倒した方が楽かと患者にたずねてみても答えられなかったりする。

さて、両膝を中央よりも左寄りの出発点からゆっくり右へ動かしはじめて、そのもっとも楽な位置であるという点で止めて、しばらく力を入れたまま、こらえる。そして、呼気と一緒に、ばさっと力を抜く。

あおむけで上半身を側屈すると、左側屈が楽である。もっとも楽なところは、左へ20度くらい側屈した点である。中央よりも右寄りの出発点から左へゆっくり動かしはじめ、そのもっとも楽な点（停止点）まできたら、しばらく頑張った後、瞬間脱力をする。

次は、うつぶせになって下肢を脇《わき》の下へ引き寄せる。右下肢は麻痺気味であるから動かせない。左下肢だけを動かす。もっとも楽な点で力をためた後、ぽんと力を抜く。

操体法は、患者がいつも術者にやってもらうという受け身のものではなく、自分で自分を治療できる自立への道につながる。自宅で一人ででも毎日何回もくりかえして行なうことができる。

この方も、一週間後にみえたときには、左肩の疼痛《とうつう》が治っており、右足もスムーズに動くようになっていた。二週間後には右足首の筋力が、背屈できるまでに回復していた。

麻痺気味だった右下肢の治療は、とくにやっていない。それでも麻痺が治ってくる。体全体のバランスがとれてくると、こういうことが起こるのであろう。右下肢に力が入るようになるとともに、はじめは認められなかった右膝の裏の圧痛ある凝りが、はっきりと認められるようになってきた。右足を使うようになった証拠であった。それで、その凝りに対する治療も行なった。これまで猫背でいた方が楽であったが、いまは背すじをしゃんと伸ばしている方が気持ちがよいようになった、という。

（文中の動作および左右は、患者本位に表現してある。）

二、五十肩

六十七歳の婦人。右上肢がほとんど持ち上げられないほど、右肩関節がうずく。いわゆる五十肩である。

三カ月前に操体法の手ほどきをしてさしあげたことがあった。二カ月前にも受診しておられるが、肩は相変わらず痛くて治療の効果はあがっていなかった。三度目の今日は、あおむけに寝て右手をさっと腹の上にさえ動かせないほど右肩が痛い。

どこか操体法のやり方自体に拙《まず》いところがあったのか、あるいは操体法自体の限界であろうか。

ともかく、まず下肢の操体から行なう。膝《ひざ》の裏のくぼんだところを施術者の中指で横断的にさわると、患者の痛がる凝《こ》りがあるが、この凝り、つまり腱《けん》のちぢみ（収縮）を弛緩《しかん》させるのが治療となる。

そのためには、さらに一層ちぢませる（力を入れて収縮させる）。ある程度の時間、力んだ状態を維持させておいて、ぽんと力を抜く。すると、ちぢんだ部分がその瞬間にゆるむ。

この婦人はやせていて力が弱い。それでいて脱力ができない。十分に力が抜けないような操体法では効き目が悪い。毎日自分でやっているといわれるが、これでは効果がないのは当然と思われた。何度も脱力の練習をさせた。しまいにはできるようになった。そして、膝の裏の凝りの圧痛は楽になっていた。そのときには、右手の腹の上へ持ってくるような動作をしても、痛みが右肩にはひびかなくなっていた。

次は、あおむけのまま両膝をそろえて立て、倒してみる。（患者にとって）左側へ倒した方が楽という。どの程度倒したところが楽かというと、30度くらい倒したところがもっとも楽という。それで、やや右寄りのところから両膝をゆっくり左側へ倒してもらう。術者の手は軽くその動きを邪魔するように支える。そしてもっとも楽な点で動きを止めてぽんと脱力してもらう。

患者の動作はゆっくりがよい。その間、力を抜かずに何秒間もかけてゆっくり動かすのがよい。もし動作が速くて、一～二秒の短い間にすんでしまえば、脱力がきちんとできない。治療効果もあがらない。

あおむけのまま、上半身を側屈させてみる。右肩が痛いのだから、右肩を持ち上げる左側屈はできない。右肩を下げる右側屈（左肩を持ち上げる）は楽にできる。それも、ある程度側屈した点に、もっとも楽なところがある。ゆっくり右側へ側屈させていって、このもっとも楽な点でぽんと力を抜く。歪みが直ってくれば、楽な点が正中線上にくる。

操体法の動作の回数は、多くくりかえせばよいというものではない。一回でもよいからていねいにゆっくり動かして、上手に力をぽんと抜くことの方が効果的である。

体の歪みによって、いろいろな苦痛が生じる。体の歪みは、筋肉や腱のちぢみによって起こる。ちぢんだものを、引き伸ばそうとするとかえって痛い。結果的には決して伸びはしない。不快である。あるいは抵抗があってやりにくい。むしろ、さらに一層ちぢませるような方向へ動かしてやると気持ちがよく、やりやすい。ぽんと力を抜いたその瞬間に、ちぢんだ筋肉は伸びる。ちょうどゴムや〝ばね〟のような性質を、筋肉はもっている。

三、眉間《みけん》のところに鈍痛を覚える

三十七歳の男性。眉間のところが重苦しくて痛い。ちょうどタガのようなものをはめられたように苦しい。規則正しい生活をしているという。酒はほとんど飲まない。不摂生はしないという。

額のところの鈍痛の訴えに対して、血液検査をしたり頭部のCT（レントゲン写真のコンピューター断層撮影）をとったりはしなかった。痛み止めの薬を使うことも考えなかった。まず操体法で治療してみることが先であった。

その日は、薬を使わない治療法の患者さんたちが続き、彼が最後だったので、余勢を駆《か》って彼も薬なしで治療した。彼自身も、薬なしの治療法がいいと思うことのできる患者さんであった。

いつものように、患者さんがどんなに頭部の訴えをしても、まず、かならず足の方から治療していく。

まず、膝の裏の凝りの圧痛が軽くなるような操体をする。膝を立てて、膝の裏のへこんだやわらかい部分を、中指で深くゆっくり横断的にさぐってみる。とび上がるほど痛いところがある。右か左か、より痛い側の足を治療する。かかとを床につけて、つま先をはね上げる。そして膝のうらを力《りき》むようにして五秒間がまんする。力むために、足の甲を人から押さえてもらってもいい。息を吐くと一緒に、ぽんと力を抜いてつま先を床に落とす。このとき全身の力も抜く。五秒間で膝の裏の圧痛が軽くならなければ、三十秒間がんばってみる。

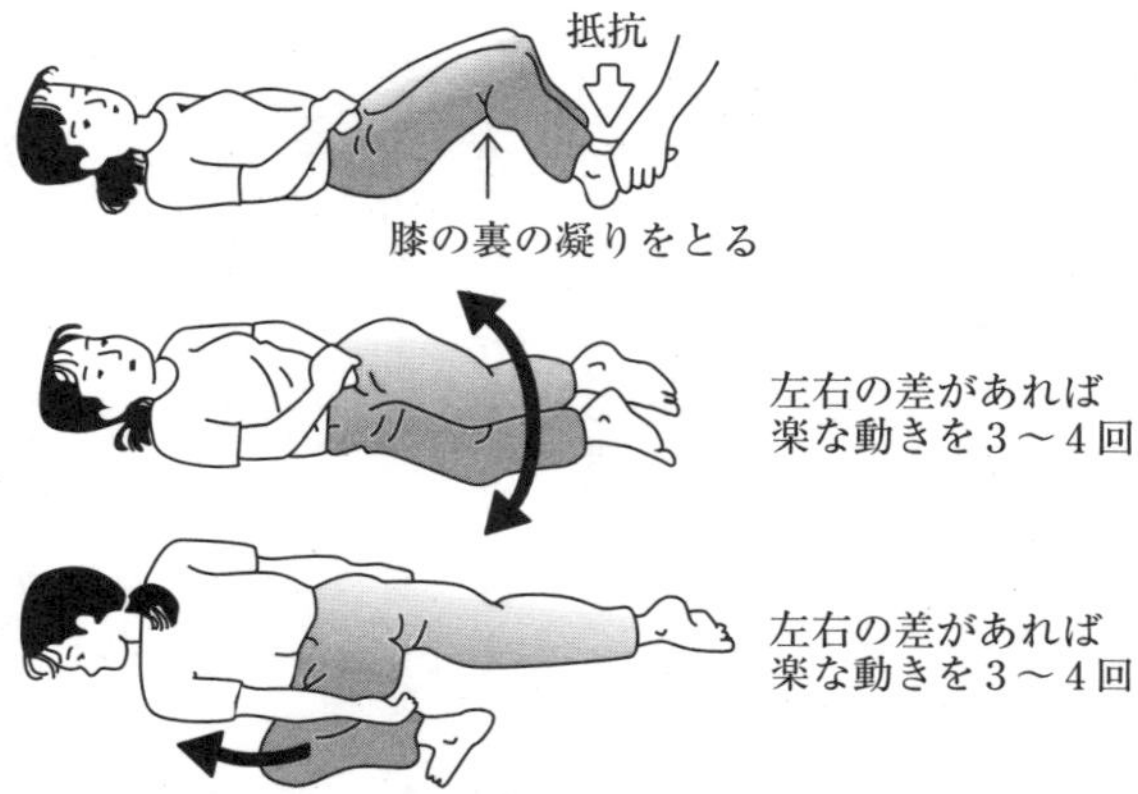

図3-4　操体法は足から歪みを正してゆく

膝の裏のこの凝りは、立ったり歩いたりするのに働く下腿の筋群の上端の腱《けん》である。押さえてみると痛いこの凝りは、たいていの人にある。この点を治療するだけで、動かなかった肩関節が動くようになったり、まわらなかった首がまわるようになったりすることがある。

眉間の鈍痛を訴える彼の場合も左膝の裏に、身をよじらせて痛がる圧痛点があった。上の図３－４のような操作によって、眉間の鈍痛は楽になった。さらにいくつかの操作をして治療した。

終わったところで、彼は新たな訴えをする。夜寝ていて、両脚がだるくて伸ばしていられないことがある。そんなときはふとんの中であぐらをかく。朝起きてすぐから、腰が痛いことがある。肩が重苦しい。しかし、そのような症状も、今夜からよくなるだろう、と私はいう。

足から行なう操体法（図３－４）は、全身の歪みを直すものである。だから、いろいろな自覚症状は、まとめて一緒に治るものである。操体法を行なうときには、全身の関節が同時に動くように心がける。

四、右の上肢がしびれて鉛筆が持てない

四十三歳男性。右の上肢がしびれて痛い。とうとう鉛筆をにぎって字を書くことさえできなくなった。大衆食堂を経営している。本人の食べ物の内容と、運動の偏《かたよ》りのせいであろうか。全身の筋肉がコチコチにかたい。

操体法治療によれば手が悪くても足から動かしていく。体はひとつ。手という部分が悪くても、体全体の歪みを直さなければならない。それには、腰を中心にして足を動かしながら全身を連動させていくうちに手が治る、というものである。その間わずかに五分、しびれて動かなかったこの人の右手は動くようになり、ものをにぎることができるようになっていた。

（六）　骨盤の歪み

一、生理痛

二十三歳の未婚女性。六年来の生理痛で苦しんでいる。出血は九日間続く。そのうち六日は鮮血が出る。生理の初日は吐かないが、やがて半日のうちに十回ぐらい嘔吐をくりかえす。食事はできずに寝込む。生理が始まると下腹部が痛くなる。頭痛はない。もともと冷え性である。嘔吐すると

きに手足がさらに冷たくなる。

身長156センチ、体重43キロの色白の女性である。唇が切れやすい。手足が冷たい。腹壁をゆするとピチャピチャと胃液の音がする。内臓下垂の傾向がうかがわれる。

体を温めて骨盤内のうっ血をとる漢方薬を処方した。当帰《とうき》四逆《しぎゃく》加《か》呉茱萸《ごしゅゆ》生姜《しょうきょう》湯《とう》に延胡索《えんごさく》と香附子《こうぶし》を加えた処方を、純米日本酒を三倍にうすめた湯で煎じる。出来あがりに、砕いたひね生姜《しょうが》の汁を加えて飲む。このほかに益母草《やくもそう》のお茶を服用してもらい、体を冷やす陰性食品である果物を食べないことにした。さらに操体を毎日してもらうことにした。

骨盤の歪みが生理痛の原因の一つになる。それは、左右の仙腸《せんちょう》関節の不均衡なずれである。この歪みは脊柱《せきちゅう》の歪みの元になる。脊柱の歪みは、椎骨と椎骨の間のすき間から出入りして全身に分布している神経や血管の働きを圧迫する。それで内臓の異常も起きるし、頸椎《けいつい》相互のずれによって頭痛も生じる。筋骨格系の歪みは、体の下から上へと波及していく。人間は立って歩くからである。

この歪みを直す操体は、かならず足の操作から始めて上半身に至る。各動作について楽な方向へのみ動かすのであって、頭痛の場合も生理痛の場合でも、原則として同じことをやって治療する。

「ずいぶんご無沙汰しております。私はひどい生理痛で、三年前におうかがいして操体を教えられ、漢方薬を飲んでまいりました。それまでは、ひどい吐き気と下腹部痛で眠ることもできず七転八倒の苦しみがありました。生理のたびに会社を二日も休み、体重が2～3キロ減っておりました。

吐き気はしだいに軽くなり、下腹部痛も軽く、数時間は眠れるようになっていきました。今年の春からはその下腹部痛もすっかりなくなり、一日も休まず会社に行けるようになりました。旅行をするときも以前は、その日程を私の体に合わせてもらっていたのですが、今年の夏は旅行中に生理があっても問題なく行動できました。以前の苦しみがまるで嘘のようです。

漢方薬はもう全く飲んでいませんが、体に支障はなく、家族のものがおどろいています。教えていただいた操体はやった方が体全体の調子が良いので、よくやっています。ありがとうございます。云々」

二、月経過剰

私の長女が十二歳のときであった。初潮以来十七カ月目である。生理は順調であったが、初潮七カ月目ごろから、生理出血が始まるとなかなか終わらず二週間ぐらい続くようになった。一日の出血量も多い。やっと止まったかと思うと、間もなく次の生理出血が始まる。過多月経および頻発月経である。これを月経過剰という。

子どもなりに、この長引く月経は大変に不愉快であった。「もう嫌!」という。しかし婦人科は受診させなかった。この月経異常が認められる以前から、この子には次のような訴えがあった。

学校で、ときどき下腹部痛がある。便秘していない。排便しても、おさまらない。走ると下腹部痛が起きる。短い距離を走っても痛い。空腹時に走っても痛い。

あおむけに脚をまっすぐにして寝せてみると、両下肢の長さが不揃いで、左脚が右脚より2センチ短いのが分かった。股関節の外転がかなり制限されていた。両下肢の長さがちがうのは、骨の長さがちがっているからではない。多くは、股関節腔内の大腿骨骨頭の位置にずれが生じて、左右の高さがちがってくるからである。見かけ上、両下肢の長さが不揃いとなる。これで歩行し、走れば、骨盤が歪み脊柱が歪む。この歪みによって、腹腔内骨盤内の臓器の機能的異常が起こり得る。この骨格の歪みに着目して治療した。

膝関節と外転制限がある股関節に対して、逆モーション瞬間脱力法（操体法）を行なった。以来、下腹部痛はピタリと起きなくなった。また過多月経と頻発月経は、正常月経へと改まった。月経過剰と腹痛には、骨格の歪みという共通の原因があったのである。

三、肩痛

五十一歳の男性。著述業である。元来、右肩が痛い。左の肩関節にくらべると、右の肩関節の方が内転・外転・内旋・外旋運動に抵抗がある。ときどき、右肩甲骨上の肩甲挙筋の停止部の所がうずくように痛い。自発痛がないときでも、その箇所には圧痛がある。長時間ものを書いたり、重い荷物を持ったりするとうずく。

肩にかぎらずどこの筋骨格系の異常であっても、操体法の歪み直しは下半身の治療を基礎とする。これは操体法にかぎらずすべての物理療法（とくに整体療法系統の）についていえることであろう。

とくに肩甲骨をめぐる痛みは、腸骨と仙腸《せんちょう》関節の異常に対応していることが多い。肩甲骨と腸骨がそれぞれ上半身と下半身において相似した存在であると考えられる。直立歩行により通常、下半身の異常が上半身へ波及することから、下半身の仙腸関節を治療することにより、上半身の肩甲骨と脊柱の間の歪みによる痛みが治せると考えられる。一方、ただ痛む箇所にいくら鍼灸《しんきゅう》治療をしても、単に肩関節を動かすだけの操体法をやっても、痛みを治すことはできない。この症状においてもそうであった。

この症例では右肩甲骨の所がうずくように痛むといいながら、右仙腸関節に圧痛点が存在することは自覚していなかった。押すととび上がるほど痛がる。ここに着目する。この（右側）仙腸関節の圧痛点を治療点とする。

治療法はちっとも難しくない。患者自身がひとりでやれる操体法である。両脚を伸ばしてあおむけに寝る。左足には全く力を入れず、右足の踵《かかと》を支点にして右側のお尻を床から浮き上がらせる。右側の臀筋《でんきん》が収縮する。床から2センチも上がれば十分である。こうすると右仙腸関節の靭帯《じんたい》自体もひきしまる。十秒間その姿勢でいて、一気にストンと力を抜いてお尻を落とす。この収縮と弛緩《しかん》により右仙腸関節の靭帯のしこりがゆるむ。そして同時に、右肩甲骨上の肩甲挙筋の停止部の疼痛が感じられなくなっているのに患者が気づくのであった。肩は直接治療しなかったにもかかわらず。

四、頭痛

T氏は六十二歳の男性。戦傷により左上肢が肩先から欠如している。右の後頭部が痛い。十日前から目まい・頭痛・嘔吐が激しい。他医で治療中であるが治らない。横になっていて寝返りをうっても目まいがする。急には体が動かせない、という。それで、島根県からの来診であった。

耳鼻科の病気にメニエール病というのがある。蝸牛《かぎゅう》症状（耳鳴り・難聴）をともなう目まい発作が、くりかえし起こる内耳性の疾患である。このメニエール病ではないらしい。いずれにしろ、一般に目まいは耳鼻科の病気であると思われているが、われわれの立場では、筋骨格系に歪みがあるのではないかと考える。

T氏の体は、左の腕がないからバランスをとるために歪まなければ仕方がない。脊柱が曲がり、骨盤が歪む。生体がバランスをとるために必要な歪みであっても、行き過ぎた歪みになると苦痛を引き起こす。T氏の治療は薬によらず、操体法によった。それも特殊な方法ではない。型通りのものであった。膕《ひかがみ》の裏の凝《こ》りをとるために、膝を曲げて膝の裏に力を入れる。しばらくしてぽんと脱力する。あおむけに寝て、両膝をそろえて楽な方向へ倒す、等々。

T氏の体は歪むことによってバランスをとっている。その歪みを完全に直してしまうということは意味がない。不可能でもある。かといって、どのように調整すればよいかを理論的に明らかにすることもできない。ただできることは、腰・骨盤を中心とした動作において楽な方向のみを行ない、脊柱の歪みを幾分か修正して、患者の苦痛をとり除くことである。

長年かかってかたまっている歪みが、一度の操体だけでどれだけ調整されるか分からない。しかし、わずかな調整であっても患者の苦痛はなくなるものである。裏を返せば、わずかな歪みが苦痛の原因になる。

「秋たけなわの田舎からうれしさのあまり、便りを書かせていただきます。先日T氏がそちらを受診し、指導してもらいありがとうございました。すぐ私の所に見えて、そちらで教えていただいたことを伝達してもらいました。帰途の電車のなかで、もう気持ちがよくなっていたそうです。その夜から頭痛が消えてしまい、あれから一週間ほどたったいまも頭痛はありません。目まいも非常にかるくなったそうです。頭痛のしない日が一日たりともなかったこの二〜三年のことを思うと、まるで夢のようだそうです。T氏は、この一週間で食欲も出て気分が良くなり明るくなれて、何よりの宝物である健康を得ることができまして、私もうれしく思います。

私自身、左の後頭部が痛くてそちらを受診したのが六年前の夏でした。温める場所と操体法を教えてもらい実行しましたところ、すっかりよくなりました。それ以来、左後頭部の痛みは一度も起こらず忘れていいます。薬は全く飲みません。T氏が買って帰られた操体法の本を見せていただきました。体の歪みから起こるいろいろな症状が、分かりやすく書いてありました。食べもののことが書いてある本も読ませてもらいました。その巻末の献立例を参考にして料理を作っています。これからは、家庭菜園を作ってゆきます。うれしさのあまり報告させてもらいました。」

この手紙の主からの紹介で、島根県からT氏が私のところに見えたのはこのときの一回きりであった。病気は医師のもとに通院して治すものとはかぎらない。このように一回きりでもよい。あとは患者が生活しながら、自ら治す。一年後、ふたたび便りがあった。

「ご無沙汰しているうちに、また秋が来ました。昨年はT氏を通じて操体法を学び、以来一年、とてもさわやかな日々を送っております。T氏は不自由な体にもめげず、元気で働いておられます。ときどき一緒に勉強会をひらく仲間です。以前はT氏のお弁当箱に肉がぎっしりつめられていたのに、あれ以来こんぶや椎たけがたくさん入っているのを見て、うれしくなります。

〝喉元すぎれば熱さを忘る〟のたとえの通り、私も体調がよくなればついつい不摂生になりがちで、夫に叱られながら操体法を続けております。想い出すよじゃ惚れよが足らぬ、想い出さずに忘れずに、これを合言葉にしてはげんでいます。

かつて町の要職にあった七十歳足らずの男の方ですが、二～三年前に脳卒中で倒れ、なんとか通院できる程度になっておられました。ある日私の家へ来られ、熱心に操体法のことを聞いてくださいました。私も受け売りをいたしましたら、よく納得されました。以来実行を続けられた結果、高かった血圧が下がって良くなった、と報告に来られました。一人でも多くの人が助かってくださるようにと願っております。」

長年固定した歪みが操体法ですぐ直るものではない。しかし、わずかな矯正だけで病人の自覚症状はとれてしまうことがある。

何はともあれ、前掲のお手紙は何と人情味のあるものであろう。他人の病気が治ったことを、わがことのように素直によろこぶことのできる心は貴重である。

五、五十肩（肩関節周囲炎）

昭和五十一年十二月十七日。妻の母より電話がかかってきた。左の肩が疼《うず》いて痛いという。ちょっとさわっても痛い。全く動かせない。あまりに痛いので脱臼しているのではないかと思い、整骨院へ行った。そこで局所のマッサージと電気治療を受けた。ところが鈍痛はかえってひどくなり、今夜は眠れそうにない。左の肩から左の頸筋《くびすじ》まで痛む。局所は腫《は》れていないし、熱もない。どうしたらよいかと言う。

この場合、マッサージをしたりして局所をいじり、かえって悪くしたらしい。だから痛む左肩そのものはさわらないことにした。一般に、痛みがひどければひどいほど、そこをさわってはいけない。要するに、患者本人が不快に感じるようなことをしてはいけない。

治療法を電話先で教えるにしても、相手が何らかの治療手段を持っていなければどうしようもない。さいわいに妻の母は温灸の道具を持っていた。痛む左肩にはさわらずに、その反対側の右側の、しかも腰のあたりを温灸で温めるように指示した。一見、痛まず、どうもない反対側だけを治療してみると良い場合がある。治療点に、肩ではなく腰を選んだのは、きつい病気の原因には体の基礎構造である足腰に異常のあることが多いからであった。右腕は使えるから、本人自身で加療可能である。今夜のところ、右腰だけやればよいでしょうと言って電話器を置いた。

翌朝、再び電話がかかってきた。温灸で右側の腰背部を温めたら、疼く痛みはとれて眠れたと言う。しかし、左の腕が動かせないのは相変らずで、これから先どうしたらよいか不安らしかった。勧《すす》めに応じて母は、はるばる埼玉県から大阪の私の家にやって来た。

診ると確かに、いわゆる「五十肩」と思われた。左の肩のあたりには腫れも熱も無い。しかし肩関節は痛くて、左の上肢を前後・左側方にも持ち上げられない。腕を内外いずれにもひねって回すことができない。つまり、左の腕は腋《わき》の下にぴったりくっつけたままである。肘から先、手首から先は動く。

尋《たず》ねると、何カ月前からか、はっきりしないが、左の肩が痛むことはあったという。しかし、たいしたことはないので、ほったらかしていた。少し前に山芋《やまいも》掘りをした。無理をしたことは無いが、強いて言えば、急に痛みだした日の前日に孫を背負ったことぐらいだという。

よく診てみると、次のような事柄に気が付いた。痛くない方の右側が肩から背中にかけて、左側より凝《こ》っている。頸筋《くびすじ》も同様であった。うつぶせの姿勢で診ると、お尻の右側、仙骨の右外縁の所の筋肉が盛り上がっており、左側のそこよりも硬く、しこっている。しこりがあれば、それをほぐすのが治療の原則である。痛む左の肩関節のまわりには、右側のそれにくらべて、しこりが認められないから、電話指示をした当初の方針どおり、そこはさわらない。また右のお尻のしこりを温めてゆるめる。いずれも当初の治療方針を変えるものではなかった。しこっている右の尻、右の頸筋、肩のまわりの筋肉を掌《てのひら》で温めた。さらに温灸で温めた。

以上の温めてゆるめる治療法で、左上肢は少しは腋の下から離れるようになった。そこで次に、痛む左の肩関節にはひびかないようにして、いろいろな方向に腕を動かさせては、ぽんと力を抜かせる動作をさせた。そして体操をさせて締め括《くく》る。最後の体操は大切である。

これらの治療をひととおりやるのに二時間かかった。もともと「手当て」をするということは時間がかかるものである。私の日課が終わってから夜にやった。二晩やった翌朝、母は両手を使って顔が洗えた。三晩目には、左上肢は左側方へかなり上げることができた。しかし、少し無理して高く上げたら左上腕の筋肉が痙攣《けいれん》した。四晩目には、左の肩のまわりを或る程度押しても痛がらなくなった。五日目には、左上肢は背中へまわすことができて帯《おび》が結べるようになった。六日目には、母は両腕に荷物を持って嬉しそうに帰って行った。

この間、薬を全く使わなかったかというと、そうではなく、十味挫散料《じゅうみざさんりょう》という煎じ薬を飲ませた。しかし大切なことは、凝り、しこり、縮み、という筋肉の異常（歪み）を探し求めて、その箇所を温め緩《ゆる》めることであった。

○

五十肩というのは四十歳から五十歳代になって、肩関節の痛みと運動制限が起きてくるので、この名称で呼ばれる。ふつう慢性に発病してくるが、急性に起きることもある。肩関節周囲組織の炎症によるものだが、原因は単純ではない。上腕骨大結節に付いている棘上筋腱《きよくじようきんけん》、棘下筋腱、上腕二頭筋長頭腱、肩峰下滑液包、三角筋下滑液包などの慢性炎症、組織壊死、癒着、石灰沈着などの老人性退行性変化があって、そのうえに捻挫、打撲、アレルギー性変化、過労などが重なって起きる疾患だとされている。しかし、それは理屈であって、実際には各々の患者さんの原因ははっきりしない。

思いあたるようなはっきりとした原因もなく、いつからともなく痛み出す。重苦しくなったり、だるかったり、肩から腕や項《うなじ》にかけて痛みが響いたりする。たまには眠れないように強く痛むこともあるが、普通はそうひどくない。半年から一年くらいかかることもあるが、やがては軽快する。

一般の治療法としては、表面から押さえて痛む肩の部分に、局所麻酔剤と副腎皮質ホルモン剤を注射する。また肩関節に来ている肩甲上神経を麻痺させる。関節リウマチに使う薬を飲む。温熱療法、マッサージ。棘上筋腱内に石灰沈着があれば手術して取り除く。上腕二頭筋長頭腱周囲に癒着があればそれを剥離して関節外へ移行させる、等々である。しかし実際は、飲み薬と注射がほとんどであろう。そういう行き方に、人体の基礎構造にもとづいた格別の理論的根拠は無い。

五十肩といえば肩の病気ではあるが、決して肩だけの病気ではない。人間の体の構造は、足の先から頭の上まで、つながり合い、連動し合うようにできている。骨盤の右仙腸関節および右肩の支持組織の異常な収縮が左の肩の支持組織を過伸展させたりして激痛を惹き起こす。痛む左肩をいじるよりも、骨盤の右仙腸関節および右肩の筋肉靭帯をゆるめる治療をする方がよい、という考え方の正しさを本症例は示している。

肩が痛いから肩だけを治す、胃が悪いから胃だけの治療をする、というような自動車の部品取替え式の考え方では、人間の体を正しく取り扱うことはできない。部品取替え式は、外科手術あるいはそれに匹敵するような集中的に強烈に薬を使う場合に必要な立場である。しかし手術せずに治そうとする場合にはそうはいかない。

体の病気を部分的にしか見ない立場と、全体のつながりを見ていく立場とが、各々使い分けられず、混同されているところに、世界的にも治療学上の大きな誤りがあると言えよう。

二、外傷と内臓疾患

一、外傷と肝炎

二十七歳の頃、重荷を担ぐ仕事をしていた。そのためいくつも体に故障が起きた。

①右肩を痛めた。

②ぎっくり腰になった。

③右膝関節を傷めて水が溜った。

④右足関節を捻挫した。

その後、前方から衝突されるという自動車事故に遭《あ》い、鞭《むち》打ち症になった。鍼《はり》治療を受けて良くなったという。

昭和五十二年三月、三十二歳のとき、何も発疹はできていないのに体じゅうが痒《かゆ》くなった。小便の色が茶色になった。かかりつけの医師は、ただの蕁麻疹《じんましん》だと言ったが、頼んで血液化学検査をしてもらった。その結果、血清トランスアミナーゼ活性値GOT・GPT値が各々高値であった（表3—2参照）。K医科大学附属病院に入院した。後日、そこの担当医より届けられた書状によれば、肝生検およびシンチグラムでも慢性肝炎の所見であったという。なお血液化学検査成績の推移は上の表に示すとおりである。当初、黄疸指数は11単位（正常域6単位まで）、血小板数は18.2万/μl、血清アルカ

表3-2　肝機能検査の推移

正常域 / 昭和52年（月/日）	GOT（10～38）	GPT（4～35）	LAP（100～280）
4/10	340	1210	
/21	94	323	440
5/	120	294	420
6/10	23	92	400
/29	73	187	380
漢方薬飲み始め → 7/	147	309	420
8/	47	135	400
9/	44	103	350
10/25	30	50	150
11/25	23	36	144

リフォスファターゼ活性値とγ－GTP値は正常域であった。オーストラリア抗原とアルファフェト蛋白は陰性であった。

入院してからも血液化学検査成績は良くはならなかった。

私の所の初診は昭和五十二年八月十四日。まだK医大に入院中であった。身長162センチ、体重69キロと肥満しており、顔色はどす黒い。職業はタクシーの運転手。二年前にタクシー会社に勤めるようになってから9キロ増えたと言う。蜘蛛《くも》状血管腫は認められない。肥満のため、肝臓が腫れているかどうか、はっきりわからない。次のような歪みの存在が認められた。

①右足関節の動きがわるい。

②右上腿の大腿直筋をはじめとする大腿四頭筋全体が左上腿にくらべると明らかに太くなっており硬い。

③右下腿の上外縁（膝の下の外縁）の筋肉も硬い。

④うつぶせで、腸骨稜の高さは右側の方が左側より高い。

⑤皮温計で皮膚温を測ってみると、右手掌が34.5度、右足蹠が27.5度、と足のほうが冷たい。

第一に、右足関節を治療点とした。コンニャクを鍋で温めて、水分を拭き取り、手拭で包み、足首に当てて巻きつける。また人間の温かい掌で温めるのが最も良い。また簡便法として、お湯の中に足首を浸す。この場合、バケツを二個用意する。各々に水とお湯を入れる。足をお湯の中に五分浸しては水の中で三十秒冷やす。これを五回ほど反復する。この足湯法をしてもらう。

第二は、白米飯を玄米飯に改める。化学調味料、白砂糖、その他、有害食品添加物は摂らない。野菜を充分食べる。

第三は、早寝早起きをする。体操を朝晩充分にする。適当な鍛錬を怠らずにやる。

第四は、漢方処方を竜胆瀉肝湯《りゅうたんしゃかんとう》（煎剤）とした。

しかし、これら四つの治療法をK医大附属病院内科病棟で実践しようとするのは無理であった。彼は九月十六日に退院した。

私の所へは九月に二度、十月に三度、十一月に二度、十二月に一度、来診した。必ず奥さん同伴であった。慢性病というものは、その人が自らの社会生活、私生活を営みながら治していくものである。罹病の複雑な原因がそれらの生活自体の中に有る限り、生活を改めながら営み続けることを離れては治療は成り立たない。要は、いかにして身心を爽快《そうかい》にしていくかであろう。

この人の生活も変わっていった。起床は五時。体操をして4キロ前後の距離を走る。八時半に朝食。横になる。昼は散歩したりする。夕食は十八時頃、等々ということであった。十月になってから働き始めた。タクシーの運転手だから夜勤があった。夜勤明けの日でも朝寝はしないで、普通の日と同じ日課でスタートして、九時から十三時頃まで寝るということであった。少しでも規則正しい生活を続けようということである。

生活改善を始めてから二カ月後には、体重が8キロ減っていた。表3－2に示すように、血液化学検査成績は改善されていった。体は柔らかくなっていった。

二、外傷と腎炎

四十歳の男性。慢性腎炎。昭和五十二年三月十二日初診。

三年前に職場の集団検診で蛋白尿を発見された。試験紙で（＋）から（++）程度の状態が続き、昨年は（+++）になったこともあると言う。しかしそれ以来、薬局から漢方薬を買い求めて飲んでいる由であった。昭和五十一年十月十二日の腎機能検査は、GFR113mℓ／分、RPF622mℓ／分、PSP試験15分値29％と、おおよそ正常域であり、血中尿素窒素18mg／dℓ、クレアチニン1mg／dℓであった。尿蛋白は、夜勤した後に最も濃く出る。カゼをひいたり、庭いじりなどで少し無理をしても良くない。

いろいろと聞いてみると、次のような事柄が判った。中学を卒業した後、二輪車に乗っていて相手の四輪の自動車の下敷きになり、一週間意識不明になるという事故に遭《あ》った。その際の傷害のため、左下肢をひきずって歩くようになった。左の足の第4、5指がしびれた。

三十一歳のときに再度の事故に遭った。バスを運転していたところを、左側からトラックが衝突してきた。ワンマンカーの料金箱がつぶされ、彼の第4腰椎にひびが入って、六カ月間入院した。

現在でも、十分間もうつぶせになっていると、腰が痛くなる。膝を着いて四つん這いになって進むと、左膝の前下が突っ張ってピリピリする。現在は左下肢をひきずって歩くようなことはない。

夜食をするのが常であった。甘い物が大好きだった。一度に大福餅の十個ぐらいは食べていた。酒は飲まず、夏はビールを二本ぐらい飲んでいた。そのあと、御飯を三～四杯食べるのであった。野菜はあまり食べていなかった。しかし、漢方薬を売ってくれる薬店のおばさんから食養生の注意をされてから改めた。夜食を止めた。大食をしないようにした。甘いものも止めた。一薬店のおばさんの食養生の助言は的を射たものであった。

よく診てみると、次のようなことが判った。

仰向けに寝て両脚を伸ばしてみると、左脚が1センチ短い。第8・9胸椎の圧痛がある。ねじれである。立位で背屈すると前屈より苦しいと言う。右側屈では左腰背部が突っ張ると言う。右捻転でも左上腿上部から腰にかけて突っ張る。いわゆる真向法という坐位の体操をしてもらうと、いずれもすこぶる困難で、やれないことが判った。

交通事故の外傷はいずれも左側に受けており、歪みはすべて左半身に偏在していた。とりわけ左の足関節と膝関節が治療点と思われた。焼き石や、こんにゃくで毎日温めてもらった。漢方薬は、六味地黄丸料《ろくみぢおうがんりょう》加夏枯草《かごそう》・茅根《ぼうこん》・車前子《しゃぜんし》という煎じ薬を飲んでもらった。

漢方薬服用、玄米食をはじめとする食養生、歪み直しの手当と体操をやるうちに、夜勤明けの尿蛋白は（++）あったのが（±）となった。うつぶせになっても腰が痛くない。しかし、左膝の前下の突っ張りが治らない。それに、右腕に力が這入りにくいようになったという。この人は鉄道の職員であり、回数券のスタンプをつく仕事を右腕でする。とうとう腕がうまく持ち上がらず、全身で力を入れて腕を持ち上げる始末となったという。昭和五十二年八月末のことである。

両足の温度を種々の場所で測ってみた。指先の井穴《せいけつ》は左右いずれの指も34度±0.5度。太衝《たいしょう》穴・衝陽《しょうよう》穴・臨泣《りんきゅう》穴などの中足骨の付け根で33度前後、アキレス腱の外側で右が32.5度、左が32度。足ではアキレス腱のまわりが最も冷たい。

この人の体の弱点は左側にある傾向がある。冷たいアキレス腱のまわりを温めてやるにしても、左側のみやってみる。掌で十分間加温した。加温後再び皮温計で計ってみたら、左側が34.5度、温めなかった右側のアキレス腱の外側も34度に上昇していた。そして、力が這入らなかった右腕がたやすく持ち上がるようになっており、四つん這いになって膝をついても膝の下のつれが無くなっていた。

その後この人はカゼをひき、それを自分で治したという治療経過を聞かせてもらった。扁桃腺が腫れて痛くなってきた。唾《つば》を呑みこんでみると、左側が痛い。両腕を左右にのばしひろげて、前後方向へ各々ねじってみる。左右の腕の感じをくらべてみると、左腕の肘関節のあたりがひきつれる感じがするのが判った。

既に記したように、この人は事故による傷害を左半身に受けている。左の足を徹底的に温めることにした。

普通、「足湯《あしゆ》」なるものはバケツを二つ用意しておいて、一方にお湯を、もう一つの方に水を入れる。お湯は使用しているうちに温度が下がるから、魔法瓶に熱湯を入れておいてそれを少しずつバケツのお湯に加えながら足を温める。お湯の中に五分間ぐらい、水の中に三十秒ぐらいずつ交互に浸してやる。それを何度か繰り返す。大体一回二十分間、一日一回を目安にしているが、歪みの度合いの強さ、急性病か慢性病かにより、適当に加減する。

扁桃腺（口蓋扁桃）が腫れて痛むようなカゼは軽症ではない。そういうことをよく知っている彼は、バケツのお湯ぐらいでは本当に生《なま》ぬるいと思い、朝から風呂を沸かした。充分着込んだままで、左脚だけを膝まで湯槽に突っ込んで徹底的に温冷浴を行なった。三十分ずつその日のうちに三回繰り返した。三回目をやるうちに咽喉、扁桃腺の痛みは消失してしまったという。それで治った。

大切なことは、歪みが顕著である側の冷えた部分を選択的に温めることである。

捻挫をはじめとする外傷がもとで内臓に病変が起こることは有り得るのである。ただし、そのつもりで病歴を詳細に調べる必要がある。患者自身は、昔の古傷が現在の内臓の病気と関係があり得ることを知らないから、尋《たず》ねる方が詳《くわ》しく聞き出す必要がある。外傷と内臓の病気との因果関係がどうしたら証明できるのか、と言われよう。それはまだ学問的にはむずかしい。しかし外傷にもとづくと思われる歪みそのものを、内臓の病気の治療の手がかりに用いるという臨床的意義を重んじたい。また、この患者さんが腰痛に悩んでいることは、腎炎が筋骨格系の歪みと密接な関係にあることを示しているのではないだろうか。

○

未知の或るご婦人から長文のお手紙をいただいた。御自身が病気になられ、それを通して療術師として開眼されていかれたということであった。或るご縁で、五～六年前に私が書いた本を手にして下さったという。

「――（前略）――ああ、先生なら私の体験の実態を御理解いただけることと夢中で筆を執りました。さて御著書を拝見すると、以前先生は肝臓・腎臓病をお患いになられ、漢方薬でお治りになられたようですが、その確固たる原因で私の体験上考えられることは、以前に何か怪我をなさったことが？　と思いながら読みゆくうちに、やはりありました。それは学生時代山岳部で登山、頂上の急斜面で滑落、ピッケルのおかげでその急斜面に停止でき助かったとのこと。この場合、お体の何処かに或る打撃を受けておられるはずだと存じます。―（中略）―私の場合は大体全身を致しますが、或る箇所に来ると患者の腸の中でグル音が走ります。この箇所はかつて打撲か創傷等をした部位です。そして腸が動くだけでなく全身に波及していくのが判るのです。

現代医学では筋肉と内臓とは別個のように扱われておりますが、私の体に感じるのは、体全体はすべて関連があり、それが非常に統制よくできていると思うのでございます。

たとえば胃に重圧感のある場合、右腕をほぐしていくだけで、だんだん楽になって、軽くなります。胃の悪い場合、みずおち、左の季肋部に圧迫感があり、横隔膜を押し上げているように感じますが、それがだんだんと緩《ゆる》やかにリラックスして、それと共に背部腰にと影響し、足の或る筋肉がピクピクと痙攣《けいれん》したり、波打つように感じたり、また足の指先にビリビリと刺激が起こったり致します。このような場合、敏感な患者は私と同じように感ずるのでございます。また頭蓋骨の縫合もピシッと音を立てることもあります。患者はだいたい週一回の治療ですが、反応が出ても信じて続けた場合は薄紙を剥ぐように体が楽になり、知らず知らずのうちに疲れなくなり、長い間に姿勢もだんだん正しくなって、背丈も若干伸びるようです。

大体、紹介された患者は現代医学やその他いろいろの治療を受けたものの、はかばかしくなかったのに、だんだんに変化していくのが嬉しいことでした。このような治療を続けていきますうちに確認されたのは、後天的に打撲、創傷、骨折、捻挫、火傷、冷房の冷え、手術後の癒着、および手術によって筋肉、皮膚、靭帯等に及ぼされた障害が先天性の体質と交流して、ついに病気の原因をなす場合も多いということでした。もちろん病気は物理的原因のみではなく、精神的な原因によるのも多いと存じます。

現在は精神的な面（ストレス）や食養の意義が段々叫ばれるようになってきておりますが、以前の怪我が後の病気の一因をなすということは、まだあまり知られていないようです。――（後略）――（昭和五十二年十一月二十二日）」

三、皮節（デルマトーム）

五十一歳の女性。初診は昭和五十一年九月十四日。私は或る救急病院の外来診療をしていた。その患者の主訴は、食後に背中が痛くなり嘔吐するということであった。一カ月前からひどくなってきた。食べものが胃の上あたりにつかえているような感じがすると言う。げっぷがよく出る。みずおちの所をさわっても出る。

直ちにバリウムを呑んでもらって食道から胃にかけてレントゲン検査をしてみた。噴門痙攣《けいれん》も無く、胃壁の異常も認められなかった。検査されたのはこれが初めてではなかったらしく、膵臓と膀胱が悪いと言われているらしい。しかし、はっきりした決め手があったわけではなかった。

右肩が下がっている姿が目立っていた。便秘していて下剤が必要であると言う。触診してみると、背骨の右側が第7胸椎（T_7）から第1腰椎（L_1）にかけて硬くしこっているのが判った。特にその中央のあたり、第10（T_{10}）・第11（T_{11}）胸椎の右側の筋肉が異常に温かい。熱を帯びている。おさえると快く痛いと言う。その部分へ、生理的食塩水を少量筋注した。[注1] 驚くべきことに、患者さんの訴えはその場で治ってしまった。即効であった。

三日後に再診。その後、嘘《うそ》のように治ってしまったままであると言う。それきり、みずおちがつかえる感じ、背中の痛み・吐くこと・げっぷが出ること等の症状は治ってしまったということが、ときどき噂のように私の耳にはいった。よほどうれしくて他人に語っているらしかった。

しかし、まもなく私はその病院を辞めさせられた。経営者としては無理もない。私は、他所の病院に行って診療を手伝うことがあっても、どうしても使う薬剤の量が少ない。現行の健康保険制度による診療報酬はそういうやり方では決して高くならない。

○

脊椎動物の脊髄と、皮膚や筋肉や内臓とは、ちょうど一本の竹において節々（脊髄）から枝（体性及び自律神経）が出て葉（皮膚や筋肉や内臓）が付いているような関係にある。ひとつの節から横につながっている。それを、生きた人間の体表面から知覚について調べたものをデルマトーム

（皮節）という。

脊髄神経は脊柱（背骨）の中を走っている。脊柱は頸《くび》の骨（頸骨C）7個、胸の骨（胸椎T）12個、腰の骨（腰椎L）5個、骨盤の仙骨（仙椎S）5個、尾骨（尾椎Co）2個の脊椎から成る。それで、脊柱の中を走る脊髄もまた、入れ物に従い、Cが8対（C_1・C_2～C_8）、Tが12対（T_1・T_2～T_{12}）、Lが5対（L_1・L_2～L_5）、Sが5対（S_1・S_2～S_5）、Coが1対（Co）と合計31対の節に分けられる。デルマトームはこの脊髄神経の節の符号によって表現される（図3－5参照[注2]）。

同じ高さのレベルの脊髄の節を共有して神経が出入りしているところの皮膚筋肉と内臓とは、お互いに関連しあう。胃や十二指腸が刺激されて痛む場合に、どのあたりの皮膚や筋肉に異常が現われてくるのか、大体決まってくる。狭心症の場合、胆石症の発作の場合等で痛みがひびいていく皮膚の場所がどの辺かは大体決まっている（表3－3）。それはデルマトームによる。だから表と図は併用し考えて使える。

このようにして皮膚や筋肉に現われた異常（痛覚過敏：皮膚が赤くなって温かくなったり青ざめて冷えていたり等）を治療するだけで、逆に内臓の治療をすることができる。前述した症例の女性の場合は、十二指腸周辺の異常であったろうか。胃が悪いからとて、胃袋の中に治療学的根拠の薄い薬をほうりこむばかりが治療ではない。胃の異常が体表面へ自律神経を介して投影されている箇所を刺激することによりその刺激が、再び神経を伝わって胃へ行き胃の異常がおさまる。

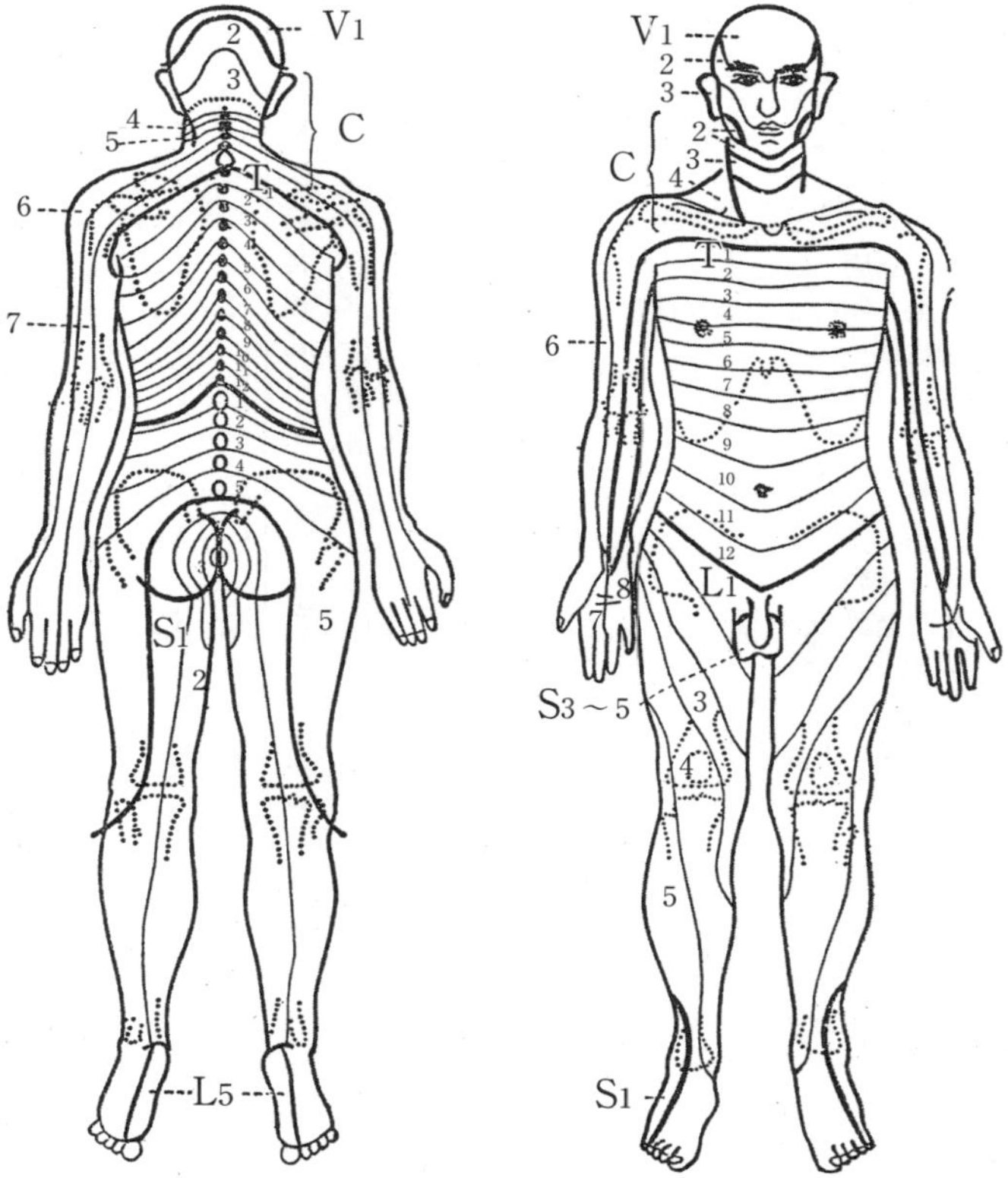

図3-5　皮筋（デルマトーム)

表 3-3　内臓の所属分節

内　臓	頭部領域	知覚異常が現われる分節					
心臓	有り	左		前	後	C_3・C_4	C_8 ～ T_9
大動脈		左		前		C_3・C_4	C_8 ～ T_6
右肋膜・右肺	有り		右	前	後	C_3・C_4	T_2 ～ T_9
左肋膜・左肺	有り	左		前	後	C_3・C_4	T_2 ～ T_9
脾臓	有り	左		前	後	C_3・C_4	T_7 ～ T_{11}
食道		左	右	前			T_3 ～ T_5
胃	有り	左		前	後	C_3・C_4	T_5 ～ T_9
十二指腸			右	前	後	C_3・C_4	T_8 ～ T_{10}
肝臓・胆のう	右眉毛の直上		右	前	後	C_3・C_4	T_6 ～ T_{10}
膵臓		左		前	後	C_4	T_7 ～ T_9
空腸		左		前			T_9 ～ T_{11}
回腸			右	前			T_{10} ～ T_{11}
盲腸・上行結腸			右	前		C_3・C_4	T_{11} ～ L_1
虫垂			右	前		C_3・C_4	T_{11} ～ T_{12}
横行結腸						C_4	T_{11}
下行結腸		左		前		C_3・C_4	T_{11} ～ L_1
S字状結腸		左		前		C_3・C_4	T_{11} ～ L_1
直腸		左					L_4 ～ S_5
右腎臓・右尿管			右		後	両側 C_4	T_9 ～ L_2
左腎臓・左尿管		左			後	両側 C_4	T_9 ～ L_2
膀胱		左	右	前			T_{11} ～ S_2
睾丸・副睾丸			右				T_{12} ～ L_3
子宮		左	右	前	後		T_{11} ～ L_4
右子宮附属器			右				T_{11} ～ L_4
左子宮附属器		左					T_{11} ～ L_4

（注1）枝川直義『なおさん物語』金剛出版、昭和四十九年
（注2）ディトマー他、間中喜雄訳『内科疾患の神経領帯療法とその診断学』医道の日本社、昭和四十五年（昭和五十二年十月）

四、筋診断治療法

（一）経絡《けいらく》の共軛《きょうやく》について

鍼灸《しんきゅう》治療におけるツボの取り方には、大略三通りあって、それ等は共に併用され或いは使い分けられる。

沢田流の太極療法といわれるものに代表される、病名・症候の如何に拘らず一定した基礎的・普遍的な取穴法は、自己免疫疾患や悪性新生物等の難症痼疾の場合、繰り返し継続すべき基礎的な治療法として有益である。

患者が痛む、凝《こ》る等々と訴える場所をそのまま治療点とするやり方で、その際のツボを阿是穴《あぜけつ》といい、その場しのぎのこのやり方を標治法《ひょうじほう》という。このやり方は素人向きであり、温灸等各種民間療法におけるツボの取り方がそれに近い。

標治法に対し、その時点での患者の症候に対する最も本質的な治療点を探し出すやり方を本治法《ほんじほう》という。河野忠男氏の筋診断治療法はその取穴を一点に絞り込む単穴療法《たんけつ》であり、本治法の最たるものである。それはしばしば即効、劇的な効果を顕《あら》わす。

術者が患者の治療点を自らの触診等の技術でこれを見出すために、本治法では必ずしも患者の訴えには左右されない。不問診《ふもんしん》すらあり得る。

本治法には、生きた人間の治療理論が存在する。それは経絡理論である。経絡《けいらく》には十二本の正経と八本の奇経がある。筋診断治療法では、「奇経治療を目的意識的に行なうべく組織することに成功した」とされる。詳細は河野忠男氏著『筋診断法精義』(宝島社、一九九三)に譲る。(注) 鶴見隆史医師に御教示いただいた筋診断治療法は速戦即決の、私にとって重要な治療手段の一つとなった(参照:橋本行生「筋診断治療法による初歩的な治療例」『病を知り己を知る』109頁、農文協、一九九四)。

一人の患者さんの治療において治療点を一つに絞り込むために、あるいは症状の変化により治療点が変遷する場合、複数の経絡の相互関係すなわち共軛《きょうやく》関係を念頭に置いておくことが大変重要である。

(注)「核になっている経絡異常を調整するために、他経の治療点が有効である場合が少なくない。このような経絡の連動性が、荷車の前方に突き出た轅《ながえ》の先端の横木にセットされた軛《くびき》のように、お互いを制約する関係にあることから、同時に治療対象となる複数の経絡を共軛経《きょうやくけい》と呼ぶ。」

以下、治療にあたり共軛経を考える実例を述べる。

第一例　咽頭痛

六十二歳の男性。元来、ちょっと風邪気味となったときの治療点は、右の太陰肺経《たいいんはいけい》の列穴《れつけつ》である。それがこじれると治療点は右の厥陰肝経《けっちんかんけい》の中封《ちゅうふう》になる。この型は、ほぼ決まっている。

左側の耳管閉塞があり、また慢性前立腺炎があり、時々前立腺痛がある。その時の治療点は、右の太陰肺経と奇経《きけい》の関係にある左の少陰腎経《しょういんじんけい》の照海《しょうかい》である。

この少陰腎経と正経《せいけい》の関係にあるのが少陰心経《しょういんしんけい》であり、少陰心経と奇経の関係にあるのが厥陰肝経である。

その日は咽頭がちょっと痛くなり、痰《たん》が絡むという。腹診では肺点、肝点、心点に圧痛がある。まず右の肺経の列穴を治療点にしてみたが一日たっても効果はない。次に右の肝経の中封を治療点にしてみたが、これも効果はない。三日目に、心痛のため熟睡ができない日が続いていることがわかり、この症例にしては珍しく治療点を左の少陰心経の陰郄《いんげき》にしてみる。腹診では心点のしこりと圧痛が他のどの腹診点よりも著明であった。心経の診断筋である腋下の肩甲下筋の圧痛も認められる。

左の少陰心経の陰郄《いんげき》に赤色のシールを貼付すると、五分後には咽頭の痛みが薄れ、やがて痰も出

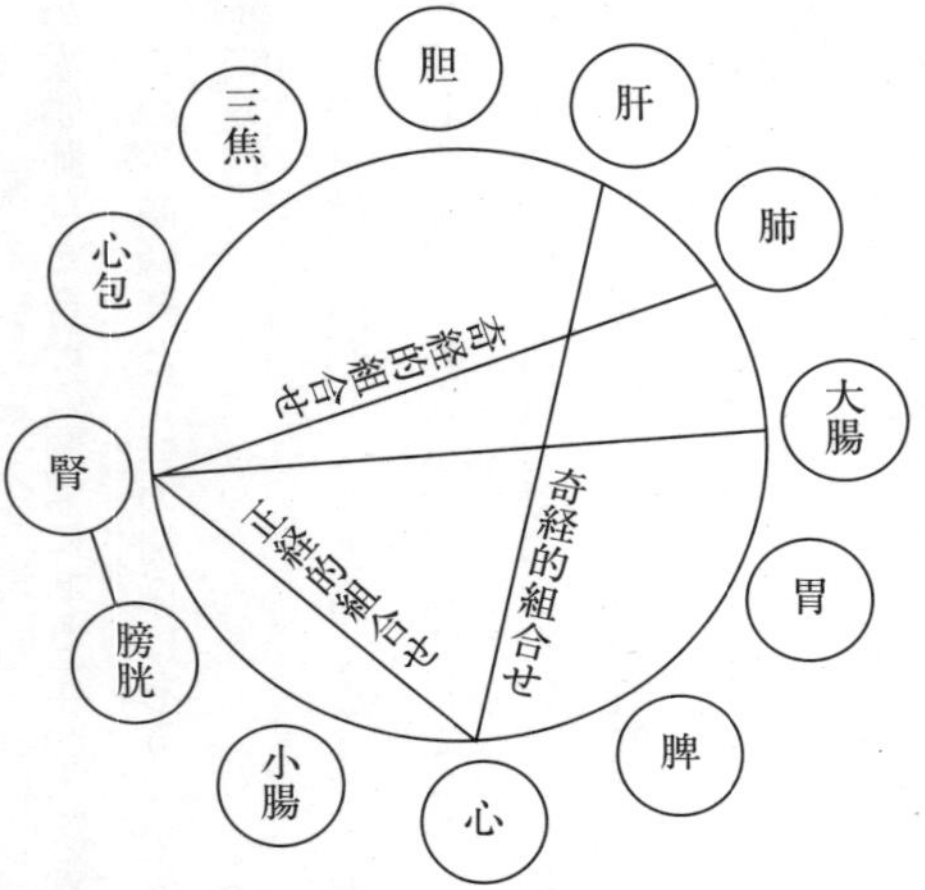

図3-6　腎経を中心とした共輭経の組合せ

なくなり、翌日には風邪は治っていた。

この症例の場合、治療の対象となる経絡《けいらく》の主たる病態は、右の太陰肺経からはじまってその奇経的な共輭《きょうやく》関係にある対側の左の少陰腎経《しょういんじんけい》につながる。左の少陰腎経からその正経的な共輭関係にある左の少陰心経《しょういんしんけい》につながる。さらに少陰心経の奇経的な共輭関係にある右の厥陰肝経《けっちんかんけい》に至る。各経絡《けいらく》のこのような関係を共輭という。この場合、腎経を中心にして考えた共輭経を図示する（図3−6）[注]。

その時々の風邪や前立腺痛やストレスによる症状等の各病態は、お互いに関連のあるこれ等の経絡の上を移動する。そうして、いずれの場合においても治療の対象となる経《けい》とその治療点はその時点では原則として常にそれぞれ一つである。

すなわち同一人物においては病態が変化しても大体、治療の対象となる経絡は、互いに共輭関係にある経絡の上を移動する傾向があるように思われる。

第二例　転移性肝がんの上腹部痛と咳《せき》

四十五歳の主婦。平成七年の大腸がんの手術以来、私の所で再発防止のための諸種の治療をしていた。三年目に腫瘍マーカーCA72－4値の上昇と腹部エコー検査の結果、肝臓に転移したことがわかった。転移性肝がんに対して私は、高分子油性制がん剤スマンクス（SMANCS）／リピオドール動注療法をやってもらった。

転移の告知をされて以来、彼女は心痛のために胃部が突っ張るように痛くなった。第一回目の動注療法を受けてからさらに一層上腹部痛はつのる。それで上部消化管の内視鏡検査をしてもらったが、とくに異常は認められなかった。動注療法後四日目から咳が出始め、つよい咳のために胸壁や腹壁の筋肉が痛くなってきた。ときどき体温が38度ほどに上昇する。

動注療法後六日目に私は彼女の病室に往診しその病状を知り、筋診断治療法を試みた。腹診上、肺点の圧痛が比較的強い。臍《へそ》（脾点）の圧痛も認められる。太陰肺経を主経として、左右の列穴の治療効果を調べてみると、左の列穴を治療点とする方が右側のそれよりも咳が鎮まる傾向にあると患者が言う。左の列穴を治療点と定め、胃部が痛むから、太陰肺経と正経的な共軛関係にある太陰《たいいん》脾経《ひけい》の公孫《こうそん》（肺経と同側の左）を治療点として加えた。この後、はげしい咳は軽減している（後で上腹部痛が治った時点でも、咳は治ったままであった）。

しかし上腹部痛は続く。三度の食事がまともに摂取できない。動注療法後七日目の血清蛋白の量

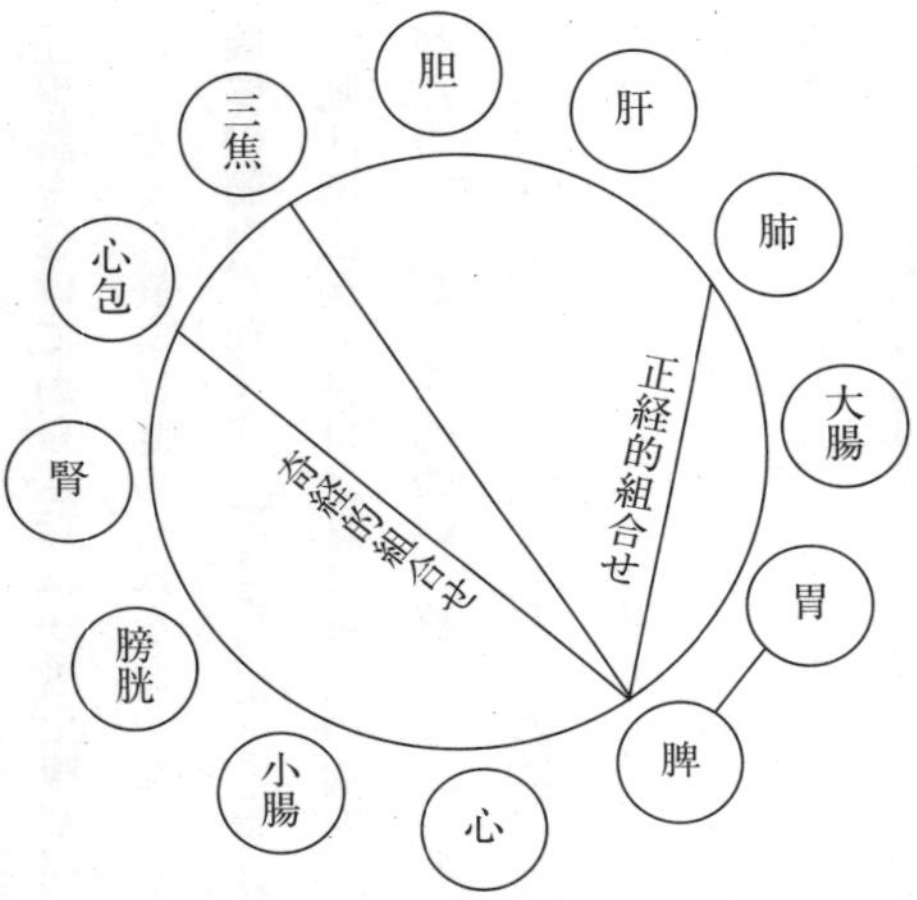

図 3-7　脾経を中心とした共軛経の組合せ

は6.1％と低蛋白血症であった。不食が続き栄養失調の状態である。腹診をしてみると、心包点のしこりと圧痛が顕著となっていた。しこりは太く、箸《はし》のようであった。そこで主経《しゅけい》（治療により総ての症状が解消する治療点の属する経絡を主経という）を厥陰心包経《けっちんしんぽうけい》か太陰脾経のいずれにするかを考える。

動注療法後六日目の治療点である肺経の左列穴および脾経の左公孫《こうそん》では、咳は治っても上腹部痛は治っていない。従って、左の肺経は少なくとも、主経ではない。また、消化器の経絡である脾経の左公孫で上腹部痛は治っていないので、左の脾経は主経ではない。反対側の右の脾経が主経であったのか、または心包経が主経である。

そうするとこの度は、右の太陰脾経または、右の脾経と奇経的な共軛関係にある左の厥陰心包経を主経と考えて治療してみなければならない。腹診上、心包点の異常が顕著であるし、脾経は左側ですでに治療を試みているので、動注療法七日目のこの度は左の心包経を主経として治療してみることにする。

左の心包経の内関《ないかん》に診断器を接触するだけでは、膕《ひかがみ》の診断筋（胆経の診断筋：膝関節筋）の緊張低下は判然としなかったが、赤色のシールを左の内関に貼付するとすぐ、上腹部の突っ張るような自発痛は軽減した。翌日再び腹診をしてみると、心包点のしこりはあったが前日のそれよりはずっと軟らかくなっていた。翌日以降、そのまま上腹部の愁訴はなくなってしまった。食欲も出た。この度の主経は左の心包経であった。

左の心包経の内関に赤色のシールを貼付して四日目に、再び咳が出るという。上腹部痛はない。この咳は、内関のシールを除去することにより鎮《おさ》まった。左の心包経は、もはや治療の主経ではなくなっていたのであった。筋診断治療法を中止することが、治療であった。この場合、図3－7（注）によって共軛経を考えることが出来る。

この三年後に、この方は亡くなられた。

（注）河野忠男氏監修「経絡リングの組合せパターン」を基にして作成したもの。

（二）　曲骨《きよっこつ》について

従来、各経絡《けいらく》の異常を知るための有効な反応穴が腹部に見出され、治療すべき経絡の診断に用いられてきた。腹部のその診断点は、両側にあってその片方だけが反応するようなツボでは、厳密には診断点として適格性が劣る。それで河野忠男氏の筋診断治療法では、肺・肝点（左右の大巨穴《だいきよけつ》）を除き、原則として任脈正中線上のツボが診断点として用いられている。

本来、曲骨は奇経である任脈《にんみゃく》上のツボであって、正経である胆経《たんけい》のツボではない。曲骨を胆経の診断点と定められたのは河野忠男氏の卓見《たっけん》であった。

胆経は陽経《ようけい》である。しかし陽経を治療対象にすることは、突発的な事故などによる外傷性の痛みなどに限って行なわれるものであり、むしろ例外的であるとされる。たとえ陽経で受けた心身異常であっても、まもなく陰経《いんけい》に影響を及ぼして、それら陽経と陰経とは互いに共軛《きょうやく》構造をとる。したがって経絡治療においては、たとえ陽経を治療したとしても、次にこの陽経に共軛している陰経の治療を念頭におかねばならず、当初から陰経治療を先行させるとよい場合が多い。

胆経と肝経とは各々陽経と陰経で、互いに表裏の関係にある。理論的には、陽経の胆経を瀉《しゃ》すことと陰経の肝経を補すこととは同質の治療行為となる（実際は補瀉の区別をしていないが）。曲骨という胆経の異状を認めることにより、肝経を治療することができる。また場合によっては、肝経の共軛経である心包経や心経が治療の対象になり得るかもしれない。

第三例　肝細胞がんの胸痛

大正十五年生まれの男性。私の所の初診は、平成五年六月。

皮膚の色は濃い茶褐色。血液検査ではＧＰＴ107IU／ℓ、血小板数8.9×万/μℓ、ＨＣＶ抗体陽性。腹部エコー検査では肝硬変症、上部消化管ファイバースコピーで食道静脈瘤が認められた。

定期的に診療をするうちに、平成六年六月、S_6に直径26㎜のSOL（占拠性病変）を認め、肝細胞がんとして平成六年七月と八月に二回のPEIT（経皮的エタノール注入法）が行なわれ、さらに同年十一月に三回目のPEITが実施された。平成七年六月にS_5・S_8に新たな腫瘍が認められたが、肝機能低下のためにもはやPEITの追加実施は不可能となった。腹水の貯留が認められるようになった。以後、私の所で各種の免疫療法が行なわれている。

平成八年六月、患者さんは右側胸部の激痛を主訴として来診。腹診で曲骨を押さえられると、飛び上がるほどに痛い。治療点を右の肝経《かんけい》の中封《ちゅうふう》と定めて青色のシールを貼付すると、右側胸部の激痛は即時解消された。二週間後の来診時には、尿量が増え腹水が溜まりにくくなったという。

その後、この方は亡くなっておられる。

第四例　転移性肝がんの背痛

昭和九年生まれの男性。私の所の初診は平成九年十二月。

持参された紹介状によれば、大腸がんの手術後の肝転移である。それはもはや治療できる限界に達していた。「平成七年、人間ドックでS字状結腸がん（BorrmannⅡ型）とその肝臓への多発性の転移、および早期胃がんが発見された。大腸がんと胃がんの切除、および転移性の肝がんに対して動注用のポンプを植え込んで化学療法が行なわれた。動注ポンプが閉塞してその入れ替えや、制ガン剤の変更も為されたが、肝臓への転移は増大し画像診断上、正常肝の部分は少なくほとんど腫瘍によって占められているようになった。悪心、嘔吐、食欲不振がある云々。」

腹水により腹部は膨満している。患者さんの主たる訴えは、左肩甲骨の下が痛いということである。その痛みのために自動車の運転が困難である。横になるのが痛い。横になると痛みのために寝返りがうてない。

腹水で腹壁が緊満しているため、筋診断治療法のための腹診ができない。胆経の診断点である曲骨を押さえると激痛がある。それで、右の肝経の中封を治療点として青色のシールを貼付した。その場で、背中の左の痛みは消失したと患者さんが驚く。そして右の季肋部痛が自覚されてきたというので、治療点を右側の中封から左側のそれへ変えてみた。それで右の季肋部痛も消失した。補気《ほき》健中湯加柴胡《けんちゅうとうかさいこ》・霊芝《れいし》を処方する。

数日後、患者さんは再入院したという電話連絡があった。そして筋診断治療法の効果を尋ねてみると、「あの時はびっくりしました」そうであった。午前中の診療であったが、治療効果は少なくともその日の夕方まで持続したという。その後のことはわからない。

第五例　膝関節の捻挫

平成十年三月二十二日、旅行先で会った知人である。六十歳の主婦。左膝を捻挫して、簡易ギプスを装着し松葉杖を用いている。左足を着地すると痛むので、歩行時に左足は着地できない。

左膝関節腔内に内出血しており、それを整形外科で穿刺してもらい数十mlを得た。関節に付着している靭帯が弛緩《しかん》しているから歩行できないのだ、と説明されている。

筋診断治療法の腹診をすると、肝点と臍《へそ》の圧痛がある。臍つまり脾点《ひてん》の圧痛は特に女性には多く認められるもので、臍の圧痛が認められるからといって即、脾経が治療の主経になるとは限らない。正中線上の恥骨結合上部の曲骨には圧痛はなく、それより2センチほど恥骨上左寄りの所に、痛くて跳び上がるほどの強い圧痛点があった。

まず左の脾経の公孫《こうそん》に黄色のシールを貼付して様子を見る。ギプスを除去して立ってみると痛くてやはり左足を着地することはできない。従って、脾経《ひけい》は治療上の主経ではない。

次は左の肝経の中封に青色のシールを貼付して、立って左足を着地してもらう。着地は可能であった。松葉杖を用いずにゆっくりと歩くこともできる。小一時間ほどそれで様子を見て、同じ状態であることを確認して、患者さんと別れた。

それから数日経って、患者さんから電話で報告があった。シールは貼付されたままである。あれからギプスも松葉杖も用いずに生活しているということであった。さらにその後、飛行機と電車を乗り継いで遠方に出張することがあり、四月一日に無事帰ってくることができたという報告があった。

この場合、肝経を主経とした治療が成功している。当初の、正中線から左へ外れた恥骨上縁の圧痛は、結果的には、胆経の診断点である曲骨が正中線より左側に寄った所に認められたもの、と考えてよいのであろう。

第四章　「管理」されることから「自立」へ

一、電子計算機（コンピューター）について

電子計算機と現代生活

現代は、電子計算機（コンピューター）が私たちの個人の生活、社会生活に深く深く食いこんでかかわっているのが非常に大きな特徴だといえます。私たちはコンピューターという機械の構造についてはほとんど知りませんけれども、コンピューターそのものに対して、絶対にまちがいないものと信仰に近いような先入観をもたされてしまっております。しかし、果してそれでいいのでしょうか。ここで、コンピューターについて、改めて考え直すということも意義のあることだと思います。

少し古い論文ですが武谷三男氏によれば、コンピューターについての基本的な反省点は次の通りです。

コンピューターの頭脳といわれている電子部分は、本来は大変虚弱なもので故障しやすいものなのです。非常にこわれやすい。虫が入ったりすれば当然故障します。電子部分と機械的な部分との結合箇所も故障しやすい。そういう構造のものに、全てをまかせるような依存の仕方をすることは、人間生活にとって非常に危険であるというのです。現在は、相当改良され丈夫に作られているのでしょうが、精密機器であることに変わりはありません。ウイルスによる情報攪乱の危険は常にあり、対策が必要となっています。

コンピューター依存が危険であるという理由は、さらにあります。コンピューターにはプログラムといって、命令ないしは注文を打ちこむわけですけれど、そのプログラムの内容がよくよく検討されていなかったりすると、正しくない答が出てきます。そのくせ出てきた答を正しいと思ってしまいます。ですから、事前によくコンピューターのプログラムというものを承知していなければならないということです。

つまり、コンピューターを本当に使いこなすためには、コンピューターの性質をよく知っている人が使わなければ誤りがおこりやすいということです。コンピューターの犯す誤りを研究する学問もあるくらいなのであります。コンピューターそのものが非常にまちがいのないものというのは、科学信仰の上に生じた幻想なのでしょう。あたかも、神の御託宣のように信じるという傾向があるんですけれども、あくまでも出てきた答を運用するのは人間でありますから、人間自身がよく考えることが必要です。最終的にコンピューターの答を使いこなすのはあくまでも人間であるということが、忘れられがちです。

複雑な計算にはよくコンピューターを使います。生産とコンピューターの関係で一番良い例が、原子力船「むつ」の放射線漏れの計算だとみられているそうです。あれはコンピューターの本質がわかっていなかったために誤った答が出た。それを、コンピューターが出したからといって、全く信じこんでしまったというところに問題があったといわれます。方程式の性質をよく知らないと、結果がおかしいとか、おかしくないとかいう判断もなかなかできにくいということだと思われます。また、技術は計算だけで成り立つものではなく、実地での経験や直感も大切なのです。

方程式の性格とコンピューターの性格をちゃんと知っている人が、コンピューターを使うと鬼に金棒ですけど、知らない人が使うと、とんでもないことになるということです。私たちは飛行機や列車の指定席を買う場合に、全部コンピューターで答を出してもらって買うわけです。コンピューターであるから確かにすばやく切符が買えます。けれども、いろいろな条件などがからまって、予定通り飛行機が運航できない場合があり得ます。相当ゆとりをもってやらなければならないものを、コンピューターを使うと、ぎりぎりまで余裕をけずって過密な計画をたててしまう。そこで、まちがいをおこしたりします。

銀行などの金融機関の場合、いつもトラブルがおこるのは、キャッシュカードだそうです。キャッシュカードでは、金を出していないのに金を出したという事態がおこったりするというのだそうです。

宮城県沖地震の時、コンピューターがばたばた倒れて銀行がお手上げになった。あるいは、ちょっと焼けただけでも業務が行なわれなくなったりしたんだそうです。コンピューターが少々具合が悪くなったとしても、普通の人には知らせないのが常識になっています。コンピューターが動かないから窓口の人は、「私は何もできません」と言って逃げて、コンピューターに責任をかぶせる。コンピューターが中央に置かれて、すべての仕事がそこに集中しておりますと、これがだめになると大混乱に陥るということです。

さて、医療ですけど、医療の領域にもコンピューターは非常な勢いで浸透してきております。もともと医療というものは、人間と人間の結びつきの上に成り立つものです。私の考えによれば、患者さんという人間自体が自立することによって、その人の病気が治っていくというのが本筋なのであります。その医療の本筋が、コンピューターによって根底からゆすぶられております。

病態はコンピューターによって判定され、データはコンピューターによって管理され、コンピューターによる患者管理が進行しています。患者のみならず、医師もまたコンピューターによって振り回されているといえましょう。

コンピューターは私たちの日常生活、社会生活のすみずみにまで波及しています。現代では、膨大な情報がコンピューターにより操作されています。それ故に情報を操作することにより、世界の支配者側からすれば人類の管理が容易となっているのであります。

コンピューターと医療

コンピューターは科学の尖兵でありまして、最先端の技術であります。これを否定しては、現代の私たちの生活はあり得ません。現代の医療も成りたってゆきません。

コンピューターによって診断と治療がしやすくなったという領域は、非常にはっきりしております。エレクトロニクスが現代の臨床医学を非常に進歩させたわけですが、その花形がコンピューターであります。例えばレントゲンのコンピューター断層撮影（ＣＴ）装置です。

現代医学の診断学は、レントゲン診断に負うところがおおきい。このレントゲン診断学そのものに、ＣＴによって大革命がおこりました。テレビレントゲンの普及によっても大変革がおこりましたけれども、さらにそれよりも著しい診断学の革命がおきました。コンピューターに基づく放射線診断学の進歩はＭＲＩに至り、間断なく続いています。医師たちは、間断なく卒業研修を積むことが要求されています。

ＣＴが使われるようになってから、がらりと診断学が変わってしまいましたが、治療の取り組みの仕方も変わってしまいました。はじめそれは特に脳の領域に顕著でした。このＣＴの臨床診断への応用は、一九七一年に脳腫瘍を前頭葉にもつ患者さんで始まりました。脳の中でも特にＣＴのおかげで死亡率が激減したのは脳膿瘍です。脳の中に膿《うみ》がたまる病気です。それから脳卒中において、それが脳内出血か、脳梗塞であるかの区別が、ごく正確に診断できるようになりました。

脳卒中で倒れても、早々とあきらめてはいけません。脳出血でも、手術して助かる場合があるのです。また、内臓の病気でも特に今まで診断がむずかしかった膵臓、副腎などでＣＴは威力を発揮しました。臓器のまわりにある脂肪が輪郭を描くわけです。それで膵臓、腎臓、副腎、腹部大動脈などがよくわかるようになったわけです。また、ふつうのレントゲン写真では同じかたちでしか見えない腫瘤がこのＣＴによれば、充実性なのか、内容が液体で嚢胞性のものか、あるいは血性のものであるか、血管性か、脂肪組織かの区別が可能となりました。また、石灰の存在が強調してしるされるような特徴もあって、ＣＴによってレントゲン診断法は格段の飛躍的進歩をとげたわけです。

心臓病、特に不整脈の場合も、わりとコンピューター的な診断と治療が考えられています。局所的な考え方でもって単純に整理されるところのようです。ですから、非常に体系的に理解されている面があります。この薬を使うとこういう副作用が出るから、この副作用のためにこの薬を使うというような副作用に対する配慮まで確立されています。

薬はすべて毒です。毒でない薬は毒にも薬にもならないといって、きかないものといっていいくらいです。ですから、あらゆる薬は副作用があるのが当然で、副作用がない薬はないといっていいでしょう。ですからこの薬を使うとこの副作用が出る。その副作用にはこの薬を使う、というように、おぜん立てのできているのが当然です。不整脈、脈の乱れる場合の治療にはこういう考え方が確立されています。そこではコンピューター的な考え方があてはまるのです。これは心臓が機械的な臓器であるからと理解されます。

心電図という検査があります。心筋の電気現象を波形で描かせて、解読するわけです。病的な心電図の情報をたくさん頭に入れておいて、こういう時はこの病気、ああいう時はあの病気と考えて読んでいくのです。頭の中でコンピューターが働くのです。勉強不足だと誤診します。こういう仕事は本物のコンピューターにやらせることができます。しかし、医師の方にも、十分な心電図の予備知識は必要です。こんな場合は、コンピューターと人間とが共同で考えて結論を出していくのが理想であると思われます。

また、数式を用いて薬の副作用を未然に防ぐことが試みられました。

二十世紀の近代医学の金字塔的な薬は、抗生物質と副腎皮質ホルモン剤です。どちらの仕事にもノーベル賞を与えられました。しかし皮肉なものです。かつての栄光の主は副作用の王様になってしまったのです。

副腎皮質ホルモンはネフローゼという腎臓の病気の治療にも用いられます。しかし、のんでも効かずに副作用ばかり出るというタイプのネフローゼもあります。腎生検という検査によって、あらかじめそれが判断できるのでありますが、必ずしも腎生検は必要ではありません。コンピューターによって作成された計算式に、その患者さんの検査データを入れて計算するのです。あらかじめ副腎皮質ホルモンが効くということがわかればのむ。効かないと予想されれば、初めからその薬は用いないことにします。危険な薬をいいかげんに使わなくてすみます。私自身は、たとえこの薬が効くような場合でも、なるべくこの薬を使わず漢薬等で治療する立場におりますが。

あらかじめこの副腎皮質ホルモン剤を使う前に、それが効くかどうかを科学的に判断するのは非常に必要なことなのです。そういう場合にもこのコンピューター的な考え方は大いに使うとよいと思います。一人の医師の主観的な判断にまかせるのではなく、コンピューターに計算させて、かなり正確な答を出させるのです。

そういう病気は他にもいくつもあるように思います。いいかげんな医師の試みとか、勉強不足だとかに治療が左右されないですむならば、コンピューターを用いることは良いことだと思います。

疑うことからの出発

かつて私は肝臓病になりました。私は臨床医学そのものに何も疑問を持ちませんでした。躊躇することなく母校の病院に入院いたしました。入院すればお決まりのことで、ブドウ糖やビタミン剤、強肝剤の溶液の入った500cc入りの容器をぶらさげて、毎日、点滴静注ばかりされていました。肉をたくさん食べる、牛乳を何本も飲む、卵をたくさん食べるというような生活が始まったのです。

当初、私はそんな治療のあり方へ何の疑いも持つことができませんでした。無知というのはおそろしいものです。

私たちの受けてきた教育課程には、この、疑問を持ってそれを自分で解いていくという訓練が存在しないようです。大学医学部の教育も、その点、暗記一本槍ですから、たまったものではありません。そのせいでしょうか。既成の医学のシステムに対し根本的な疑問を持つという発想の仕方は、医学界では稀《まれ》だと思われます。

いったん馴れてしまっている行為に対して、自分のしている行為に対して、何か出発点がまちがっているのではないかと立ち止まって考えることができるのは、よほどの場合に限られましょう。人は行きづまった時にどうすべきか、その方法論はどうしたら身につけられるのでしょうか。

臨床の世界では、特に第一線の臨床というところでは、そういう発想をすることが非常に少ない。それはコンピューターを絶対に信頼し、コンピューターに振り回されて、コンピューター信仰に近いような状態で生活している多くの人々についても同じようなことが言えるかと思われます。コンピューターの出した答がまちがっている、コンピューターに入れたプログラムがまちがっている、というふうに考える力がないのです。その力がなくなっていくのです。つまり、既成のシステム科学という権威を信じるしかありません。患者もまた医師を、医師であるというだけで過信・盲信してしまいがちです。

ふつう医師は大学医学部を卒業して国家試験を受け、臨床の医局に入って、教えられたことや学説をうのみにして進んでいきます。何かよくわからない新しいことにぶつかった場合、あるいは自分が克服できない難しい問題にぶつかった場合に、自分で考えてみちをきりひらいていくための基礎学力のようなものはありません。実はそれが学問なのでありますが。この学問性の欠如は教育の仕方の問題だと思います。ですから、個々の医師を責めても仕方がありません。学校教育には一般に、学生がものを考え作り出していく力を養成する学問的内容が欠如しています。既成の知識を覚えさせるばかりです。

私自身やればやるほど私自身の肝臓病が悪化していくことに対して疑問を持ったのは、自分が患者であったからにすぎません。患者でなかったら、他人事でございますから、医師としての私はやはり大勢《たいぜい》に従って、誤った治療法を患者さんに施行していたでありましょう。幸いにも私は自分が倒れ前途を悲観したからこそ、肝臓病の治療法の誤りに開眼させられたと思うのです。行きづまりの悲しみが強ければ強いほど、やはりどうしたらよいかと疑問が強くなってくるものです。

また私は、多くの人々がやっていることに対して、ひとつ何か違和感のようなものを感じると、一人ぽつんと離れてそれを横から見ている、どうしても自分はついていけない、妥協できない、そういう孤独な悲しい体験を幼年時代からたくさんしてきました。そういう性質でもありました。

結局私は、玄米・菜食に鍛練という、全く異端的な方法によって、肝臓病を治すことができました。その異端的な方法には、考え方において実は正統的な内容が存在していたと私は信じております。

慢性肝炎について

ある有名な健康雑誌が、治り難い病気の治し方について、医療機関ないし医師の紹介を特集で出しまして大変受けました。私は知らなかったのですが、突然私のところに診療申込みの電話がどんどんかかるようになったのです。聞いてみますというと、その雑誌の中に一行だけ私のところの氏名、住所が書いてあったというわけです。

私は何も知りませんでしたので、その雑誌を取り寄せてみましたら、治りにくい慢性肝炎が漢方薬とマラソンなどの運動で治るという大きな見出しが冒頭に書いてありました。その著者と似たようなことをしている診療所として、その記事の終わりの方に編集部の責任として、私のところの名前だけ紹介されていたのです。実は私のやっていることは、その雑誌に書かれてあったものとは少し異なっているのですが。

まあ世の中には、治らずに悩んでいる患者さんが実にたくさんいるわけです。病院に入院中でありながら、一時外出という名目で、入院中の病院からぬけ出て、私の所を訪れる人がしばらく後をたちませんでした。その方々は迷いに迷っておるわけです。現在ちゃんと主治医がいるにもかかわらず、そういう有様であります。あてどもなく、何年も病院に入院しておる、あるいは通院しておるという有様なのです。そういう暗い、迷いの真っ只中にある方々が、何でもいいからとにかく治りさえすればと、血眼になって治療法をさがしておられるわけです。そういう人々を鴨《かも》にして、金儲けをする手合いもまた多くあります。

雑誌や新聞がある特効療法や特効薬のことを派手に書きたてた場合、それにとびついてくるのは一般に行きずりの人が多うございます。そういう人々は地道な自分の生活改善すなわち、食事や日課を改める、早寝早起きをする、間食をしない、好きなものでも体に悪いものはちゃんと止めるというような、精神力の要ることはあまりやりたがりません。何かとにかく、パッとよく効く薬はないかと探しているような人が多い。

私自身はほとんど自分からは宣伝をせずに仕事をしております。著書がありますので、それを読んで来て下さるとか、くちコミで、どなたかの紹介で来て下さる方だけをお相手しています。そうして、地道な病気治しの努力を積み上げて、自分なりに何かつかんでゆかれる方は何か一貫しており、永続きなさいます。ですから、私のような仕事の仕方では、宣伝を避けて細々とくちコミだけによって続けていった方がいいと考えるようになっております。

一時的にしろ、その雑誌記事を見て私の所に来られた方々には同情すべきことがたくさんありました。誤った治療法を受けて治らずにいること等々。しかし、ほとんどが行きずりのような関係でした。

運動不足、絶対安静、それで食べすぎるほど栄養を食べているという治療法は、いかにも非常識です。そして、こういう人の場合には、ごく常識的によく運動をし、それから野菜をじゅうぶんに食べる。太りすぎないようにする。そして精神的にも楽な、清々《すがすが》しいような生活をする必要があります。規則正しい生活、早寝早起きをすればいいのです、というふうにご指導するわけです。しかし、栄養失調であるとか、食欲がない、吐き気がするとか、いろいろな肝臓病の症状が出ている人においては、必ずしもこの限りではないのはもちろんのことです。漢方処方は出します。

軽症の患者さんをはじめ、腹に水がたまった末期の肝硬変の患者さんなどたくさんの人が、あの雑誌の一行の記事を見て、私の所に来られました。しかし、結局永続きしそうな人は僅かに数人のようでした。宣伝によって集まってくる人々とのつながりというものは、このように薄いものであることを知らされます。

全身病ということ

臓器相関という現象があります。いろいろな内臓がお互いに関連しあって病気を作っている、いわば全身病のようなものです。例えば肝臓の病気があるとします。実際は、洋薬で、肝臓に効く薬は存在しないと思われますが(漢薬にはあります)、効く薬があるとします。それをのむ。しかし、効きません。ところが、肝臓が悪いということになっていたのに、胃の治療をしたら肝臓が治るということがあります。初めからそういう物の見方がないと、そういう肝臓病は治せません。胃の治療をして、あるいは、胃から全身に及んでいる体の不調を治すことによって、初めて肝臓が治るという実例を次に述べます。慢性肝炎でありますが、全身の状態が悪く、単に肝臓だけの病気ではないという例です。

昭和十四年生まれの主婦。病歴をよく聞いてみますと、二十歳の時に虫垂炎の手術を受けています。二十一歳の時に右の子宮外妊娠で手術。二十六歳の時に卵巣膿瘍の手術。化膿しやすいのです。三十歳で膀胱周囲膿瘍。膀胱の周囲にうみが溜まってくる。手術を四回もしている。

私の所においでになったのは昭和五十四年の三月。お聞きしますと、三年前のある日、胸苦しくて体全体の機能が止まったような感じなので、救急車で運ばれたことがあったそうです。月に一回ぐらい、39度ぐらいの高い熱が悪寒戦慄と共に出る。非常に体がだるい。疲れる。そういう熱が出ても、二日ぐらいで治るんだそうです。生あくびが出て非常に体がだるい。医師に話しても、家族に話しても、精神的にたるんでいるからだといって相手にしてくれない。家の中で家事をするのが精一杯。買物にもなかなか行けない。買物に行くのがひと仕事というほどのだるさであったそうです。夜もあまり熟睡できない。大便も満足に出たことがない。

また、四、五年前、右の股関節とか手の関節が痛み、去年はリウマチだといわれたこともある。朝起きる時、腹から胸にかけてしめつけられるような感じがあり、ひどい時にはそれで目をさましたりするのだそうです。

それで、よく体を診察してみると、胃腸が弱い感じです。胃下垂です。腹をゆすってみるとぽちゃぽちゃと胃液の音がする。腹壁は軟弱である。やせている。肝臓は右の季肋下で指の幅一本半ほど触れることができ、さわると非常に痛い。体のゆがみをみますと、非常にゆがんでおり、骨盤が左あがりになっています。

それで、私の方の治療としましては歪み直しの操体法をやり、補中益気湯《ほちゅうえっきとう》という漢方薬をさし上げました。これは特に肝臓だけの薬というわけではありません。やはり胃腸の働きを盛んにし、全身の元気をつけるというような薬です。それに玄米食をすすめ、砂糖はあまり食べないことにしてもらいました。

それから治療開始後、一カ月くらいたつと、すいこまれるような不安感が次第になくなり、あくびをしたあと体がだるくなるということもなくなりました。五月の終わり頃になると、気候のせいもあるでしょうが、体が温かくなってきました。まるで三年間というものは、夏でも汗をかけば冷える。足には、氷を当てているような冷えがあったそうです。それが、五月の末で足はぽかぽかになっておりました。下剤を使っていませんが、毎日大便がちゃんとあるようになって、この方の過去の人生ではこれは最高の便通だと言っておられました。自転車を乗り回しているので、友達が非常にびっくりし、「そんなに元気になったの」と言うので、元気になれば自然に働きたくなるもので、「好きで怠けてたのではないよ」と言ったそうです。それで肝臓の血液化学検査の成績も次第によくなっていきました。

こういう人の場合は、決して肝臓だけ治すというやり方ではうまくゆかないのです。不整脈の治療をコンピューター的にするようにはいきません。脳の病気にCTを用いるような具合にはゆきません。肝臓が悪いといわれても、必ずしも肝臓を治療の対象にはせず、全身を対象にするのであります。

全身的な治療をしようと思ったら、まず早寝早起きをする。ひずみを直す運動をする。食べものの量と質を吟味して、朝食を廃止するとか、夜食をしないとか、食べる時間を決める。そうして日課としてそれらを繰り返し、生まれ変わったような生活をしてみるのです。

しかし、どれだけ食べねばならない、どのような運動をしなければならない、どのような日課を過ごさねばならないといった厳密なことは申しません。大まかな原則があるだけです。要は爽快な毎日を送ることができればそれで良いのであります。

一般にどんな病気でも、胃腸が弱ければ胃腸の治療をすることがどうしても先決です。人間の体には、治療上の原則というものがあるようです。

先ほどの、脳や心臓に対してコンピューターで診断し、治療する領域とは別の世界です。心臓病、不整脈の治療では、不整脈だけを治すということ、脳の病気は脳だけを治すということでうまくいくわけですが、全身にまたがっている場合はそうはいかないということです。治療の原則が大切となってきます。日常生活を律することが必要となってきます。

特に胃腸とか、腰とかいうものは、体の構造上、その中心となっているものですから、もし胃腸や腰の具合が悪ければ、他のどこが悪くても、まず胃腸や腰の調子を整えてから、他にかかる必要があります。これはひとつの原則であり、哲学です。こういう基礎的な発想法を大切にしたいと思います。

内部情報のみの診断学

胃腸や腰がなぜ人体の中心かということは、巨視的な視野を持たないとわかりません。現代医学の視野は、あまりにも微視的になりすぎています。すなわち、あまりにも人体の内部情報のみを重要視するようになっています。内部情報、つまり血液ないし血液化学検査、CTレントゲン写真、胃内視鏡、脳波・心電図などのデータ等々です。体の内部の微細な状態をうかがい知るために調べるわけです。わからなければ、組織を切除してみて、細胞を調べてみるということを行います。

現代医学の診断学の進歩は、すべてこの内部情報の診断学の進歩であるといえます。体の中の状態を非常に細かく調べるのが、今の私たちの持っている現代医学の診断学の進んでいる方向です。胃の具合、腰の具合が悪いというと、まず患者さんの話をよくきき、その体を足から頭までよくさわって調べるのが一番よいのですが、そうはせずに、すぐさまレントゲン写真をとる、すなわちその伝票を書く手配だけするようになりがちです。非常に短絡的です。

こわいのは、そういう診療の仕方を繰り返していると、たとえ充分に診察する時間があっても、もう丹念に患者さんの体を自分の五感で診察する能力を持たない医師が出来上がってしまうのです。すっかり電子工学に従属した医師になり下がってしまいました。施設があり、建物があり、手足となって働く従業員なしには、自分一人ではかぜひとつ治せない医師になり下がってしまうのです。自立しているようで自立していない医師の実態であります。患者さんや従業員を管理支配しているようで、自分自身も、何物かにすっかり管理支配されているというのが実態であります。

外部情報による診断学

病気には、体の外側から内側へと進んでいくものがあります。外から中へ進む。そういう場合は、外側すなわち体表面、筋骨格系・ボディに異常があります。そこに目をつけることをここで、外部情報による診断学といいます。

人間の体といいますのは、立ちますと、大地の引力に抵抗して立つことになります。支えはわずかに二本の足ですから、左右の重心の不均衡で、脊柱が歪む。脊柱が歪む原因は仙腸関節と足にあるのだという発想法が生まれてきます。

そうしますと、下半身の骨格系の異常が内臓の病気に非常に関係があると考えられます。各内臓諸器官を支配する自律神経が各脊椎の横から出入りしており、脊柱の歪みは自律神経系に影響を与えるという認識が前提にあります。

現に、非常に治りにくい内臓の病気を持った人の足・足指にはたいてい異常が認められます。悪い足をほったらかしておいて、内臓だけを治そうとしても治りにくいと考えられます。コンピューター的発想法で、局所だけを治そうとしても治せない。しかし全身病として下半身、特に足を治療点として着目するのです。

ほとんどといっていいほど難病というものには、体の歪みが顕著です。それに手がつけられていないところが、難病といわれている所以であろうと思われます。難病というのは、病気が治りにくいものをいうのでありますが、治療法の中に歪み直しが含まれていないという大きな誤りが、難病を難病たらしめているのではないかとさえ思われるのです。現在はこの他に、難病にはフリーラジカルが関与しているという、量子力学による分子レベルの新たな知見が加わっています。

腎臓病がなかなか治らない患者さんに対して足指・足首・仙腸関節等の下半身の異常・歪みを直したらよいというような、現在の医学の常識では思いもつかない世界があるのです。それは、発想法の問題でして、いくらエレクトロニクスの機械だけを駆使してもいけません。これは発想法・着眼点・治療学総論の問題です。

人体に関する外部情報というものは、非常にコンピューターにかかりにくいと思われます。それが巨視的であり、数量化し難い、画一的でないものだからです。非常に個人差があり、治療ではその個人差をこそ重んじなければなりません。これも治療学総論の主題です。これは、手で触れ、目で見て、判断していくものであります。非常に人間的なものであると考えられます。

漢方の治療といいますのは、診断即治療となっております。血液検査やレントゲン検査などのような内部情報を調べる方法がなかった頃の医学ですから、外からの見立てと本人の訴えなどの外部情報だけで、治療薬をひき出せるような仕組みになっています。

こういう世界はこういう世界なりにコンピューターを使えると思います。だいたい、人間の頭の中でコンピュートしながら診断と治療薬を考えているのですから。だから当然、漢方の診断と治療をコンピューター的な考え方でやっていこうとする人たちもいるわけです。ある程度はコンピューター診断が可能ではないでしょうか。

現代の医学の検査万能主義が危険であるというのは、検査方法がまだ未完成のものであるというふうな意味ではありません。それは、それぞれの分野では相当に程度の高い検査でありましても、それ等はすべて内部情報であります。しかし病気にはボディの異常から初発するものがあり、内臓の疾患でもボディの異常を示しているものがあり、それ等の外部情報に対処する手技療法すなわち物理療法が必要であるということです。

一方、内部情報というものは、日々調べるものではありません。そうする意味もありません。その点、外部情報はいつでもすぐわかります。その異常をその場でその都度、調整できます。日々刻々とその外部情報に注意する鋭い感覚を養成することが健康法であり、病気の早期発見につながり、また早期治療となるものであります。

人間の体を自動車にたとえてみますと、電気系統のところ、エンジンなどの機械のところの他に、ボディという車体の部分があります。骨組みです。人間の体のこの車体に相当するところが、筋肉、腱、骨格です。はじめに述べた筋骨格系であります。

ボディのところは整形外科が扱うことになっていますが、それはあくまでもボディだけの話で、ボディを内臓と関係させてとらえていく整形外科ではありません。またボディをボディとして全体とのバランスの上でみることよりも、血液成分の異常などの内部情報の微視的な分析へとすすみたがるのです。全体とのバランス、ボディの歪みが内臓の異常をもたらすという巨視的立場を持ち得ません。

現代医学が、どうしてこのような傾向を持っているのかという理由には、歴史的なものがあり、産業革命以来の西洋文明の特徴であることは確かです。大局的ではなく、微視的なのです。細菌学と抗生物質により得られた感染症に対する成果は、現代医学の挙げた赫々《かっかく》たる業績でした。微視的な方法の勝利でありました。

大学での研究自体が、内部情報に関することばかりでありまして、巨視的な外部情報の研究などは話にならず、無視されています。現代医学が体表面の診察をおろそかにするようになったのは、当然の帰結でありました。いまその傾向を多少反省するような動きもありますが、体表面に手をかけて、内臓などの内部の病気を治そうとする物理療法の勉強などは思いもよらぬといった有様です。診断及び治療上、体のボディに大した価値をおいていないというのが現代医学の構造ですから、自然と患者さんの体にさわらなくなっていくのが当然の成り行きというものでしょう。患者さんの体にさわらずに、あまり話もろくに聞かずに、すぐ検査をすすめる医師個人だけを責めることはできません。

よくよく体を診ていきますと、体の内部に異常があれば、たいていボディに歪みという異常があるものです。ボディの歪みがそもそもの病気の出発点であると考えられる場合もかなりあります。例えば、足首を捻挫することによって腎臓病になる。上腕の筋肉がこっているためにかぜをひく。

そういう場合は、ボディの歪みの治療が大切であり、その歪みの治療によって、内部の異常が驚くほど治りやすくなる、ということもあります。例えば、肝臓病では体が右側に歪んでいる場合が多いのですから、それを直すように毎日努めながら、食事療法をするなり、薬をのめばうんと早く治るものです。

こういう事実を知っておれば、体のボディ、つまり外部情報を重要視しなければならなくなります。こういうことを知っているか否かで、医学の性格は大きく変わってまいります。

当初、CT装置を保有していたのは大きな病院だけであったのが、今では小さな所でも持っているところが多くなりました。どこかが悪いというとすぐ写真をとる。ますます、腹部をはじめ、患者さんの体をていねいにさわらないような習慣になってしまいます。医療費は増加します。

またレントゲン写真もやたらに撮りすぎるきらいがあるようです。レントゲン写真を撮っておけば大丈夫。それで異常がなければ大丈夫、と医師も患者も考えがちです。しかし、レントゲン写真には腱などの軟部組織は写りません。そのほかに、レントゲンフィルムに写っているボディの歪みという異常は、初めから見落とされているのです。見えども見えず、ということです。

もともとそういう歪みは、わざわざレントゲン写真を撮らなくても、体表面からでもわかるし、いろいろと体を動かしてもらえば、動き方のアンバランスとしてとらえることができるものであります。

人体構造上、ボディの最大の弱点のひとつは腰にある仙腸関節です。二本足で体重を支えて立ち歩くには不向きな、平面同士が接した関節です。ですから、ずれやすい。このかすかなずれが、脊柱の歪みを生じ、内臓へゆく自律神経へも影響を与えるでしょう。腰自体の痛みなども、腰椎だけに原因を求めるべきではなく、仙腸関節の異常がもっと重要であろうと思われます。しかし、この仙腸関節の重要性は、不思議なほど日本の整形外科では認識されていません。その重要性を知らなければ、仙腸関節の異常もうつっている腰部のレントゲン写真を見ても、その異常は心の目には見えてきません。

治療の枠組み

まとめてみますと、病気の治療方針としては次の六つの柱が考えられます。

第一は、歪みという名のボディの異常を見つける。その歪みを体表面から直す。運動療法の一部分を含めまして、物理療法と呼ぶことにします。操体法、手当て、鍼《はり》等々です。また、体表のリンパ管・リンパ節を冷水摩擦や温灸でマッサージする直接的な免疫賦活療法があります。

第二は、口から入るものを正しく調整することです。これは飲食と薬の二種類に分けられます。第一の方法と反対で、薬物が胃腸から吸収されて全身にまわり、体を内側から治そうとするものです。

第三には、体を内側から治そうとする方法の特殊な形で、悪い部分を物理的に切除するところの外科手術があります。ただしこの方法は、悪いところが一部分にかぎられている場合にしか有効でありません。

第四は、日課のあり方がいかに大切かを体得することです。病気治療と健康法の基礎は早寝早起きであります。休養を充分にとる。慢性病であれば合理的な充分な運動をする。規則正しい生活をするというごく平凡なことが非常に重要なのです。

第五は、心の世界を問題にすることです。自分の本心が本当に満たされているかどうか、自分で自分の本心を傷つけるような生活をしてはいないか、ということです。人間は精神的な動物ですから、心の持ちようによって病気を生じ、さらに病気も治るという例は、枚挙にいとまがありません。

これ等五つにまたがった意義をもつものに、呼吸法があります。都合六本の柱がた樹《た》ちます。

病気の治療法の柱をこのように大きくとらえて考えてみると、外科療法が部分的であると申しましたが、薬というもので治していくという方法すら一部分でしかないわけです。

またこういう理論的な枠組み（paradigm・パラダイム）の考え方は、コンピューターに代表される科学によって影響されるものではありません。科学を用いる以前の「人間の思想」ということです。こういう考え方のもとで診療はすすめられ、そのうえで部分的なこととして電子工学の力を借りたデータが必要であればそれを利用するのです。コンピューターに振り回されるのではなく、考える人間の手足としてコンピューターを使うのであります。電子工学に振り回されて、自立性を失った人間になってはいけません。このような思想をもって科学を使うことが正しいと考えます。治療学の本筋からは、枝葉のようなデータをもって金科玉条とし、患者を管理するということは根本的な誤りであると思います。

口から入るものの一部分である薬によってのみ治療しても、それでは最善をつくしたことにはなりません。治療学の本筋からすれば、薬はほんの一部分を占める役割であるにすぎません。

ですから病気の治療というものは、最終的にはどうしても、ある程度のことは患者自身が、あるいは身近な家族で看護にあたる人が相当自覚してやらないとならないようになっているわけであります。前述の六つの柱を自分の中にうち樹《た》てて、どうしても最終的には本人自身が、自主独立の精神で生きていっていただきたいのであります。

二、さらばアメリカ医学（在米中のA医師より）

拝啓　先日はいろいろな論文をお送り下さいまして、ありがとう存じました。

僕の専門であるリハビリテーション医学のなかで、漢方に興味をもっている人が意外に多いようです（当然のことかもしれませんが）。

目下ニューヨーク大学病院の整形外科で、ノビているところです。毎日五時半起床、七時回診↓手術（数例）、帰宅慢性遅延、頻回の当直……。

患者はみんな特定の医師（すなわち、この病院では主治医）専属の患者で、これらの「大先生」たちが手術したり一切の責任をもっているので、われわれ平医師は変な立場です。患者たちはすぐに裁判で医師を訴えます。医師たちは訴えられないようにあらかじめ気を配ってすべての診療に対処しているため、必ずしも患者本位にはなれません。ここに防御医学が生じています。

一日五～七万円の入院費、輸血一本一万八千円等々で、金持ちでないと（たとえば保険で或る程度補われても）とてもこの病院へは入れません。貧乏人は汚い混雑している市民病院へ行きます。そこも、人間関係が欠如し人情のない世界で患者たちはただ耐え忍んでいて、そこで平医師たちによって切りきざまれているといった実状です。アメリカの医療制度に内在する深い病根をひしひしと感じさせられます。その点、日本の患者たちはまだましです。

○

当地も、すっかり初夏を思わせるこの頃です。今日はメモリアル・デイとかで、戦死者を弔う休日です。三日間休みのために、都会の人間はこぞって田舎へ出て行きます。この三日間で、全米の交通事故死亡者は五五〇人ぐらいだろうと計算されています。私はこの間ずっと当直で、病院内に釘づけになっています。

あちこちの患者さんや横暴な主治医（これが平医師を直接指導する形式になっています）の諸種の要求に対して、馴れぬ英語を使いながら細腕で仕事をさばいています。

今日は手術場勤務の人たちも休みなのに、或る主治医は骨折の観血的整復固定手術を行ないました。皮下骨折だから緊急な患者ではありません。こんな要求をする人たちはほとんどある階層の人種の人々に限られています。富と権力を掌握した支配階級に属する人々です。

他人の休暇をもかえりみず、自分のやりたいことをその権力にかけてさせるのです。そんなときも、看護婦や私たちとは心の触れ合いは全くありません。しかし、そんな人は平気なのです。人を信用もしないし、尊敬もしない。ただ、そこに横たわっているつながりは金と組織と形式なのです。手術が終っても、ありがとう！　のひとつも言う人は少ないのです。

アメリカ人は平等だと思われがちですが、実は五つの厳然たる階級に別かれています。その間の交渉は組織と形式を介してのみ行なわれ、それ以外は全く無関係の行動です。これが全体的に見たアメリカ人でしょう。それは、多数のハイスクールの子の妊娠、麻薬中毒、ヒッピー、殺人、デマ、ストライキ等々においても見られましょう。そこには親に対して、師に対して、社会に対して、日本人なら持っているような節度ある態度のかけらも見られないのです。鈴木大拙著『禅と日本文化』を読んでいますが、そこに日本人の大切な精神文化の基本をみています。欧米人こそ日本へ来て、この精神文化を吸収すべき人種であると思っています。

表面的にアメリカを支配してきたアングロサクソンの清教徒の連中が、最近、自信をなくしてきたと言われています。アメリカでは、少数の指導者層が絶対多数の「無知」な人間をうまく今までリードしてきたのは事実でしょうが、尊敬の欠如と利己主義と表面的な民主主義は規律の欠如につながるでしょう。

先日、ニューヨーク・タイムズに、中国のハリ・キュウのことが大きく報道されていました。とても信じられないといった様子で、このごろ中国問題がアメリカでにぎやかになってきました。それと共にドルが低落し、日本円へ圧力がかかっています。

もう疲れましたので、四、五カ月さきには帰国しようと思っています。

(昭和四十七年)

三、医者論

Y・病院薬剤師
Z・病院事務官
H・筆者

H　久しぶりだね。高校卒業以来十七年目だ。Y君は病院の薬剤師、Z君は病院の事務官になっている。私も医者のはしくれになった。ちょうどわれわれは、医療という共通の仕事にたずさわっている。それにしても君たちは、医者を中心とする現今の日本の医療には不満が多いのじゃないかと思う。ひとつ今夜は僕が聴き役になる。思いきり、その鬱憤《うつぷん》を晴らしてみろ。僕には遠慮は要るはずがない。

Z 遠慮はしない（笑）。

Y 早速、薬のことから行くか。医者があんまりたくさんの薬を処方するとだな、飲まされる患者はいやがるんだ。そして、患者は医者には内緒で看護婦に相談するのがいる。すると、これは飲まなくてもよいが、これは飲んだ方がよい、と看護婦が指導している。患者はその指導にしたがって、医者から処方された薬を撰《え》り分けて捨てている。こんな事実はもう日常茶飯事だ。

Z 医者は、自分が処方した薬を患者が全部飲んでいると思ったら間違いだな。

H もしそういう現実を、うすうす気付いていても、たくさん処方している医者がいるかもしれない。

Z こんなことがあった。私の知っている或る入院患者が、足が冷えて困ると訴えたもんだ。しかし医者は取り上げない。看護婦に聞いたら湯たんぽでも入れりゃいいと言った。すると間もなく患者が死んだ。さあ、家族は怒ってその時の外科医長のビンタを張った。足が冷えて困ると訴えた時に、それを取り上げてもらいたかったんだよ。

H 足の冷えそのものは、本当は大切な治療の目安《めやす》だが、西洋医学では無視している。

Y　〝冷える〟というのは素人の言葉で、医学用語じゃないから無視するということかね。

Z　別の知人が病院で白血病でもって死んだ。家族は病院にたいへん感謝した。なぜだろうと思ったら、インターン医者が不眠不休で看病したというんだ。

Y　駆け込んでくる患者なんかも大切に扱うべきだ。インターン医者は初心だろう。僕らのように医者でない者も臨床に対しては初心だ。だから、何とかして生命を助けたいという純粋な気持を持っている。ところが、いつも死を直接取り扱っている医者にはその初心が失われている。

こういうこともあった。全身にひどい火傷《やけど》をした子供がかつぎこまれてきた。二人の医者が診ていたんだが、ゴルフの話をしながらやっているんだ。目の下には焼けただれた子供が横たわってるんだぞ。俺はつくづく泣けてきた。これで医者なのか。しかし、その医者たち個人が悪いというのじゃなくて、医者というものが、生命の遣《や》り取りに馴れっこになってしまいやすいんだと思う。

しかし、患者の側に身を置いて生死の問題を深く考えたこともなければ、しっかりした人生観も持っていないような医者が多いんじゃないか。医者の教育課程には、そんなものは含まれておらんのだろう。

H　患者を通して学んでいくしかない。

Y　看護婦教育だって同じだね。そういう医者どもが授業している看護婦学校だから、推《お》して知るべしだね。教科書の棒読み、知識の切り売りのような授業じゃ中身《なかみ》はないはずだ。

良い看護婦さんというのは、器具の取り扱いがうまく医者のよい助手というよりも、病人の生命の尊厳に対して良心が麻痺していない人のことだと思う。ところが、病院の規模が大きくなったり、医療がマニュアル化され組織化されてくると、駄目になってくるんだね。そんなところを、患者たちは実によく観察している。

H われわれの先生は患者だ。

Y 処方箋を横文字で書かれると判らなくて困る。この前は、ビクシリンとバイシリンを間違えてしまった。片仮名で書いてくれた方がいい。看護婦だって読めないし、書いた当の医者しか判らんのじゃないか。

Z 医者の横文字のために事務の方でもどれだけ苦労しているかわからない。

H 薬の名前を患者に知らせない方がいいから、横文字で書くのだと言うけれども、僕は逆で、知らせた方がよいと思っている。知らせない方がよい場合は例外だ。原則はこうだ。患者たるもの、自分の病名・症状・治療法を知っていて、治す努力を医者たちと一緒にするのだ。チャランポランとしておって、出される薬だけ飲むというのじゃいけない。

Z さて、医者の特権意識は改めてもらいたいね。下がれば下がるほど見上げる藤の花、と言うが、医者がそれなりの人間らしさを持っておれば、それなりに人も尊敬し、いろんな事も話しこめると思う。ところが、医者たちにはどうしても庶民的に我々と接してくれないところがある。

Y　病人の診断・治療という仕事は、ものすごい頭と肉体の労働だな。それに、人間の醜い面ばかり見せられる。心身の苦情の訴えばかり聞かされる。医者の仕事は大変だ。そこは僕も認めている。

Z　水死した子供がかつぎこまれたことがあった。当直医の所へ連れて行ったら、何でこんなものを俺の所へ連れてきたんだと文句を言うんだ。俺は怒った。とにかく助けにゃならんのだ。何とかやってくれ。そしたら、一応子供を逆さにして振った。しかし、生き返らなかった。なんて非人間的な医者か。眠くても、きつくても、患者が頼ってきたら診にゃいかん。そういう職業意識を欠いた医者が多いぞ。

H　誰のための医者か、という目的をはっきりさせにゃいかんのだな。医者たち個々人の目的は、てんでんばらばらだよ。

Y　医者には、患者を救わずにはいられないという気持があるべきだね。義務感以前のものだ。こういうこともあった。夏休みに水槽にはまって溺れた子供がいた。それっというわけで、ちょうど来ていた医学部の学生と一緒に走った。教えられるままに人工呼吸なんかをやったよ。たっぷり四時間やったのち、やっと肛門が開いているのに気が付いて、止めた。相手がまだ学生だから、僕も別にがっかりはしなかった。しかし、村の人たちからは感謝されたよ。

H　医者の診療拒否のようなことを、君たち薬剤師や事務屋がやったら、たちまち職務怠慢で責められるだろう。医者の世界にはその責めがない。一種の治外法権だな。

Z そうよ。それがわれわれには非常に鼻につく。

Y そうなんだ。いつも困る。例えば、テトラサイクリンを二週間続けて飲ませている医者がいる。どうしてだろうと考える。

薬剤師が医者の処方に口を利《き》けるのは、極量超過と配合禁忌の二つの場合だけなんだ。だから、その抗生物質を連用している理由を医者の所へ気軽に聞きに行けないんだ。連用には特別の理由があるかもしれない。しかし、医者のすることにケチをつけるようで、遠慮して聞けない。濫用しないでくれ、などとはとても言えない。悩むよ。

Z ちかごろ或る医者の要求に対して、どうしても納得できないので抗議しようと上司に言ったら、お医者さんには文句を言っちゃいかん、言うだけ損だから、と押さえられるのだ。しかし、言うべき事柄ははっきり言うべきだから俺は抗議した。

H 医者は面と向かって他人《ひと》から批判されることが少ない。たいへん少ない。医者の世界には勝負というものがたいへん少ない。自分が他の医者にくらべて上手に治せるか否かという審判をされることが少ない。うすうすは判っていても……。お互いに当たらずさわらずだ。

Z いや、審判されとるぞ。大きな病院の中にいると、囂々《ごうごう》たる非難があったとしても本人の耳に聞こえないだけだ。

Y　医者というのは本当は気の毒だね。われわれ職員からは疎外されている。みんな表面的には〝先生、先生〟と頭を下げる。しかし肚《はら》の中は別なんだよ。

医者同士の付き合いがあるからといっても、医者同士に真の連帯はないのじゃないか。そのくらいのことは見てるとわかるよ。お互いにバラバラだ。孤独だね。非常に気の毒な人種だ。医学部を卒業したての若僧の頃から〝先生、先生〟と持ち上げられ続けてきたら、こりゃあ当然人間的に変ってくるよ。視野が狭くなっていく。医者には趣味を持った人が多いが、趣味ぐらいでは人間的視野は広くはならん。病人大衆のことはわからん。だから不幸だと思うよ。むずかしい入学試験に通って医者になったからといって、人間的に偉いんじゃあるまいし、うぬぼれちゃいかん。

Z　いろんな医者と雑談するけれども、人間的には片輪《かたわ》だなあと思うことが多い。しかし、俺たちは忠告なんかせん。忠告してもらえん彼らは実に不幸よ。俺たち同士なら、相手がおかしいことを言ったりすれば、おまえ何を言うとるんだ、と文句つけてやる。ところが相手が医者なら、〝アハハ〟と笑ってやりすごすだけだ。

開業医にくらべると、勤務医は温室育ちだと思う。別格官幣社《べつかくかんぺいしゃ》であるような尊大な意識だ。おそらく大学病院の医者もそうだろう。医者の特権意識が鼻につくと、俺は口惜しまぎれに思うよ。肩書きを剥《は》ぎ取って、裸の人間同士で相対したら負けはせんぞ、とね。

H　あぐらをかいていると、そのうち医者は足をすくわれるな。用心、用心（笑）。

Z　いや、漢方をするにしても、特権意識さえなければ患者はよくついてくるのじゃないか。いちばん正直な反応は、患者としての病院の職員の動きだ。その点どうだ。

H　或る割合の職員たちは、漢方を求めてくるね。

Z　下痢が毎日つづいて、なかなか止まらんことがあった。医者の薬を飲んでいたが、ちっとも治らない。それを見て私のおふくろは、韮《にら》の根を摺《す》って布で濾《こ》し、その汁を飲めと言ってくれた。言う通りにしたら、さしもの下痢がすぐ治った。おふくろは医者じゃない。しかし、その医者が治せなかった私の下痢を確かに治した。このくらいのことはよくあるね。

一般大衆が医者の領域にまで這入ってきて、いろんなアイディアを出すのは、医学のためにはプラスじゃないのか。それをね、医者がだね、何だおまえは素人のくせに、これは俺の専門の領域だぞ、と一蹴する。自分の殻の中に閉じこもっているのは、実は損だな。

H　たしかにそういう医者が多い。なぜか。彼らに度量がないというよりも、素人の言うことに対して充分な反論ができない。学校医学以外のものへの無知、それに素人の言うことを取り入れたら医者の面子《めんつ》がつぶれるという恐ろしさ、などが理由になるだろう。素人に急所を突かれてぎょっとして、あわててしがみつくお粗末な面子《めんつ》もあるわけだ。辛いところよ（笑）。

Z　カルテに横文字をやたらに使うわけもその辺にあるか。

Y　今の医学には、森の全体を見ないで、木を一本一本見ているような傾向があるな。心臓の専門家は他の事はよく知らない。レントゲン写真の専門家は写真に写る病気しか知らない。

患者は病院にきて、あちこちの科を廻って、少し心臓が悪い、少し肝臓が悪い、という結論を出される。しかし、たいして心配はありません。そうだ。だが本人にしてみりゃ疲れやすいという訴えがあるから受診した。そして、出された薬を飲んでも、ちっとも良くならない。

要するに専門家は、そのひとりの病人を救ってやることができなかったのだ。検査ばかりしても病人を治せるとは限らないんだよ。その点、昔の医者は違っていたと思う。ひとりで、ひとりの病人全体をよく診ていたろう。漢方と今の医学とは、その辺で違ってくるんじゃないだろうか。

H　現代医学の常識では治らないとされている病気も、常識外の方法によっては治るかもしれない。その実績があがって初めて常識的医学をくりかえしている医者は耳を傾けるようになるだろう。治らんという定説の病気は治らんもんだ、と決めてかかって治さんのが普通の常識派医者だ。しかし、素人はかならずしもそうは思わない。治してみようと思うことができる。先入観の知識がないから……。これも専門家と素人との違いだ。

今日は医者に対する批判をたくさん聴かせてもらって有難う。医者の一人として恥ずかしい。それじゃどうしたらよいかというと、医療に新しい血を吹き込み医療に新風を吹き込むには、素人が医者を直接突き上げていくことだ。素人が医者を突き上げるのはタブーとされてきたが、もうそういう時代はたしかに過ぎ去ろうとしている。

四、私こそ私の主治医

私が岩手県の衣川村を離れたのは昭和四十九年八月であった。しかし、私が村を離れることによって、会員の団結が自覚されてきたのは皮肉なことであった。それまでは、何となく受身であった人々が、次第に能動的となっていったのである。その後、私は、だいたい毎月村へ行った。人々の治療能力は次第に向上してきた。あくまでも医師中心の発想法しかない医師たちには、これらの事柄は理解できないものといってよいだろう。私自身は、農民と交わりながら時間をかけ、ここまでわかってきたのであった。体験させられたのであった。

医療というものは、免許証を持つ医師や看護婦たちがやるものとばかりに決めてしまっているところに、今日の医療の混迷の最大の原因がある。すなわち、医師にかかっていて治らなかった病気が、素人自らの手によって治されていった多くの事実を私は知っている。医療に関する何の肩書も資格も持たない無名の人々が、難治であった病気を治しているのだ。

我々医師にとってはこれらは恐るべき、そして驚くべき事実である。しかも白衣という権威を脱がない限り、それらの事実は医師には隠され埋もれてゆく。何という無駄、貴重な損失であろうか。

一般に、医療というものは大学の医学部を卒業して国家試験に合格した医師や、看護婦や、薬剤師や、栄養士やその他諸々の医療従事者たちによって行われるものと信じられている。

新しい医療をつくるのだという動きもある。しかしそこでは、要するに、大衆はなるべく早期に医師を訪れて検査と治療をうけるようにと、啓蒙されているだけではないか。それでは、集団検診という名の体《てい》のいい患者集めの方法と五十歩百歩の差しかないではないか。

例えばそのような、新しい医療云々という会の機関紙を見るとよい。健康百話とか病気相談に対する回答がある。可能性のある病名が並べられて深刻な病名に至っている。それで読者は、まず軽い不安におとしいれられる。文末は、いずれにしろ専門医を訪れて正しい診断を下してもらえ、ということになっているのが多い。要するに、治療たるものは医師が決めて与えるものだ。はなからそういう仕組みになってしまっている。患者本人が、素人が、自らの頭で自分の体を考えられる筋道や、自分で自分の病気を治す具体的な方法が述べられない。もとより、素人が自分の手で自分の病気や家族の病気を治していった実例などは紹介されていない。

素人に人体のことがわかるだろうか。素人が病気を治せるのだろうか。そんなことがあり得るのだろうか。あり得る。そして実は、それがごく自然の出来事なのである。当然なのである。

この話の真偽を私が確かめる術《すべ》もないが、どの程度のがんなのかも分からないが、内視鏡検査により胃がんと診断されたあと、大きな特殊な灸をすえて治療し二カ月後の再検査で驚くほど良くなり、それから五年以上元気であるという人がいる。

竹の棘《とげ》が腕に刺さった農夫の話である。外科に行って切開されたところ、10センチの物が出てきた。しかしその後も痛みが続いて化膿してきた。再び外科で切開された。医師はいろいろほじくって探してくれたが残っていないと言う。帰宅して温灸を始めた。二日目に、患部をおおった包帯《ほうたい》から竹の棘がにょっきり顔を出した。ピンセットでつまんで取り出した。長さ5センチもあったという。温灸治療は楽で痛くなかった。外科医の面子《めんつ》はつぶれた。私などの面子に至っては常に有って無きが如しである。

こういった例は、枚挙にいとまがない。私自身、病院勤めをしていたころは、何といってもそういう事例を知る機会は少なかったが、今は違う。病院という権力的な体制の中に立てこもっている医師たちには、患者は自らの赤裸々な姿について語ることはない。

白衣を着た専門家たちは動じない。そして言う。そんな事柄は信じられない。治ったがんは、本来がんではなかったのだ。治った慢性肝炎や腎炎は、ほうっておいても自然と治る軽症であったのだ。看護婦も、看護学院の学生も同じことを言う。少しでも体制の常識に染まった者は、もはや、素直にものを見る目を失っている。素人の言うことに、素直に貸す耳を失っている。教育とはそんなものであったのか。本来の教育とは、知識の詰めこみではなく、自ら考えることのできる思考力・判断力を身につけさせるためのものではなかったのか。

難病が偶然に治るはずがないのは当然である。どれもこれも、専門家ではない病人自身や家族たちの必死の努力の結果として治ったのだ。努力の結晶なのだ。それを偶然として一蹴するのは努力した人に対する侮蔑に等しい。そこに進歩はない。

反省してみよう。私自身も同様である。果たして医師たちは難病人に対して、通り一遍ではなく興味本位ではなく、心の底から「治してあげたい」と純粋に願いながら治療に従事しているのだろうか。事務的に処理しているだけではないのか。自分自身が病《やまい》に倒れ患者になると、そのことがよくわかる。情けないことには他人事のときにはそれがわからなかったのである。表面的にはいざ知らず、本当の真心《まごころ》というものはなかなか出せないものなのである。己自身に対する真心も、家族に対する真心についても同様である。

誰の誰に対する真心であろうと、本当の真心が顕《あら》われて働きだすと、むずかしい病気でも解決の方向へ向かう。

いつの時代においても、革命的な進歩は新鮮な感受性を持った人々によってなされてきた。行きづまり荒廃している現代の医療を更生させる方法は、医科大学を増設させ、看護婦の頭数だけ増やすようなものではない。医学を専門化させ電子化させることでもない。大衆を、医師や保健婦が啓蒙することでもない。

根本的な事柄は、素人の医療能力を認めることにある。そして、不特定多数へ呼びかけるのではなく、核となる特定の人々をしてその医療能力を身につけさせそれを伸ばす仕事を、日常診療の中で実践していくことである。患者自身の医療能力を育《はぐく》むことである。「民は之《これ》に由《よ》らしむべし、之を知らしむべからず」（『論語』：人民というものは命令によって従わせればよいのであって、原理や方針を説明する必要はない）、という考え方を医師たちが患者に対していまだに持っているとすれば、それは医学・医療に対する基本的な認識の誤りである。

一体、内科系医師の手に慢性病を治す有効な手段が存在するのであろうか。なかなかない。検査に憂《う》き身を窶《やつ》すしかない。若き医師たちよ、学校医学の狭い枠から外に出よ。そこには、治療学の宝庫が広がっている。

（昭和四十九年六月：朝日新聞「論壇」）

○

私たちは、やはり、自分自身で救われたいと願わなければ、ほんとうに救われることはできない。自分自身でほんとうに、健康になりたいと願わなければ健康になることはむずかしい。どうでもいいという投げやりな気持でいては救われない。ひたむきに希《ねが》う心があるかどうか。もし、そのひたむきな心があれば、もう目的を半ば達したようなものである。

救われたいと希う心、健康になりたいというひたむきな希いが存在していること自体が有り難いお蔭なのである。その有り難味は、無気力になったとき、自棄糞《やけくそ》になったときにはじめてわかる。すなわち病気が長引くと、当初の一所懸命な、治りたい丈夫になりたいといううぶな気持はなくなり、いささかうんざりして、自分の体のことながら努力することに飽きがくる。そんなときには、健康になりたいとひたむきに希う人の心が尊く思える。幼い子どもが、良薬は口に苦しとはいえ、漢薬の煎じ薬を一所懸命にのみつづける有様は、いじらしいが尊く思える。

ひたむきになったり、無気力になったりして変転する我々のこの心。この心はいったいどこの支配を受けているのだろう。

自らが健康になりたいためとはいえ、必死の努力をつづける尊い患者さんたちの姿を見て、後の雁《がん》が先になる（後から行った者が、先に進んでいた者を追い抜く）ということを私は切実に感じさせられてきた。また、医師や療術師でもなんでもない人々が実によく自らの病気を克服し、その自己体験に基づき、まわりの病む人々のお世話をしている事実から教えられつづけてきた。私の人生は、そのようにして教えられることの連続である。

社会的地位・名声・資産などでその人のほんとうの値打ちを測《はか》ることはできない。むしろ細《ささ》やかな無名の一般大衆の中にこそ、まことのある優《すぐ》れた資質を持った人々が埋もれている。私には頭の下がる事実がたくさんあった。学歴・地位・肩書・業績などの外面的な権威が次々とくずれていく時代なのであるから当然なのであろう。

人の健康が維持されたり、病気が治ったりするのは、煎じつめれば自然治癒力というその人の体に備わった働きによるものであることは本書の至る処で述べている。また、肉体の調子は心の調子に密接に関係しており、心こそその人のものであって、第三者に下駄を預けるようにして処理してもらえるものではない。従って、依頼心はあまり持てないことになる。

さらに一朝有事《いっちょうゆうじ》となった暁には、「あなたこそあなたの主治医」「わたしこそわたしの主治医」という自立せる精神と、そこに培《つちか》われた技術とが、あなたとそのまわりを救うであろう。

五、自立する入院患者さんたち

次の三篇の談話は、国立東静病院の内科病棟での入院患者さんたちの話しあいの録音を当時、看護学院学生であった中村ひでよさんが原稿にしておいて下さったものに手を入れたものである。昭和四十七年から昭和四十八年にかけてのことであった。文中『　』のところだけが、筆者の発言である。

（一）

「いろいろと病院の想い出がたくさんあります。とくに正月柿田川で、あのめずらしい初めて見るきくらげを採ったことや、富士山を眺めたことが、今お別れにあたって心に焼きつけられているんです。」

「私もここへ来る前にいろいろなことがありました。一つのことをやりとげるということは、なかなかできないことです。

私は自分の病気というものをまだよく知りませんでした。玄米・菜食ということを、ここへ来て初めてやりました。あなたが一つのことに一生懸命になっているのを見て、私にはできるかしら、と思いました。今まではちょっとやってみては止めるということが多かったのですが、一つのことをやりとげるということは、大変なことだと思いました。家へ帰っても今の気持ちを忘れずにやっていって下さい。本当に今までよく努力してこられたと思います。いろいろの苦しみが思い浮かばれてきます。みごとなできばえだと感心します。まだまだ私は病気に甘い気持ちです。どうかあなたは、これからも頑張って下さい。」

「肝臓の場所に自覚症状が現われた時は、すでに病気はかなり進行してしまっていますね。肝臓病には何といっても食事療法です。」

「食事療法、漢方、それと患者は気力ですね。気の持ち方で治るものも治らなくなる。私は肝硬変だとはっきり言われています。肝硬変になったものはやむをえない。あとは精神力だけだ。病院では患者に精神的教育をした方が、病気の回復は早いと思う。私はあまり自分の病気を気にしない方だから良いが、気力というものが、病気治療の方法の中では、七割ぐらいの比重をしめるんではないかと思う。」

「おぼれるものはわらをもつかむ。できたものは仕方がないということが、気を強くするんですね。」

「長い病気は精神力ですね。」

「頑張るしかないですね。」

「これは今までわからなかったね。」

「腎臓病はなかなか治りにくいので、苦しい思いをしてやってきたわけですよ。正月の半ば過ぎですか、大根の湿布を四十五時間やったところ、体の浮腫もとれて快方に向かい、皆様のおかげで、こうして全快の見通しがついたのです（注：この当時、入院患者さんたちは、民間療法の本を読んでは、自分の意志でそれを病室でためすことがあった。もちろん内緒ではなかった）。慢性病は、自分の病気は自分で一生懸命になり、病気と闘わなければ治りにくいそうです。お互いにこれからも自分の体を守ってやっていきたいと思います。」

「あなたは短い期間でしたが、よくならず、お気の毒です。玄米・菜食ということで、いろいろ抵抗もあると思うのですが。」

「病気を治すことで玄米、菜食は良いことだと思います。体質改善で出発し、今までの食生活と変わってくる。それだけで良くなるということを聞いているわけですが。果たしてそれは本当かどうかは、やってみなければわからない。苦しいことはあるでしょうが、耐え忍んでいくことですね。」

「来月、私も退院します。半年になる。早いものだねえ。食べものは偉大な薬ですね。玄米・菜食ということが、浄血というか、そういうことになるんですね。飲酒、ごちそうを食べすぎたり、肉を多食した人が肝炎をおこす、なぜ早くわからなかったかと思いますね。自然食と漢方薬で自然によくなるのを待とうということにしています。」

「肝炎では、初期には安静が必要だが、慢性になると運動も大切になってくる。自分の体と精神を、ある程度自分で動かすということが必要だねえ。」

（二）

「私の隣のベッドにねている方といろいろ話をしていましてね。その方が、私のがんはね、とこう言う。ああ、驚いちゃったです。はっきり言って肝臓にも転移している、とこう言う。まあ、一所懸命、真正面から取り組んでいるのですね。治ろう、治ろうという、まあ何といいますかね、信念っていいますかねえ。気力っていいますかねえ。あれでは治る、と思いましたね。こうすれば治るんだ、苦しんでも、と、信念の問題です。

まあ、慢性肝炎というのは、病気がかたまった時点で、最終の時点で社会復帰ができればそれでいいんですよ。」

『御存知かどうか。ダイヤモンド社という出版社から『信念の魔術』という本が出ているんですよ。アメリカ人が書いたものですけどね。この本を御紹介したことがあったかどうか。これによれば、病気が治るという一つの目標をたてるわけです。その目標を解決する方法、技術が書いてある。これを読んで下さい。信念を持ってある目標を貫くための、非常に具体的なテクニックが書いてある。

私も実は毎日応用しております。慢性病というのは、患者さん自身が治すものです。』

「やっぱり人間っていうのはね、そういった信念というんですか、つよいものを持たないと、病気も克服できないんじゃないかと思いますね。」

『私が一番申し上げたいことは、慢性病は医者が治す、ということじゃない。本人が治すわけですね。それには他の人々からのいろいろな刺激がいりますね。

大部屋生活というのは非常にいいですね。次から次へと自立する人が現われるんですからね。それを受けてね、また次の人が奮《ふる》い立つ。その人がまた次の人にバトンタッチする。そういう雰囲気があるんですね。それに対して、医師の側でもぼやぼやしてはいられない。やっているのは患者さんたち自身ですよ。自分がしっかりしなければだめだ。それだけ強烈な性根を持てば持つほど、うまくやってゆけるでしょう。あのがんの方はその後、個室に移られましたけどねえ。』

「いやー、私は学ぶだけ学びましたつもりですから。」

『あの方には、がんであることを申し上げてあるんです。がんの告知は、言うべき人と言わない人を見分けてしまいます。医者はうそつきと言われたが、本当のことが言える人と、そうでない人を区別しているだけです。あの方にはがんということをはっきりお伝えしてあります。そしてその上で全力を尽くしてみましょう、ということです。

原則としてそういうふうにしていきたいですね。しかし、誰にでも適用はできない。やっぱり本当のことを言わずにいることが多い。むずかしいですな。あなたへだったら本当のことを言ってもいいでしょうか。がんですよ、と。』

「はあ、私はそういう状態の時は、あきらめる自信がありますね。」

『まだあの方はあきらめてはいないでしょう。私もあきらめていない。簡単につき離せない。つき離しませんよ、最後まで。つき離すためにそんなことを言うわけじゃないですからね。その人が救われるために言うんですから。』

「患者が闘病生活を送るについて、一番重要なことは、退院後もひき続く闘病生活をどうするか、ということになると思います。入院中の闘病生活というのには、社会から一応隔離されていますので、安静が確保されています。社会に出て、その点、条件の悪い状態でなおかつ闘病生活をすることになります。その場合に、病人にはどういう態度が必要でしょうか。」

『例えば、ここにしばらく入院しておれば、ある程度、病気治療の基本的なやり方を覚えますね。そのうちに、料理が画一的なのも鼻につくし、いろいろ文句も出てくるでしょう。家に帰ればね、その点、ああするこうすると、自分なりに改良してやってみたい気になる。そこで、退院した方がその人にとっては良いということを申し上げたいのです。病院治療は個々人にとっては理想的なものには決してなりません。

ここにいるよりも家庭に帰った方がもっといいんだと思います。病院がよくて家庭が悪いんでは困りますが。』

「家庭がいいということは、そりゃ間違いのないことです。」

「自宅へ帰りますと、人とのつき合いもあるし、いろいろな問題があって、どなたにも非常な心労があるわけです。そういう環境で闘病生活を送る場合には、なるべく何事につけても無関心の方がいいんでしょうか。それとも社会の一員として、ある程度いろいろと処していった方がいいのかと……」

『ある程度のおつき合いは避けられません。しかし、我が道を往く、という方針も必要です。生活を簡素化するという基本方針をたてるのです。そして信念を強くする訓練をしていって下さい。そうすれば時がたつにつれて、まわりも自分自身も変わっていくだろうと思います。』

「こういうことじゃないの。最低の条件で闘病していく。」

『ストレスはストレスとしてぶっつかったらいい、ということです。逃げてはいけない、ということです。要するに、病気に対する考え方と同じですよ。外的条件が悪いんじゃない。こっちに問題があるわけです。

例えば、かぜをひく、というのは、自分の体の抵抗力が弱いからひいた、と考えます。流感がはやる、はやらない、ということよりも、強い人間はかぜをひかない。弱い人間がひく。ストレスがいろいろあっても、それに対してどうもない人間もおれば、それにすぐ負ける人間もいる。だから強くなる方法を身につけることだと思うのです。ビクビクして避けてゆくより、前向きに。体も強くなるし。』

「なぜお聞きしたかといいますと、前に先生にデータを見てもらいましたね。安静にしてもう便所に行くだけ。そういうときに、GOT・GPT値も上がったことがあります。

だからね、結局これじゃ、したいことをした方がよいかな、と思って外に出ると下がるんです。一種のストレスが原因だったと思うんですけどねえ。」

『ストレスにしろ、安静の問題にしろ、一面的に言い切れませんね。安静にすると不安になったりしますからね。』

「そうです。もう不安になってね、安静にして何も考えることがないと、病気のことしかない。いつ治るのか、ああ、今月の末には退院できるんだろうか、と。」

「僕はこの頃こういうふうに思うんですけどねえ。昔、中学の時に漢文を習った時にね、〝己の欲する所に従いてのりを越えず〟とかいうのがあった。そういうふうに自分のしたいことをしながら、しかも、病気は治っていく、というふうな心境にいつ到達できるのか、と思ってね。そういうふうにならんことには結局は救われませんな。そういうふうになりたいと思う。」

「そりゃ、満点にはできんと思うんよね。だけど、それに近づくようにしていったら、と思うんよ。」

「さて、具体的には、退院後どういう闘病生活を送ったらよいのか、それはむずかしいと思うんです。」

『そりゃ、宴会に出ても、気にいらぬものは食べない、酒も飲まない、というやり方をしておられる強い人もおられますよ。あれはかえって宣伝しているようなものですね。変わっているということになって、誰も何も言わなくなる。野菜と豆腐しか食べない。』

「私は酒は飲まないんです。一杯飲めっていいますね。しかし、飲めないから飲まないと言う。」

「最近は、いい意味の個人主義というのが出てきて、前みたいに強制しなくなったですね。飲まんからと言うと、そうですかって言ってね。」

「酒だけの問題でしたら私も気にしませんね。飲みたいと思いませんから。そういうことだけじゃない。」

『そういうふうにやっておるとねえ。そこへ相談が舞い込むんですよ、病気相談が。何かやっとる、ということで。いろいろ面倒だが説明するでしょ。そうすると評判になってね。相談にのってやる。指導された人が、うまくいって治ったりすると、指導した人は自信がつくですよね。人の面倒をみるということは最高ですよね。

人の面倒をみることが、自分の自信をつける最高の手段ですよ。自分一個の問題にとどめておいたら、自信もうすれてゆく。ところが、経験がだんだんと増えてゆくと家族の間でもいいわけですよ。そうなると自分もやりやすい。私は経験上そう思います。』

「それは医者という立場だからで、一般の立場からだと抵抗あるんじゃないですか。」

『いや、医者でも抵抗ありますけれども。一般の人でもそれをどんどんやっている人があるんですよ。』

（三）

「今、魚の問題が出たけれど、栄養士さん答えて下さい。」

「東京湾の魚が一番汚染されていて、次が駿河湾で。だから栄養相談に来る人には早く腹わたを出して食べて下さいってね。」

「自然食の給食をいただいて本当にありがたい話だけど、ＰＣＢがあれだけたまりましたし、気にするなということが許されるかどうかという段階に来ているのです。でも我々は自然食でいきますので、よろしくお願いします。退院しても自分でちゃんとやって食べます。」

「うまくいくでしょうか。開放されれば少しぐらいの魚の汚染など問題ない、ということになるかもしれない。」

「お宅の奥さんはね、完全菜食にしてやると言っておられましたよ。」

「ＰＣＢというけれど、もしＰＣＢがだめになったら、それに代わるものが出来てくるのじゃないですか。自分で野菜はなんとか作って間に合わせるようにするのが一番よいと思う。」

「我々ここにいれば、いばって自然食の話をわあわあ言えるんですよ。外に行ったら、何言っているんだ、と言われて頭にくる。」

「頭にこないようになっていきたい。」

『まあ必ずしも思い通りにいかないようになっているんじゃないですか。個人的には、私は冷笑とか批判とかというものを、たくさん経験してきたけれど、私にとっては結構ためになってきたと思う。』

「ここに入院してくる時は、私の考え方をしっかりしなくては来れなかった。間違っても漢方や玄米食で治ったということは言ってくれるな、と言われたりして頭にきた。」(注：この方は胃がん。本人は病名を知っている)

「いろいろなことを勉強したんだが、ここで学んだことを基礎にして、退院してから慢性病と闘っていく、そういうことについて感じたことありましたら言って下さい。」

「まず一つは自分自身の問題、もう一つは仕事のこと。これらは、入院生活八カ月の間に習い覚えたというのではなく、今まであったものが徐々にかたまっていったようなものです。

私自身小さい時から、物事を内にこもって考えるというたちでした。そういうことで、他人に迷惑をかけたり、人間関係をまずくしたりしていろんなことがあった。それが最近、内にこもっていたものが外に向かうようになった。これは私の限界をやぶるというほど意味のあるものでした。私自身がいろんな勉強をする際に、有益となろうと思います。

もう一つは仕事のことです。困った点は、私の勤めている学校の生徒の質をみますと、正直言ってあまりかんばしいものではない。人柄は非常によいけれども、成績はよくない。また、非常に意志が弱い。主体的でない。意志を強くするためには、何でも自分でやらせるということが必要です。一方、手をさしのべてやるということで、人間的な温かみの交流が生まれるものです。この二つのかねあいをどうしたらよいかということが、私のこの五、六年の課題でした。

私の所に、すでに六十を越えている教師がいて、甘やかしすぎるという批判を私は持っていたのですが、生徒にとってみれば、こういう先生は良い先生で、いつまでも心に残る先生であるという。私の同僚もそんなところで、皆悩んでいたことだろうと思います。この病院に来て、どの程度患者に踏みこみ、どの程度に接していったらよいか、というテーマを橋本先生がかかえているように思える。

先日、大阪から来た患者さんは、橋本先生を頼って来たのですけれども、たった十日足らずで帰ってしまいました。その人が帰る時に、私は裏切られたような気持ちです、と言っていた。しかし、先生は患者が自ら立ち上がるようにというふうにして接している。その態度は、ある患者には非常に冷たいもののように思える。私自身もそういう感情を受けないわけではなかった。しかし今、退院するに至って、先生の真意を理解することができた。

表面冷たいものであっても、いつかは生徒がわかってくれる、と思うようになった。こんなことを退院まぎわに知ることができたのは、国立東静病院は私にとっては学校だったと、この間の多くの仲間、同じ部屋の人たち、みんなが私にとって先生だったと感謝している次第です。」

「私も、もし病気にならなかったならば、内にこもってばかりいて、外にひろがるようなことはできなかったと思っています。病気になったことを感謝せよ、という気持ちです。」

六、理解が信念をつくり、信念があると継続できる

がんをはじめとし、どんな病気にも共通する毎日の生活に根ざした基礎的な治療法があり、予防法があります。ところががんの場合でも、普通の病院ではその生活改善に関する指導がなく、手術や放射線、制がん剤、等による治療法だけが行われます。生活に根差す基礎療法は無視されています。むずかしい病気はこれ等病院の治療法だけでは治りません。たとえば次ページの図4－1のように、共通な基礎的治療法の上に、疾患別にそれぞれの療法を組み合わせて、治療することが求められています。(注)

(注) 橋本行生他『私こそ私の主治医』緑風出版、第一章参照

私たちはこの基礎的治療法を代替《だいたい》医療とは呼びません。代替《だいがえ》ではなく、必須の基礎的治療法と考えます。

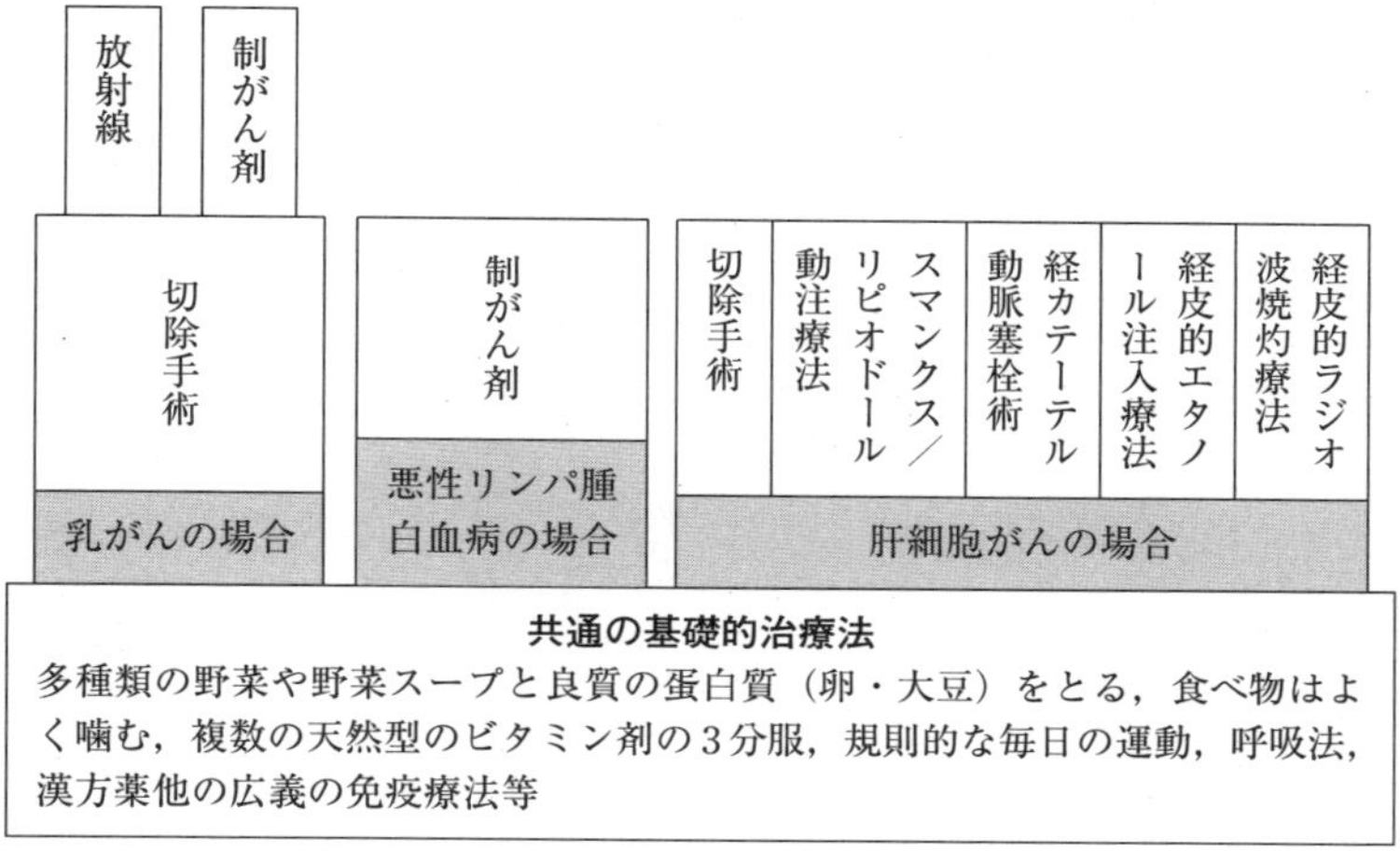

図 4-1　がん等の治療の考え方

『継続は力』とありますが、そのためにはまず「理解する」ことが大切です。前述の基礎的治療法も理論は確立しています。それが自分なりに分かることが大切なのです。分かる、すなわち納得すると「信念」が生まれます。納得しないと信念とはなりません。その模式は次のようになります。

基礎的治療法の理論を理解する → 信念が生まれる → 継続できる

私の本は「難しい」と言われます。「質問して下さい」と言っても、なかなか質問をしていただけません。ある程度分からないと質問もできないのではあります。私は勉強し続けています。私は本を読んで分からないところがあると、そこのページを広げておくとか、コピーしておいて、何度も読みます。「読書百遍義自《おのず》から見《あらわ》る」ということわざがあるように、何度も読んでいるうちに意味が分かってくるものです。もちろん書いた人に聞けば一番早い。しかしながら、書いた人に直接聞ける機会は少ないものです。いずれにしてもテレビや新聞でいわれていることも、人が言うのも、そのまま鵜呑《うの》みにしたり受け売りするのではなく、自分自身の言葉で理解するようにすることが大切です。

私は大学を卒業した後、最初は基礎医学の研究者になりました。研究者は何事にも原理や理論を重視し、「物事の真の意味は何か、どこかに間違っているところはないか」という態度で臨《のぞ》みます。私はいまは臨床に従事していますが、元研究者ですから、そのような傾向を引きずっています。ですから、世の中のことや医療や健康に関する情報をそのまま鵜呑みにするのではなく、理論と理念を大切にし、自分の理論と理念で納得するように考える態度で臨んでいます。

私たちの体内に異物であるウイルスが侵入すると、体はウイルスをやっつけようと攻撃します。その時攻撃する武器が、毒ガスともいうべき活性酸素なのです。しかし、活性酸素はウイルスだけでなく、あたりの正常な細胞まで攻撃してしまいます。

ネズミの実験で、インフルエンザウイルスの場合、ウイルスに感染したマウスが死ぬ時、生体内にはウイルスは完全に殺されてしまい存在しなくなっています。つまり、マウスはウイルスによって直接殺されるのではなく、感染後の炎症反応において宿主の防御反応の流れ弾というべき活性酸素によって宿主自身、肺が傷ついて死んでいきます。この状態は前田浩教授などによって、「ウイルスなきウイルス病」と呼ばれています。

ウイルスの感染によって傷ついた生体の組織と白血球（好中球）から、ウイルスを殺すために活性酸素が猛烈に生成され、その活性酸素がウイルスを殺す。そうするとウイルスは全然存在しなくなるのに次は、活性酸素で肺がやられてマウスはどんどん死ぬわけです。この場合、ウイルスは引き金であって、マウスの病因・死因は活性酸素であると推測できます。ウイルス性のB型やC型肝炎ががん化しやすいのも同じ理屈であろうと考えられています。

ウイルスだけでなく、細菌が体内に侵入した場合も同じメカニズムが働くことが判ります。私は昨年から今年にかけて胃潰瘍を患いました。検査をしますと、ヘリコバクター・ピロリ菌が発見されました。ピロリ菌がいますと、やはり活性酸素がこれを攻撃しますから、正常な胃粘膜も傷害され胃潰瘍から胃がんに進行する危険性があります。私の場合、抗生物質を服用してピロリ菌を除去してしまい、胃潰瘍も治癒しましたので、胃がんの予防をしたことになります。

このことは胆石の場合も同じです。胆のうに胆石ができますと、それを活性酸素が攻撃します。それで胆のう壁に炎症が生じます。その炎症には終わりがなく、やがてがん化します。慢性の炎症は、すべてがん化を来たすおそれがあると考えなければなりません。

ウイルスや細菌を体内から除去するために活性酸素は働いていますが、正常な細胞までをがん化（返り討ち）させてしまう余分な活性酸素を消去するような取り組みが必要になってきます。その消去作用をするのが、野菜スープであり、ビタミン剤なのです。その何よりの証拠に、野菜スープやビタミン剤を摂取していると、次第に風邪を引かないようになります。元気になっていきます。慢性のウイルス性肝炎なども、血液化学検査結果が正常化していく例がみられます。野菜スープは活性酸素消去剤となりますので、非常に実用的で実生活に役に立つものと言うことができます。なお、ビタミン剤と併せて用いると、一層効果的となります。

食用油についてはＮＨＫの『ためしてガッテン』などで誤った説が伝えられています。フライパンの中では酸化されて安定（重合）しているように見える油が摂取されて体内に入ると、話は全く変ってきます。問題になるのは、血液中に存在するヘム鉄です。酸化された食用油が体内に入ると、ヘム鉄が仲立ち（触媒）となり活性酸素が発生し、発がん性のある過酸化脂質ラジカルがつくられます。

なお、鉄が錆びるのも刈った草が枯れてなくなるのも、太陽の紫外線と水で作られる活性酸素による酸化です。また老化も活性酸素による細胞等の酸化ですから、野菜スープやビタミン剤は、がんや動脈硬化の治療・予防だけでなく、老化防止の働きもあるのです（参照：前田浩『がんは予防が最大の戦略』菜根出版、一九六六年）。

七、肝細胞がんと制がん剤の諸問題

考えるということ

物事を理解することは容易なことではありません。現代の日本人はテレビの影響をうけまして、考える力が衰えています。テレビは画面がパッパパッパと移り変わり、人はそれを瞥見《べっけん》するだけですから、考える余裕が与えられません。しかし潜在意識には影響を与えますので、大衆のマインドコントロール（人の心理状態や行動を一定の方向に向けるためにコントロールすること）に用いられています。要注意であります。

考えることとは、**読む↓書く↓話す**の三拍子の繰り返しなのです。例えば、私はこの油性制がん剤動注療法のことをここ十年ぐらい勉強してきまして、平成十四年八月、これをテーマに専門家・永光彰典《ながみつあきのり》熊本循環器科病院外科部長（熊本大学医学部第一外科）をお招きして、『油性制がん剤スマンクス／リピオドール動注療法』について特別講演をしていただきました。この医師たちのグループは日本、いや世界でこの治療法を最も専念研究してこられた方々であり、他所の医師たちの追随《ついずい》を許さないものがあります。

肝細胞がんの診断と治療に従事している、市内の大病院の医師の皆さん方にも理解していただきたいと私は思い講演会の案内をし参加を要請しましたが、ほとんど来てはくれませんでした。医師の参加は講師と私を含めて、わずかに五人だけでした。これは主催の私の不徳の致すところではありますが、医師たちの閉鎖社会の厚い壁に直面しております。しかしこのような現実は、後述しますが、すでに昭和三十九年に私は自分の肝臓病の治療で経験しております。

今日はじめて参加された方々には突然で理解し難いでしょうが、高分子油性制がん剤スマンクス／リピオドール動注療法とは言わば、がんへのミサイル攻撃です。標的（がん細胞）に薬剤を命中させ、その薬剤が散逸せずにがんの周りに停滞し、薬剤がじわじわと長期間にわたってがんへ浸透していくように種々と工夫された治療法です。スマンクス／リピオドールは強力な制がん剤ですから使い方には細心の工夫が必要です。薬剤はただ注入すればよいというものではありません。この治療法についての医師たちの誤解と偏見のために、何も知らない多くの肝がんの患者さんたちが多大の損失を蒙《こうむ》っていますので、この治療法のことを正しく、広く知ってもらいたいのです。

ミサイル型のスマンクスに対し、内服・点滴静注・リザーバ肝動注などにより全身に投与された制がん剤は真っ先に、所詮華奢《きゃしゃ》な細胞である免疫細胞（リンパ球等）をやっつけ、したたかな肝臓のがん細胞の方はあとまわしということになってしまいます。免疫担当のリンパ球が減少しては治療上、元も子もありません。それでは治療の意義がなくなります。このように考えるのは免疫療法（注）を重視しているからです。あらゆるがん治療法に対する私共の考え方の根底には、**免疫力の保持と増進**という理念があるのです。

（注）免疫療法については、本書第一章二、(四)免疫力・(五)がんの自然治癒、第二章八、大腸がん手術後の転移性肝がん・転移性肺がんの治療、等を参照。

前回の特別講演会の内容は畑田勲氏が素稿をまとめて下さり、私はその原稿を十数時間かけて推敲《すいこう》し、講師にも原稿をお見せして書き直す、これ等を数回繰り返して講演録の会報（熊本免疫療法研究会会報「私こそ私の主治医」第55号）を完成させました。読む方も一回ぐらい読んだだけでは分からないなら、繰り返し読んでいただくと、書いた方と同程度の認識が得られるかもしれません。私自身、知的な労力を費やして会報を仕上げさせていただくことで改めて深く考えさせられました。読み・書き・話すという、こういう操作を繰り返すことが考えることであり、考える力を養成していくのであります。講演会を開催しっぱなしではこうはいきません。話しっぱなし、聞きっぱなし、さらに読みっぱなしでは、物事を深く認識するには程遠いものがあります。必ず自分で書かねばなりません。

皆様もこの研修会の場を、考える機会に活用してもらいたいと思います。ですからぜひ人の話を書き取り、それを読み、自ら考えて下さい。講演録でも図書でも、読んで分からない所、大事なところには下線を引いたり抜き書きしたりして、考えるようにして下さい。そうして、分からない所をそのまま放置しないことです。著者たちに質問すべきです。こうしたことを積み重ねていくと、考える力がついてきます。そうして、自分が未だ経験したことのない難しい重要な問題に直面したそのときに、自分で考える力がその難局を切り開くのに役に立ちます。そのような非常事態は、いつか必ずやってきます。

話は変わりますが、今わが国の経済状況は危機的な事態に陥っています。通常のマスメディアが出す情報を単に見聞しているだけでは本当のことはわかりません。私は問題意識を持って友人の経済の専門家に電話をかけ、相手の言うことを聞きました。こういうことを三〜四回繰り返しました。そして最後に、それまで相手の言った全部のことを要約して箇条書きにし、これでよいのかこのように理解してよいのかと、確認のためにそれを相手にファックスで送りました。私のまとめ書きを読んだ相手は、自分の言ったことに誤りがあったことを認め、二カ所ばかりの訂正を申し入れてきました。自分の知らない事柄を理解するには、単に聞いたり質問したりするだけでは不十分であり、書いてそれを互いにさらに読むことで、問題点の認識は深まるものであります。難しい問題、重大な問題ほど、聞き流しにするだけでぼんやりしていては分かるものではありません。必ず自分の手で書かねばなりません。まず見聞きしたことや思いついたことを書き、次に自分の感想と結論を書いていくのであります。

こと患者さんの病気となれば、間違いがあっては命にかかわります。カルテを綜括し、参考書や資料を読み、専門家の話を聞き、理解を深める必要があります。また、患者として医師の診療を受ける時には、医師の言うこと等を記録する習慣をもつことが必要です。自分の知らないことを一つ一つ知るということは、大変な努力が必要です。知っていることを聞けば分かったと言い、知らないこと、理解できないことを聞けば分からなかったと言うだけでは、進歩はありません。

しかし一般には努力をしない人々が、物事を深く考えない人たちが、圧倒的に多いのであります。一年ぐらい前のあるがん患者さんの例ですが、同一の制がん剤を何年も続けて飲んでおられる人が誰かにすすめられて私の所を受診しました。がん細胞は薬剤耐性を獲得しますので、半年ぐらいで効かなくなるといわれています。しかし免疫力だけは確実に低下させます。腫瘍選択的（がん腫のところだけに薬が集まり停滞する）でない、全身に散らばるような内服の、同一制がん剤を漫然と何年も投与するようなやり方は最低です。その患者さんのがんは転移し拡大しつつあるのでした。私が「その治療のやり方は間違っている」と言ったら、その患者さんは自分の主治医は「○○病院の副院長さんですよ」と言って、私に反論するのです。医師の人格を信じるのは結構ですが、その肩書きを信用するだけで権威に盲従し、自分に対して為《な》されている治療は果たしてこれでよいのかと考え疑問を抱くことができないのでは救われません。思考力の欠如であります。この患者さんは現在も生存しておられるかどうか分かりません。

『今日の治療指針』にみる油性制がん剤動注療法

この、肝がんと制がん剤の問題は、物事を深く考える絶好のテーマです。大変重要な問題点を含んでいます。

現代医学というものは変遷するものであり、治療法は変わっていきます。ですから専門家により執筆され、毎年一冊の本にまとめられて出版されるものの一つに『**今日の治療指針**　私はこう治療している』というのがあります。私は全科の患者さんに関わりますので、この本を使用しています。

二〇〇二年版の、肝細胞がんの内科の治療指針を見てみます。油性造影剤のリピオドールによる動注療法と処方例の一つとして「**スマンクス注**(注1)」が紹介されています。

この指針での問題点は、まず、「カテーテルの改良により栄養血管へ超選択的に挿入が可能になり、抗腫瘍効果を高めるとともに腫瘍周囲肝組織への傷害を軽減できた」という記述にあります。「超選択的に挿入」とは、カテーテルを可能な限りがん腫の所に近い所まで挿入するということです。しかし、改良されたカテーテルでも肝臓の奥深く入れれば入れるほど、挿入するための時間がかかり動脈を傷つける危険性が高くなると考えられます。血管内壁を傷つけると血管の狭窄・閉塞が生じ治療の継続が不可能になるばかりか、患者さんには致命的な大きな打撃を与えることになります。

そのため、手技に要する所要時間はすべてが15分で済むようにしている、これが前回の特別講演会の永光講師のお話の重要なポイントの一つでした。高分子油性制がん剤スマンクス／リピオドールには、奥深く導入しなくても自分でがん腫の所に集まって停滞する性質があります。

次に、処方例での制がん剤スマンクスの投与量に問題があります。「1日1回4～6mg(注2)をカテーテルを通して腫瘍の栄養動脈に注入」とあり、この投与量は永光医師の「通常1〜4mg、平均3mg程度」に比して多いものです。スマンクス／リピオドールは強力な薬剤ですから投与量が多くなると、それだけ副作用も強くなります。その結果、スマンクスは副作用が強すぎて使用できないという誤った評価がくだされるようになったと考えられます。一回あたりの使用量を少なめにし、数週間置きにそれを繰り返すというやり方が正しいと私は理解しております。

（注1）二〇〇三年版からは「スマンクス注」に関する記載は姿を消している。

（注2）1バイアル4mgと6mgが市販されている。

なお別の処方例として、ファルモルビシンという制がん剤を非イオン性造影剤オムニパークに懸濁させたものをさらに油性の造影剤リピオドールと混和したものが紹介されています。この処方を注入しますと、リピオドールの油滴の中に入っていない薬剤は、オムニパークとリピオドールによりサンドイッチ状に圧縮されたかたちとなって濃厚となり、しかも正常細胞に接触しますので正常細胞が傷害され強い副作用が生じると聞いております。リピオドールという油剤の油滴の中に薬剤を入れるということが決定的に重要なことなのです。血管が塞栓されずに、薬剤がリピオドールの中に入ってさえいれば、薬剤は正常細胞には接触しにくいのです。しかも、リピオドールはがん腫の所にだけ選択的に集まって停滞し、全身に流出し難いのです。

また、別項の皮下埋め込み式リザーバによる持続動注化学療法ですが、その処方例の第1段階として「**シスプラチン注**」（シスプラチンは白金の錯化合物）が紹介されています。静脈と違って動脈は、毎日繰り返して同じ所を穿刺することができません。そこでカテーテルを動脈内に留置して、そのカテーテルから毎日薬剤を注入する方式が採られています。しかしこの白金の錯化合物には強烈な副作用があります。シスプラチンは油剤リピオドールの油滴の中に分散させることはできません。したがってリピオドールの中に入らないのです。混合液すなわち乳濁液（emulsion）にしかなりません。したがって、これも薬剤は腫瘍の所を通過するだけで全身に回ります。ところが白金は鉄と似ていて活性酸素生成の触媒となり、この薬剤は全身的に活性酸素の生成をきたすものと考えられます。これではたとえ局所的な効果があったとしても、別に新たながんの発生を促す恐れさえあります。白金剤を投与された患者さんは、そのフリーラジカル（活性酸素、過酸化脂質ラジカル）による後遺症としての激しいがん性疼痛に苦しみ、緩和ケア（ホスピス）の対象にさえなっているのではないかと私は考えています。

私が知る限りにおいては、これに対し、シスプラチンのような薬剤を全身に投与せず、スマンクス／リピオドール動注療法のような腫瘍選択的な化学療法をするか免疫療法のみで終始してきた患者さんには、がん性疼痛は生じ難いのであります。必ずしもホスピスは要らないのです。症例数は少ないのですが、この事実は決して看過できません（本書第二章七、八、参照）。

前回の永光医師の講演内容を理解しておりますと、このように最新の医学書にある問題点が見えてきます。多くの専門医たちはこの線で治療を行なっていますから、全国の当該患者さんたちに対する被害は甚大なものがあります。患者さんは大病院の権威を信用し、治療を受けているのです。また、病気が治らず悪化しても元々がんでありますから、「これはおかしい」という素朴な疑問もなかなか抱くことができないというのが現状です。

肝細胞がんの再発対策

ここに**『肝細胞癌のすべて』**という雑誌の特集号があります。この編者は高分子油性制がん剤動注療法をご存知のはずですが、最新の肝細胞がんの教科書と思われる本書の目次を見ましてもスマンクス/リピオドール動注療法は出ていません。中を見ていきますと、肝動脈塞栓療法の項の中にわずかに「副作用が強く、問題がある」と一行にも満たない字数で片付けられています。否定されています。これに比し、手術に関する記載は詳細で分量が多く一章が与えられています。

『肝細胞癌のすべて』の序文に編者自身の臨床講義の内容が紹介されています。それには「肝細胞癌は再発を繰り返す—個性に基づいた『個別化集約治療』の必要性」とありました。肝細胞がんの再発防止はどうすればよいのか、編者は最後に「観察を怠らない」と結んでおられます。言いかえれば、再発を早く見つけ諸種の治療（スマンクスによる治療法は除く）をするということです。

再発は避けられないのならば元々、肝細胞がんの治療法は患者さんへの侵襲（打撃）が極力少ないものでなければなりません。ものは考え様《よう》であります。切除手術にはある程度の根治性がありますが最も侵襲が大きく、繰り返してすることは困難です。繰り返し行なっても患者さんへの侵襲が少ないものの代表が、正しく施行されるスマンクス/リピオドール動注療法であると私共は考えます。

また再発を早く見つけるという努力のみならず、再発させないようにする努力すなわち免疫療法こそ最も重要であると言えます。これも全く無視されています。一方、がんの母体である肝硬変症自体に対する治療としては、漢方は最も優れた治療法であると私は考えます。がんそれ自体よりも肝硬変の程度が、肝がん患者の運命を左右するのであります。しかし漢方治療も全く無視されています。

以前、あるB型肝炎の患者さんを診ていました。病変は肝硬変から肝がんへと進行していきました。スマンクス/リピオドール動注療法等で治療してもらいましたが、結局、がん死ではなく肝硬変症で亡くなられました。当初、患者さんの親戚の医師が私の友人でしたので一応彼に電話をかけて、患者さんにこれからスマンクス/リピオドールを用いて治療することを報告しました。すると彼は「スマンクスをやっても再発するもんな」という否定的な見解でした。

この場合、がんが再発するかしないかが、治療法を評価する着眼点になるのではありません。再発するからスマンクス/リピオドール動注療法は大したことは無い、と考えてはいけません。肝細胞がんの再発はどういう治療法をやっても起こり得ます。再発は避けられませんから、繰り返し反復して行ないやすい治療法かどうかが、評価の着眼点であります。

肝細胞がんだけではなく一般に、がんを再発させないようにする治療法は、理論的には免疫療法あるのみです。しかし現在の免疫療法はまだ不完全であり、この免疫療法をやっても再発は起こります。ただし再発の間隔が延びるとか、再発がんが小さいなどの程度の差です。この程度の差が大問題です。また先述しましたように、免疫療法をやってもがんは治らず、不幸にして最後を迎えるようなことになっても、患者さんには疼痛が無く終末が安らかであるなどの効果が認められます。これは価値ある効果であると私は考えます。免疫療法を続けた結果、七年半ぶりに膀胱がんが再発した患者さんが、「免疫療法が、がんの再発をずっと先へ押しやってくれた。再発したといっても、免疫療法でこれだけ寿命が伸びた」、と正しく理解しておられます。この方の場合も他臓器に転移が生じたのではなく、小さな局所再発でした。

私の医学の原点

私の医学の原点は二十八歳の時の病気体験にあります。昭和三十八年、私は肝臓病で熊本大学医学部附属病院に入院しました。一年経っても悪くなるばかりです。止むを得ず退院いたしました。縁あって小川糺先生という指導者に出会わせていただき、絶望のどん底から這い上がることができたのです（本書序章・第一章二、(二)・第四章一、「疑うことからの出発」を参照）。

小川糺先生は私に「これまでの治療法が間違っている」と言われ、玄米・菜食と運動をすすめられました。言われた通りにすると、300も400単位もあったGOT・GPT値が半年ぐらいで正常値になり、肝臓病は治りました。この体験から私は医学への開眼をさせられました。しかし私のまわりの医師たちは入院中の主治医はもちろん、誰もこの事実から、当時の肝臓病の治療法について根本的な疑問を抱くような人はおりませんでした。かつての私に対して為《な》されてきた治療法が、相も変わらず他の多くの肝臓病の患者さんたちに行なわれ続けていました。彼等は私が治ったのは偶然であるとか、偶々《たまたま》治る時期が来ていたとか言い、発想法を転換し考え方を変え一所懸命に努力した私が治ったという事実を歯牙《しが》にもかけませんでした。所詮、他人ごとなのです。私は当時の肝臓病の治療法の原典となっていた英文の論文を読んで、誤りの由《よ》って来《きた》る所を調べました。すべての肝臓病に対し高蛋白・高カロリー食を与えることはまちがっていたのです。私の周りの医師たちは自分の狭い専門分野には通じていても、他はただ単に事務的にマニュアルに従って仕事をしているだけで、物事を原理的に何も深く考えないのでした。しかし私は自分の体験を深く掘り下げ、現代医学には「治療学」が不在であることを知り、「治療学」建設の一助のための医学を志すに至ります。

埼玉県・静岡県・岩手県・大阪府と転々としながら私は、かつて小川糺先生の御指導で自分を治した体験をもとにして、現代医学の治療法で治らない多くの肝臓病（肝がんは別）の患者さんたちを救ってきました。しかし、誤った肝臓病の治療法は日本中の病院で続けて行われていました。当時の肝臓病のうち、どれほどがウィルス性肝炎であったのかはわかりませんが、ウィルス性肝炎であったとしても現在の私共の野菜スープ、メガビタミン療法、漢方治療等々で肝炎が沈静し、キャリア化していった例はかなりあったのではないかという感触を、いまは得ております。従って今も現在のウィルス性肝炎に、必ずしもインターフェロンを用いなければならないということはないと考えております。

あれから四十年が経ち、当時の肝臓病の治療法の誤りの総括もきちんと為《な》されぬまま、いまはインターフェロン療法が主流となって幅をきかせています。この治療法もまた、いつしかすたれ次の新しい治療法に移り変わるのでしょうか。前述のように現在すでに、いくつもある肝細胞がんの治療法にもそれぞれ問題があります。

現代医学は未完成、免疫療法はがんの治療に必須のもの

『肝細胞癌のすべて』の編者の臨床講義録に次のような一節がありました。「癌の外科手術は癌細胞の増殖、進展、転移に有利な環境を作り出す可能性がある」と、正しく指摘されています。また、侵襲についても「侵襲に対する生体防禦反応と臓器不全の発生」と、そのメカニズムを図示されています。いま増えている死因に「多臓器不全」というのがありますが、たとえば肝がんを手術した

ために、他の臓器が悪くなり、死に至るというケースです。なぜ手術して他の臓器が悪くなるのかといえばそれは第一に、大量に発生するサイトカインが好中球を活性化し集積させ、その好中球が多量に発する活性酸素が主因であると考えられます。また糖尿病の場合も、SOD(活性酸素を除去する生体内の酵素)が不活化されて、元々活性酸素の発生が相対的に増加している状態にあるため、糖尿病の患者さんの手術後は「多臓器不全」となる危険性があるものです。糖尿病の合併症の成因についても同様のことがいわれます。それらの対策は偏《ひとえ》に、活性酸素の消去剤フリーラジカル・スカベンジャー(お茶、野菜スープ、天然型ビタミン剤A・B・C・E等々)を十分に摂取することでありま す。しかし残念ながら第一線の臨床の場では、スカベンジャーの意義はまだほとんど理解されていないようです。スカベンジャーの十分な摂取こそ、全疾患の基礎的治療法であります。スカベンジャーは患者がその意義をよく理解し努力して自ら摂取し続けなければなりません。

ある病院で、手術不能の肺がんの患者さんに白金製剤シスプラチンの静脈注射が行われました。その強い副作用に参ってしまった本人がその中止を主治医に求め、スマンクス/リピオドール動注療法により肺がんが消失した患者さんのことを聞き、主治医に話して紹介状を書いてもらってそこを退院し、患者の意思でスマンクス/リピオドール動注療法をやってもらうために転院しました。残念ながらこの人に同動注療法の適応はありませんでしたが、回り回ってこの人は免疫療法を求めて私の所にやってきました。そんな時代が来ています。

第一線の臨床医学はまだ未完成なのです。患者さん方はしっかりし、自分に対する治療法の意義をよく理解し、自分の意思で自分の治療法を選ばなければなりません。そして自分で自分の運命を決定していくのです。『あなたこそあなたの主治医』という主題は真実のものであり、これからも益々その意義は明らかとなりましょう。（本稿は、熊本免疫療法研究会　平成十四年十月例会での講演録を推敲《すいこう》したものである）

あとがき

旧版『あなたこそあなたの主治医―自然治癒力の応用―』の初版は全文274頁で、昭和五十四（一九七九）年に上梓された。今から二十四年前のことになる。以来版を重ね、平成八（一九九六）年の第12刷が最後であった。今回の増補改訂新版は私の他の旧著、『病気を直すのは誰か』『治療学への提言』『病からのひとり立ち』『病気を治す着眼点』等からも、歳月に耐え得ると思われる論説を選び出し最新の医学的知見等をも加えて編集し、推敲《すいこう》を重ねた。最新の医学的知見とは、ほとんどの疾患の成因にフリーラジカルが関与していることが分かり、その対策がフリーラジカル・スカベンジャー（消去剤）の摂取という一元論になるということである。これは野菜スープを作って飲むなど誰にでもできることであり、一般大衆にとってのこの上ない福音である。

農文協の金成政博氏には旧版以来、この増補改訂新版に至るまでつづけて変わらぬ御尽力を頂いており、ここに深く感謝申し上げる次第である。

二〇〇三年二月

橋本行生

著者略歴

橋本行生　　本籍名　橋本行則《はしもとゆきのり》

大阪府枚方市長尾家具町５丁目１２－１
熊本市水前寺２丁目２５－１６

〔略歴〕

昭和10年（1935）生まれ，本籍熊本県，医学博士

昭和35年（1960）熊本大学医学部卒，同大学院およびオーストラリア・モナシュ大学で電気生理学専攻，東大医学部物療内科から社会福祉法人毛呂病院（現埼玉医大）第二内科，国立東静病院内科，岩手県衣川村国保診療所を経て，昭和49年（1974）より大阪府枚方市で橋本内科医院・みずほ漢方研究所，平成３年（1991）より熊本市で橋本行生内科を開設，現在に至る。

〔著書〕

『誤れる現代医学』創元社，昭和46年
『病気を治すのは誰か』創元社，昭和49年
『あなたこそあなたの主治医』農文協，昭和54年
『医者がすすめる民間療法』講談社，昭和54年
『自立こそ治癒力の源泉』柏樹社，1979年
『治療学への提言』創元社，昭和55年
『病気は自分で直す』三一書房，昭和59年
『病からのひとり立ち』三一書房，1984年
『操体・食・漢方・現代医学　家庭医療事典』農文協，昭和61年
『病気を治す着眼点』柏樹社，1988年
『医療をささえる死生観』柏樹社，1988年
『魂が救われるために』勁草出版サービスセンター，1991年
『魂の救済への道』勁草出版サービスセンター，1991年
『病を知り己れを知る』農文協，1994年
『いっしょに治るいくつもの病気』農文協，1996年
『私こそ私の主治医』共著　緑風出版，2001年
『症例による現代医学の中の漢方診療』医歯薬出版，2003年

新版　あなたこそあなたの主治医
—自然治癒力の応用—　　健康双書

2003年3月30日　第1刷発行

著　者　橋本 行生

発行所　社団法人　農山漁村文化協会
郵便番号　107-8668　東京都港区赤坂7丁目6—1
電話　03(3585)1141(営業)　03(3585)1145(編集)
FAX　03(3589)1387　振替 00120-3-144478
URL　http://www.ruralnet.or.jp/

ISBN4-540-02220-2　DTP制作／吹野編集事務所
<検印廃止>　印刷・製本／凸版印刷(株)

農文協・図書案内

自分でできる経絡気功
刑部忠和著　1680円
「痛いところ」めがけて気を補って、痛みをなくし自然治癒力を高める画期的実用気功を図説詳解。

自分でできる中国家庭医学
―抗老防衰5つの知恵―
猪越恭也著　1500円
舌の苔を見、おなかの音に耳を傾け…五感を使って不調を測り、病気以前の「未病」から治す。

インドの生命科学 アーユルヴェーダ
上馬場和夫・西川眞知子著　3980円
いま注目の健康法の決定版。体質の自己診断法から食事やハーブの利用、マッサージやヨーガまで。

民間療法・誰にもできる
農文協編　1260円
副作用なし、おカネいらずの民間伝承の予防・治療法を四〇〇余り集めた家庭常備の本。

食医石塚左玄の 食べもの健康法
石塚左玄原著、丸山博解題、橋本政憲訳　1450円
わが国食養道の創始者石塚左玄の食医健康法をやさしい現代文で復刊。食と健康の総元締めの本。

写真図解 操体法の実際
橋本敬三監修、茂貫雅嵩編　1430円
痛くないほうに体を動かして病気を治す操体法。基本から応用までわかりやすく図と写真で解説。

陰陽調和料理で健康
梅﨑和子著　1630円
陰性食品、陽性食品、体を冷やす食品、温める食品、その見分け方とバランスのとれた料理を紹介。

医食同源の最新科学
飯野久栄・堀井正治編　1500円
食品の抗成人病などの生理的機能性の研究の成果と医食同源の医療の動向を一般向きに集大成。

原本・西式健康読本
西勝造著　1350円
その創始者が、原理と実際、由来を体系的に詳述した名著の復刻。作家早乙女勝元の解説も明快。

新版 万病を治す冷えとり健康法
進藤義晴著　1300円
〝冷え〟は万病のもと。その仕組みを解明し、冷えとり法を衣食住にわたって詳しく解説。

（価格は税込。改定の場合もございます。）